"博学而笃志，切问而近思。"

《论语》

博晓古今，可立一家之说；
学贯中西，或成经国之才。

U0377197

复旦博学·复旦博学·复旦博学·复旦博学·复旦博学·复旦博学

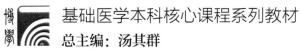

基础医学本科核心课程系列教材

总主编：汤其群

医学神经生物学

Medical Neurobiology

主　编　孙凤艳

副主编　朱粹青　黄　芳

编　委（按姓氏笔画排序）

朱粹青　许玉霞　孙凤艳　来　滨

邱梅红　余　梅　张雯婷　陈献华

郭景春　黄　芳

复旦大學 出版社

基础医学本科核心课程系列教材
编写委员会名单

总主编　汤其群

顾　问　郭慕依　查锡良　鲁映青　左　伋　钱睿哲

编　委（按姓氏笔画排序）

王　锦　左　伋　孙凤艳　朱虹光　汤其群　张红旗

张志刚　李文生　沈忆文　陆利民　陈　红　陈思锋

周国民　袁正宏　钱睿哲　黄志力　储以微　程训佳

秘　书　曾文姣

序 言

医学是人类繁衍与社会发展的曙光，在社会发展的各个阶段具有重要的意义，尤其是在科学鼎新、重视公民生活质量和生存价值的今天，更能体现她的尊严与崇高。

医学的世界博大而精深，学科广泛，学理严谨；技术精致，关系密切。 大凡医学院校必有基础医学的传承而显现特色。 复旦大学基础医学院的前身分别为上海第一医学院基础医学部和上海医科大学基础医学院，诞生至今已整 60 年。 沐浴历史沧桑，无论校名更迭，复旦大学基础医学素以"师资雄厚，基础扎实"的风范在国内外医学界树有声望，尤其是基础医学各二级学科自编重视基础理论和实验操作、密切联系临床医学的本科生教材，一直是基础医学院的特色传统。 每当校友返校或相聚之时，回忆起在基础医学院所使用的教材及教师严谨、认真授课的情景，都印象深刻。 这一传统为培养一批又一批视野开阔、基础理论扎实和实验技能过硬的医学本科生起到关键作用。

21 世纪是一个知识爆炸、高度信息化的时代，互联网技术日益丰富，如何改革和精简课程，以适应新时代知识传授的特点和当代大学生学习模式的转变，日益成为当代医学教育关注的核心问题之一。 复旦大学基础医学院自 2014 年起在全院范围内，通过聘请具有丰富教学经验和教材编写经验的全国知名教授为顾问、以各学科带头人和骨干教师为主编和编写人员，在全面审视和分析当代医学本科学生基础阶段必备的知识点、知识面的基础上，实施基础医学"主干课程建设"项目，其目的是传承和发扬基础医学院的特色传统，进一步提高基础医学教学的质量。

在保持传统特色、协调好基础医学各二级学科和部分临床学科的基础上，在全院范围内组织编写涵盖临床医学、基础医学、公共卫生、药学、护理学等专业学习的医学基础知识的教材，这在基础医学院历史上还是首次。 我们对教材编写提出统一要求，即做到内容新颖、语言简练、结合临床；编写格式规范化，图表力求创新；去除陈旧的知识和概念，凡涉及临床学科的教材，如《系统解剖学》《病理学》《生理学》《病理生理学》《药理学》《法医学》等，须聘请相关临床专家进行审阅等。

由于编写时间匆促，这套系列教材一定会存在一些不足和遗憾，希望同道们不吝指教和批评，在使用过程中多提宝贵意见，以便再版时完善提高。

2015 年 8 月

前　言

　　神经生物学是近半个世纪以来生命科学领域中发展快和成果显著的一个新兴学科。　神经科学是一门研究神经系统结构和功能的科学，研究内容涵盖生物学与医学。　现代科学技术的发展大大促进了神经科学的发展，催生了一批神经科学的分支学科，医学相关的神经科学就分为神经生物学和临床神经科学。　根据研究的内容又细分为人体神经解剖或形态学、医学神经生物学、计算神经科学、神经生理学、神经生物化学、神经精神药理学、神经病学和精神病学等。

　　医学是一门研究人类健康的科学。　神经系统是维持人类思维和精神活动的唯一器官，也是调节人体多个脏器正常功能的重要器官。　神经系统发生任何结构或功能上的改变，均可引起相应功能的变化，严重时导致人体疾病的发生。　医学神经生物学是一门研究与人类健康相关的神经生物学基础的科学。　我国已有多家重点大学的医学院将神经生物学作为医学生的必修课程，这是医学教育发展过程中的重要进步和必然事件。　我所在的原上海医科大学基础医学院是国内高校率先成立神经生物学教研室和为本科生开设神经生物学课程的单位。　我有幸成为该室神经生物学课程的首批学员和教学践行者，无疑是学科发展中的最大受益者。

　　1982 年以来，原上海医科大学神经生物学教研室先后编写了《神经生物学讲义》、出版了许绍芬教授主编的第一版和第二版《神经生物学》著作。　2008 年由我主编，由上海科学技术出版社正式出版了《医学神经生物学》一书。　今年正逢原上海医科大学基础医学院建院 60 周年，《医学神经生物学》一书荣幸地纳入《基础医学本科核心课程系列教材》。在书稿的撰写中，我们组织了活跃在教学第一线的老师，结合多年的教学经验和学科的发展，在上一版的基础上进行了内容调整和更新。　由于受教学时数的限制和本系列书字数要求，我们无法将神经科学的内容均编入书中。　本书内容力求做到系统性、科学性、时效性和前瞻性，避免与前期教科书相关内容的重复，体现医学教育的特色和需求。　例如，神经系统解剖及神经系统生理功能（如感觉、运动和内分泌）等内容，学生在人体解剖学和生理学的课程中已经学习，本书不再赘述。 考虑到学习内容衔接的需要，在介绍每一种脑疾病的神经生物学知识时，先简要总结相关正常生理功能的知识，然后介绍疾病发生发展的神经生物学机制，并提出临床诊治的基础与策略。 这样的表达方式有利于学生系统掌握知识和培养学生的逻辑思维能力，为后期的临床神经病学和精神病学的学习打下扎实的基础。 另外，在基础知识撰写时尽量结合临床疾病诊治需求进行介绍。 例如，在单胺类神经递质章节中，增加了单胺类神经递质和精神疾病的内容，改变了以往分别介绍递质和精神疾病的情况，更加符合教学的需求。 这样的内容安排也展示了基础知识为临床服务的重要性。

本书内容分为 3 篇：第一篇为神经细胞生物学，内容包括神经元和神经胶质细胞、神经元的电活动、神经突触信息传递、神经细胞内的信号转导、神经系统发育。 第二篇为神经递质与调质，内容包括氨基酸类神经递质、单胺类神经递质、乙酰胆碱、神经肽总论、神经肽各论、其他神经递质等。 第三篇为脑功能障碍的神经生物学基础，内容包括脑卒中引起的脑损伤和脑修复机制、基底神经节疾病的分子机制、老龄化相关记忆障碍、睡眠与睡眠障碍、应急致病的中枢机制、神经免疫等内容。

在此，我衷心感谢神经生物学系全体参编者的辛勤工作和通力合作。 本书的编写方式能否真正适合教学的需求和达到预期效果，还有待以后教学实践和同仁们的无私建议。 同时，恳请专家、同行和广大读者对本书中出现的缺点和错误加以批评指正。

孙凤艳

2015 年 12 月于复旦大学

目 录

◆第二篇　神经递质与调质◆

◆第三篇　脑功能障碍的神经生物学基础◆

绪　　论

　　神经生物学（neurobiology）是研究神经系统结构和功能的分子细胞生物学基础科学。医学神经生物学（medical neurobiology）是研究人类神经精神活动及其疾病的神经生物学基础科学。因此，医学神经生物学是一门涵盖医学和生物学为主的交叉学科，也是一门密切关系到人类生命健康和生活质量的科学。

　　人类之所以能成为主宰自然界的“万物之灵”，是因为具有能思维和创造智慧的大脑。脑还具有控制感觉、运动、内脏活动、认知和情绪等重要生理功能。因此，拥有一个健全的脑是保证人类健康和幸福生活必需的，也是保证人类能有效建设和创造世界必需的。那么，脑是如何工作的呢？欲回答这个问题，我们需了解脑是如何构成的，构成脑的结构和物质基础是什么，脑的基本结构单位是什么，这些基本单位间通过何种方式相互联系，联系的物质是什么，联系的生物学效应又是什么，这些基本单位的活动效应又是通过何种途径或方式来达到行使脑功能的等。

　　在过去的一个多世纪里，科学家对神经系统进行了大量的研究，但是，我们对脑的认识还很粗浅。尽管如此，神经科学家还是系统地总结了人类神经系统的结构和功能的知识，并将有些知识已用于诊断和治疗人类的疾病，为人类的健康作出了重要贡献。纵观神经科学的发展史，以神经形态学的研究发展过程为例，充分说明科学的认识是一个时代的思维方式及技术发展的产物。科学思维促进科学技术的发展和革新，而技术发明和创造又可以推动学科发展和促进新概念的形成。

一、神经系统的基本功能单位——神经细胞

　　1839 年，德国科学家 Theodor Schwann 提出了所有组织均由细胞作为单位构成的细胞理论（cell theory）。根据该理论，每个器官与组织均由细胞组成，而细胞的特殊性决定各器官的特异功能。脑作为生物机体的一个器官也不例外，也由其基本单位——神经细胞构成，即由神经元和神经胶质细胞组成。

　　1892 年，德国科学家 Franz Nissl 发明了尼氏染色法（Nissl stain），并特异地将神经细胞的胞核和胞核周质染色，借助显微镜可观察到神经元和神经胶质细胞。1873 年，意大利组织学家 Camillo Golgi 发明了高尔基染色法（Golgi stain）。运用该染色能很好地显示神经突起，由此提出神经元是由胞体和突起组成。1888 年，西班牙科学家 Santiago Ramon Cajal 利用高尔基染色法研究了不同脑区神经细胞的构筑，提出神经元单个细胞的观点，他认为神经元突起之间可能通过某种接触来传递信息。然而，Golgi 认为是神经元

之间的信息交流类似循环系统的动静脉连接方式。

1897 年，英国的生理学家 Charles Sherrington 采用电生理学的技术研究提出一个神经元的信息传递到另一个神经元，这仅发生在细胞的某些特殊接触点上，他将这一位点命名为突触（synapse）。以后大量研究发现，突触联系有轴突-树突、轴突-轴突、树突-树突和轴突-胞体的不同形式。

现在了解到，神经元突触间隙的距离仅约 20 nm 宽，这远远超出光学显微镜能检测的灵敏度。这导致 Golgi 和 Cajal 两位科学家的不同观点争论长达约半个世纪。直至 20 世纪 50 年代，电子显微镜(electron microscopy)技术的发明才解答这个争议问题。电子显微镜的分辨率高达 0.1 nm。这样从形态学上证实神经元之间的突触存在间隙，即突触间隙。由此真正确立脑内单个细胞学术——神经元学说（neuron doctrine）。根据突触膜增厚的情况，又可以将突触分为对称性（symmetric synapse）和不对称性（asymmetric synapse）两种突触。在突触处发生的信息传递过程被称为突触传递（synaptic transmission）。Golgi 和 Cajal 两位科学家在神经形态学的研究成果为以后脑功能的研究奠定了结构基础，他们的杰出贡献获得了 1906 年诺贝尔奖的殊荣。

20 世纪 90 年代前后，激光共聚焦扫描显微镜（confocal scanning microscope，CSM）的发明促进神经科学的快速发展。科学家利用各种分子的荧光标记物，在 CSM 下能动态地观察活体脑或细胞的分子活动。科学家利用这些技术开展研究发现成年脑内有些脑区存在神经干细胞，终身存在增殖分化，形成新的神经元。由此推翻了成年脑内神经元不能再生的定论，建立了成年脑内神经元新生的新概念。这一重要发现为了解脑的衰老、脑修复和脑功能重塑机制开辟了新的研究领域。

21 世纪初，中国科学家率先采用计算机和数字图像技术结合高尔基染色法的古老技术，对啮齿类动物脑内细胞构筑与细胞间联系进行三维分析。同时，脑功能影像学和光遗传学（optogenetics）等新技术的发展，开创了脑连接组学（connectomics，brain connectome）的新纪元，这将为推动人类进一步认识脑功能的研究注入新的燃动力。

二、 神经突触传递物——神经递质

如前所述，每个神经元是构成神经网路的基本单元，神经元之间通过突触连接传递神经信息。那么，传递信息究竟是通过何种方式呢？突触传递的物质基础是什么？针对这些问题科学家提出了不同的看法，争论持续近一个世纪。争论的焦点是神经突触传递是电传递还是化学传递。

电生理学家根据突触传递的速度提出，从神经元之间是以电流传导的方式传递信息。美国科学家 Edwin Furshpan 和 David Potter（1959）证实电传递的存在，并提出这种以电传递方式传递信息的突触称为电突触（electrical synapse）的概念。已知哺乳动物脑内通过电突触方式传递信息的比例十分有限。

19 世纪初，奥地利药理学家 Otto Leowi 提出化学传递的概念。他用蛙心脏实验观察到，刺激支配蛙心脏的迷走神经可引起心脏搏动减慢。收集该心脏的灌流液，将其灌流于另一个没有给电刺激的心脏，同样可以减慢心脏的搏动。该研究结果为化学突触信息传递的观点提供了有力的证据。这种以化学传递方式进行信息传递的突触称为化学突触（chemical synapse）。以后英国学者 Bernard Katz 证实了运动神经元的突起与骨骼肌间的信息传递也是由化学物质所介导。20 世纪 50 年代，澳大利亚科学家 John Eccles 利用玻璃微电极技术研究证明了中枢神经系统（central nervous system，CNS）神经元间的突触信息传递也存在化学突触传递。现在了解到，化学突触是神经细胞间信息传递的主要方式。参与这种化学突触传递的物质被称为神经递质（neurotransmitter）。

从提出化学突触传递以后，科学家对神经递质的生物化学特性进行了深入研究，提出了作为神经递质的基本条件：①神经元具有合成该神经递质的合成酶系；②合成的神经递质能被突触囊泡所储存；③储存的神经递质以胞裂外排的方式释放，电刺激神经具有拟递质释放的作用；④释放的神经递质迅速作用于突触后膜产生生物学的效应；⑤突触间隙的神经递质被快速失活。符合上述基本条件的神经递质见绪论表 1。每一种神经递质都有其特异的合成酶系和代谢方式，如乙酰胆碱（acetylcholine，ACh）和去甲肾上腺素（norepinephrine，NE）均通过自身的合成酶，并通过不同的代谢方式，如 ACh 和 NE 分别通过酶解和重摄取为主的方式失活。每一种神经递质具有不同的生理功能（详见第六章和第七章）。

绪论表 1　神经递质分类举例

化学分类	神经递质名称
胆碱酯	乙酰胆碱（acetylcholine）
单胺类	
儿茶酚	多巴胺(dopamine)、去甲肾上腺素(noradrenaline；noradrenaline)
吲哚	5-羟色胺(5-hydroxytryptamine，5-HT；serotonin)
咪唑	组胺(histamine)
氨基酸类	
兴奋性	谷氨酸(glutamate)
抑制性	γ-氨基丁酸(γ-aminobutyric acid)、甘氨酸(glycine)
肽类	脑啡肽(encephalins)、内啡肽(endorphins)、胆囊收缩素(cholecystokinin)、P 物质(substance P)及其他
嘌呤类	三磷酸腺苷(ATP)、腺苷(adenosine)
甾体类	孕烯醇酮(pregnenalone)、脱氢表雄(甾)酮(dehydroepiandrosterone)
气体	一氧化氮（nitric oxide）

三、神经递质的功能

已经确定突触传递物是神经递质。那么，神经元释放的神经递质是如何作用于下一级神经元发生生物学效应的，其生物学效应又如何表现。

（一）神经传递的基本环路

经典的神经传递通路认为，神经元 A 在兴奋下一级神经元 B 的同时必须抑制神经元 C，以确保神经元 B 的兴奋性。以后电生理学和形态学的研究分别证明，上一级神经元对下一级神经元的树突起兴奋性调节效应，而对胞体则起抑制效应。20 世纪 70 年代，瑞典神经形态学家 Höfelt 提出神经元神经递质共存（colocalization）的概念，共存的递质共同释放。若神经元 A 同时释放两种神经递质，则两种递质可以作用于同一神经细胞，也可分别作用于两个不同的神经细胞。这种差异的存在，也就不难理解同一神经元兴奋可以引发不同功能的现象。科学家提出还有另一种方式，即神经元 A 释放一种神经递质可以同时兴奋下一级的两个神经元，分别为神经元 B 和神经元 I。由于神经元 I 是抑制性神经元，当神经元 I 兴奋时，对下一级神经元 C 起到抑制效应。由此可见，神经传递过程中存在不同的方式，而这种不同的传递方式决定了神经功能的多样化调节效应。

在外周，神经与骨骼肌的连接比较简单，单根肌纤维只接受一个神经末梢的支配和一种神经递质的调节。正是这种一对一的连接保证了运动的敏捷和精细的反应。然而，神经与平滑肌的连接就不一样了，一根交感神经纤维所释放的 NE 同时作用于许多平滑肌纤维。与骨骼肌相比，平滑肌的反应相对较慢，作用维持时间较长。

在 CNS，神经元的联系方式十分复杂。单个神经元可以接受多个输入信号和多种神经递质的调节。神经元之间通过递质相互调节，包括正反馈和负反馈调节。突触前调节神经动作电位的发放频率，改变突触前神经的兴奋性和神经末梢递质的释放量。在 CNS 内，不同脑区或同一脑区内的神经元之间通过它们的突起发生相互联系。神经元发出的突起长短不一，一类神经元发出长轴突投射形成长轴突通路（long-axon pathway），这类神经元投射较集中。由皮质神经元发出纤维直接投射到脊髓，形成皮质-脊髓束。脊髓神经元发出的纤维直接投射到皮质，形成脊髓-皮质束。这类投射还包括皮质-丘脑束和皮质-纹状体束等。长轴突通路兴奋后，产生兴奋性突触后电位（EPSP），引起下一级神经元兴奋反应。另一类为较小的中间神经元，这类神经元的胞体和发出的纤维投射均在同一个脑区内。这类神经元兴奋后，其功能表现为兴奋性和抑制性两种。在突触后，γ-氨基丁酸（GABA）和甘氨酸产生抑制性突触后电位（IPSP），ACh 和谷氨酸产生 EPSP。在突触前，GABA 和脑啡肽可以抑制递质释放。还有一类神经元集中分布于某一神经核团内，发出的纤维投射相对长，但是投射分散。最常见的神经递质包括 NE、DA 和 5-HT。如 DA 能神经元主要分布在中脑背盖腹侧黑质区，其发出的纤维投射可分布到不同脑区，如纹状体、皮质等脑区。

（二）神经递质的突触后效应

如前所述，神经元释放的递质对下一级细胞的生物学效应包括兴奋性和抑制性。神经递质通过兴奋相应的递质受体发挥作用。主要根据药理学特性提出递质与受体结合的特点：①高效性；②可逆性；③立体专一性；④有内源性配体（激动剂）和拮抗剂。科学家利用这些标准，确定了脑内是否存在某种受体。脑内阿片受体的发现就是一个典型的例子。 20 世纪 60 年代，我国著名药理学家张昌绍教授指导的研究发现，吗啡脑内微量注射产生强大的镇痛作用。 这种高效的镇痛作用只是吗啡的左旋体有效，而右旋体无效。 该作用能被吗啡受体拮抗剂纳洛酮（naloxone）所拮抗。 这些药理学特性体现了药物作用高效性、可逆性、立体专一性和拮抗剂的作用。 由此，科学家提出脑内可能有阿片（吗啡）受体存在的学术观点。 目前，脑内的吗啡受体已被成功克隆。

这些经典的受体标准沿用至今。 如今，科学家已能用分子生物学的技术克隆受体蛋白。 但是，要了解克隆获得的受体蛋白是否具有相应受体的功能，还是需要结合这些基本概念来研究确定。

各种神经递质均有其相应的受体（详见第二篇），每种受体兴奋后是通过不同的机制产生生物学效应。 由于受体兴奋以后引起细胞膜离子通道打开方式不同，将受体分为离子型受体（ionotropic receptor）和代谢型受体（metabotropic receptor）（绪论图 1）。

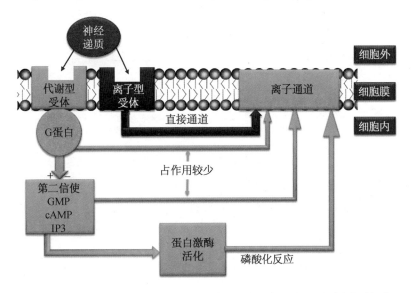

绪论图 1　神经细胞膜上的离子型受体和代谢型受体对离子通道的直接和间接调节

离子型受体兴奋时，直接打开细胞膜上的离子通道，主要引起 Na^+ 或 Cl^- 从细胞外向细胞内流动，分别引起神经细胞膜的去极化和超极化。 前者产生兴奋效应，后者产生抑制效应。 在静息状态下，膜内外离子浓度差（膜外高 Na^+ 和 Cl^-，膜内高 K^+）造成细胞膜的膜外带正电、膜内带负电的极化状态（$-70\,mV$，详见第二章），此时的膜电位称为静息电位（resting potential）。 当神经元兴奋时，细胞外 Na^+ 大量内流，使神经细胞膜去极化。 在去极化的过程中，细胞膜形成不同程度的突触后兴奋性电位（excitatory post synaptic potentials，EPSP）（绪论图 2 EPSP 的 a 和 b 电位）。 当膜电位去极化达到阈电位（threshold，$-60\sim-65\,mV$）时，产生动作电位（action potentials，绪论图 2 EPSP 的 c 电位）。 当抑制性神经冲动输入时，大量的 Cl-流入细胞内，细胞膜进一步极化，形成超极化，产生抑制性突触后电位（inhibitor post synaptic potentials，IPSP）（绪论图 2 IPSP

的 a 和 b 电位）。 若神经元同时接受兴奋性和抑制性输入时，同时形成的 IPSP 和 EPSP 相互作用，使得兴奋性的 EPSP 幅度变小（绪论图 2 EPSP 的 d 电位）。 由此可见，离子型受体兴奋后，通过对离子通道的直接调节，引起细胞膜的膜电位的快速变化，从而保证神经细胞的迅速反应。

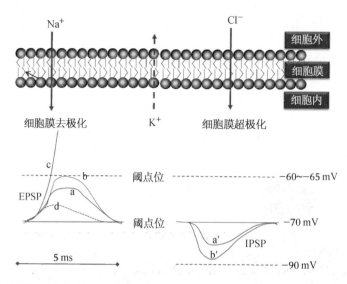

绪论图 2　神经细胞膜对离子的通透性与兴奋性突触后电位和抑制性突触后电位形成的关系

代谢型受体兴奋时，通过与 G 蛋白偶联和第二信使激活蛋白激酶的活性，促进蛋白磷酸化，从而改变细胞膜离子通道的功能。 代谢型受体兴奋时对离子通道功能的调节效应十分复杂，包括促进细胞外 Ca^{2+} 的内流（介导兴奋性效应），降低 Na^+ 内流或促进 Cl^- 内流（介导抑制性效应），降低 K^+ 外流（介导兴奋性效应）或增加 K^+ 外流（介导抑制性效应）（有关内容将在第四章中详细讨论）。

总的来讲，离子型受体主要介导神经递质的快速效应（fast acting），代谢型受体主要介导缓慢作用（slow acting）。 同一种神经递质可以分别与不同亚型的受体结合，这些不同亚型的受体也可以是离子型受体或代谢型受体。 例如谷氨酸（glutamate）神经递质可以与离子型受体（NMDA、AMPA、KA）或代谢型受体（mGluR）结合。 受体的分型和分类十分复杂（详见第二篇），这种复杂性决定了递质功能的复杂性和精细性。

（三） 神经递质对突触前兴奋性的调节

神经递质除了对突触后的调节作用外，对突触前也有调节作用。 当刺激骨骼肌到脊髓的传入神经纤维，可记录脊髓的运动神经元的电活动。 发现再次刺激传入纤维时，运动神经元活动持续被降低，但没有 IPSP 的表现。 这些结果提示传入纤维抑制运动神经元的作用并不是直接发生在突触后。 以后证明这是通过抑制突触前神经末梢释放递质而实现。 突触前抑制的调节对维持神经系统功能的稳定性十分重要。

这种抑制性神经的突触前抑制递质释放的机制不同于自身抑制（autoinhibition），后者是由于突触末梢过量释放导致突触间隙递质堆积，这种堆积的递质对末梢释放起负反馈调节。

　　在神经传递环路中，依赖于精细的突触兴奋性和抑制性的平衡调节，任何一点发生异常就可能导致功能的异常，乃至发生疾病。 例如，抑制性递质甘氨酸功能缺失导致过度惊吓症；GABA 功能减弱导致癫痫的发生；兴奋性递质谷氨酸功能的缺失引起失聪；DA 功能减弱导致运动障碍。 由此可见，保持神经传递的正常功能是维持机体行使各项功能的重要保证。

　　通过对突触传递及其功能的研究，促进人们对大脑功能自身调节机制的理解，同时也促进临床神经精神疾病的诊断和治疗学的发展。 如今，临床上使用的缓解平滑肌痉挛的阿托品、抗帕金森病的左旋多巴和抗精神病药等治疗药物，以及脑功能分子影像医学诊断等诊治技术的发展，都是基于神经生物学的基础发展而来的。

（孙凤艳）

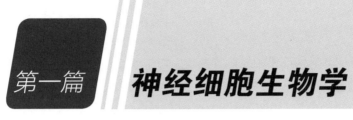

第一篇　神经细胞生物学

第一章　神经元与神经胶质细胞

神经系统是生物体最为精密和复杂的器官，它主要由两类不同的神经细胞组成，即神经元和神经胶质细胞。此外，还有穿插在神经组织中的血管和少量的结缔组织细胞。本章以中枢神经系统（CNS）为主要对象介绍神经细胞的结构、形态和生物学的基础特征。

第一节　神　经　元

神经系统的功能活动主要由神经元（neuron）完成，它是神经系统最重要的结构和功能单位，神经元结构损害或功能异常是神经系统疾病的基础。神经元是高度分化的细胞，具有接受信号、快速处理信号并将信号传递给其他神经元或效应细胞的功能。

一、神经元的结构

神经元是一类高度非对称性或极性的细胞。神经元的极性有两层含义：一方面是指神经元外形的不对称性，典型的神经元在细胞体上伸出轴突和树突两种形态不同的神经突起（图 1-1）；另一层含义是指神经元的细胞体、轴突和树突的组成成分的差异，包括细胞膜成分、细胞器和结构蛋白等。根据神经突起数目和形态的不同，可将神经元分类为单极神经元、假单极神经元、双极神经元和多极神经元。另外，还可根据轴突的长短、树突的形状以及神经元的功能和神经递质类型等进行分类。神经元的细胞体、树突、轴突及其轴突终末分别可执行不同的功

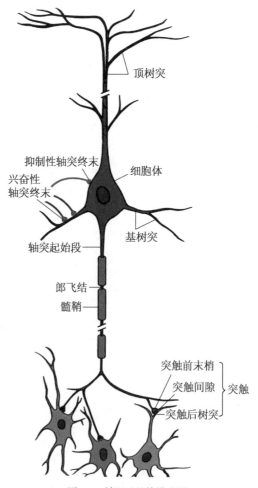

图 1-1　神经元结构模式图

（改编自：Kandel ER. Principles of Neural Science. 第四版）

能，包括信号的接受、整合以及信号的转导和输出。

（一）神经元胞体

神经元胞体部位是神经元代谢和功能活动的中心。 胞体接受外来信号的输入，并对输入的信号进行整合，最后由邻近胞体的神经轴突起始段（axon initial segment）作出决定性反应。 神经突起的物质大部分在胞体合成，随后转运至神经突起，而神经突起中的许多物质又可逆向运输到胞体进行代谢或作为信号分子调节神经元的功能。

1. 细胞核　在光镜下，神经元胞核染色较为清亮，核仁明显。 神经元的染色质大部分呈常染色质状态，异染色质较少；核仁是合成 rRNA 和组装核糖体核的场所。 两层膜结构形成的核膜（nuclear membrane）是细胞膜系统的一部分，其外层核膜有些部位与内质网膜相延续；内层核膜的核质面有细纤维样物质组成的板状结构，其主要成分是核纤层蛋白（lamin），起稳定核膜结构的作用。 核膜上的核孔是由多种蛋白质组成的大分子核孔复合体（nuclear pore complex），是核质与核周质进行物质交流的通道。

2. 细胞质　是指细胞质膜内的除细胞核以外的全部组分，胞体部分的细胞质也称核周质。 神经元核周质中含有丰富的亚细胞结构成分，其中的液体成分富含钾离子。

（1）尼氏体（Nissl body）：在光镜下，尼氏染色的神经元内显示有颗粒或小块状的物质分布，该物质被称为尼氏体。 尼氏体通常在神经元的胞体和树突中分布，而在轴突和轴丘没有分布。 电镜下可见尼氏体由粗面内质网、游离的核糖体及多聚核糖体组成。 不同神经元的尼氏体大小、形态以及数量皆不相同，大型神经元的尼氏体较为明显，如脊髓前角运动神经元。 病理情况下，尼氏体会发生消散和浅染等改变。

（2）内质网：内质网呈扁平囊或管状膜样结构，其向内与核外膜相延续，向外延伸至细胞膜下。 神经元的内质网远较胶质细胞丰富。 粗面内质网与滑面内质网的形态差异是其表面有无核糖体的附着。 蛋白质在核糖体合成后，有些蛋白如跨膜蛋白和分泌蛋白等进入粗面内质网进行折叠、修饰及酶切等加工；滑面内质网具有合成脂肪酸和磷脂的功能，一部分与粗面内质网延续参与蛋白质的加工。

内质网的另一重要功能是储存 Ca^{2+} 以及调节神经元内的钙信号。 内质网可通过内质网膜上的钙 ATP 酶（endoplasmic Ca^{2+} ATPase）吸收 Ca^{2+}；此外，内质网膜上的 IP3 受体和 ryanodine 受体参与内质网钙释放的机制。 内质网介导的钙信号不仅影响神经元的信号传递功能，还参与神经元的死亡机制。 内质网内驻留有大量的分子伴侣蛋白和折叠酶，它们组建成一个调控蛋白质折叠的"质控系统"。 在病理情况下如钙离子稳态的改变、蛋白质糖基化的抑制、二硫键减少等导致内质网内异常折叠蛋白增加，可触发非折叠蛋白应答（unfolded protein response，UPR）或内质网应激反应，抑制新的蛋白合成，促进蛋白质的正常折叠或降解异常折叠的蛋白质。 内质网应激过度或反应机制失调可导致神经元损害并产生相关疾病，例如阿尔茨海默病。

（3）高尔基复合体：神经元内有高度发达的高尔基复合体。 高尔基复合体由一系列平行排列的囊泡组成，包括朝向细胞核的顺面（cis side）或生成面组分、中间组分和朝向细胞表面的反面（trans side）或成熟面组分。 内质网芽生出小泡，融合到高尔基复合体的生成面，把经内质网折叠、修饰的蛋白质转移到高尔基复合体，并通过高尔基复合体的进一步加工、浓缩和分选，在高尔基复合体的成熟面形成不同的囊泡。 随着这些囊泡被转运到神经元的不同部位，其携带的蛋白质也被转运到特定的部位发挥功能作用。 从高尔基复合体芽生的具有分泌特性的囊泡可进行结构性分泌（constitutive secretion）和调节性分泌（regulated secretion）。 结构性分泌是指在没有外界刺激的情况下，囊泡也可不断地合成与分泌；而调节性分泌则是指在接受外界刺激时才发生的分泌。

（4）线粒体：线粒体为双层膜性结构，其内膜向内折叠成线粒体嵴。 线粒体内、外膜接触点是线粒体与胞质进行物质交换的重要部位。 线粒体内腔基质中含有线粒体特有的DNA、RNA 以及相关的聚合酶等。 呼吸链中有些蛋白质是由线粒体 DNA（mitochondrial DNA，mtDNA)编码的。 mtDNA 是裸露的环状 DNA，无组蛋白保护。 由于线粒体缺乏有效的 DNA 修复系统，因此其突变率远高于细胞核 DNA。 线粒体的主要功能是产生和储存能量物质。 此外，线粒体还可通过与内质网的联系进行钙信号交换，共同参与细胞内钙的调节。 研究发现，线粒体功能异常直接参与神经元的退变和凋亡，在神经病理机制中扮演重要的角色。

（5）神经原纤维：在光镜下，镀银染色（如 Cajal 法）能显示神经元胞体和突起中分布的纤维状物质，被称为神经原纤维。 电镜观察显示，神经原纤维主要由微管、神经丝和微丝等骨架成分组成。

3. 细胞膜 神经元细胞膜的膜蛋白丰富而复杂，主要参与组成受体、离子通道和载体等，参与神经冲动的发生和扩布、物质的转运及代谢调控；有的膜蛋白参与细胞膜骨架的构，以及细胞之间、细胞和细胞外基质间的相互作用。

（二）轴突

轴突（axon）是一个信号输出结构。 一般而言，神经元只有一条细长且均匀的轴突（表 1-1）。 神经冲动沿轴突传导的速度与轴突的直径有关，轴突越粗其传导速度越快。 轴突区别于胞体的两个显著特点是：①轴突不含有粗面内质网，仅有很少量的游离核糖体，因此轴突的蛋白质主要在胞体合成并通过轴浆转运而来；②轴突膜的膜蛋白组成不同于胞体部分，轴突膜上特异的蛋白使轴突可作为"导线"快速且长距离传递电信号。

表 1-1 脊椎动物轴突和树突的比较

特征	轴突	树突
形态结构		
数量、长度	每个神经元有一根，长且分支少	多且可变，短，有多级分支
起始阶段	特异性，与胞体有分界	无特异性，是核周质的延伸
远端	不逐渐变细	逐渐变细

特　征	轴　突	树　突
棘刺	无	常有树突棘
髓鞘	部分轴突发生髓鞘化	极少发生髓鞘化
细胞器		
核糖体、粗面内质网与高尔基复合体 mRNA	无（胚胎的轴突和轴丘有少量）	有
突触小泡	优势存在（突触前）	选择性存在
细胞骨架	有微管、神经丝及微丝，其神经丝比树突多	有微管及神经丝，且微管较轴突多
微管极性排列	基本一致，正向指向远端	呈正负向混合性
微管关联蛋白	tau 蛋白	MAP2
功能		
蛋白合成	基本无	可局部合成
胞质转运	顺向、逆向，快慢速	顺向、逆向
信息传递	传出，通常为突触前	接受、处理信息，通常为突触后

轴突自起点至终点可分为轴丘、起始段、中间段以及终末。轴丘是神经元胞体发出轴突部位形成的一个圆锥样结构，在大型的神经元明显。轴丘的粗面内质网明显减少。轴突起始段有两个形态特征，包括含有丰富的束状微管和轴膜下的电子致密层。该处分布有高密度的离子通道和细胞黏附分子，是神经冲动的发起处。此外，轴突起始段还具有滤器作用，可对进入轴突的分子进行分选。轴突中间段为轴突的主干，可由髓鞘包裹。在郎飞结及结旁区域的轴膜下也有致密结构。轴突的终末有多级分支，常呈串珠样膨大，其内含有丰富的突触囊泡和线粒体。突触部位的轴膜可特化为突触前膜。

（三）树突

树突（dendrite）是神经元接受信号的结构，尽管神经元胞体也可接受上级神经信号的输入，但树突更为重要。每个神经元有一个或多个树突（图1-1），树突从细胞体发出后可反复分支并逐渐变细。神经元胞体含有的多数细胞器可伸入树突相当长的距离。电镜下，树突主干内含有高尔基复合体、粗面内质网和核糖体，这是区别于轴突的标志之一。另外，树突主干内的微管也较轴突丰富。树突内的蛋白质大部分由胞体合成，小部分可在树突内合成。与轴突一样，树突亦存在胞质转运（表1-1）。

树突上有轴突末梢附着所形成的突触（图1-1，图1-2），该部位的树突膜特化为突触后膜结构。树突接受来自上级轴突的突触传递信号，将信号沿树突干传至胞体。许多神经元的树突上有棘状突起，该特化结构称为树突棘（dentritic spine），是突触信号传入的主要靶点（图1-2，图1-3）。树突棘内可观察到由内质网囊相叠而成的棘器（spine apparatus）和核糖体的分布（图1-3）。树突棘作为在结构和生化上分离出来的单元，其可独立地处理传入信号。人脑的树突棘数目超过 10^{13}，90％以上的兴奋性神经末梢可与树突棘形成突触。 根据树突棘的有和无，可把神经元分为棘突神经元（spine neuron）和无棘突神经元（aspinous neuron）。

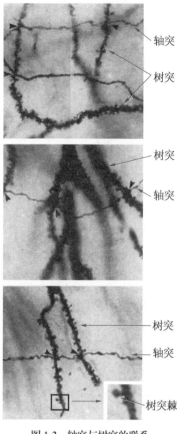

图1-2　轴突与树突的联系

注：细而平滑的突起为轴突；粗且表面密集分布小突起样结构的是树突，细小的突起为树突棘；小箭头所指为轴突与树突的联系，即突触形成部位（改编自：Kandel ER. Principles of Neural Science. 第四版）

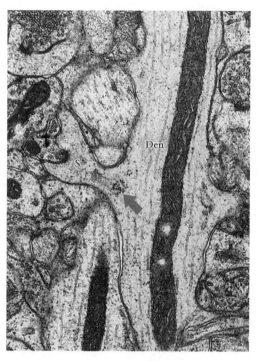

图1-3　树突棘超微结构变

注：Den：树突（dendrite）；S：树突棘（spine），含一个突触结构；T：神经轴突末梢（terminal）。 箭头所示为树突棘内分布的突触关联多聚核糖体（改编自：Bear MF. Neuroscience. 第二版）

　　树突棘有不同的形状，其对应的功能也存在差别，比如在发育生长期树突棘往往以细长型多见。 树突棘的形状和数量在不断地变化之中，这是突触功能活动依赖的结构可塑性的体现。 树突棘的可塑性变化与大脑的学习记忆功能有重要联系，如刺激海马诱发长时程增强（long term potential，LTP)时，有树突棘体积的增大和数目的增多。 在某些病理情况下，树突棘发生显著的改变，比如智障儿童大脑的树突棘数量会有显著减少，并呈异常细长形态。 随着脑老化的进展，树突棘的数目也会逐渐减少，50岁以上年龄组与50岁以下年龄组脑组织相比较，海马锥体细胞树突棘数目可减少约50%。

二、细胞骨架与细胞骨架蛋白

神经元细胞骨架（cytoskeleton）是指神经元内由蛋白质分子整合形成的纤丝状结构，这些结构主要包括微管（microtubule）、属中间丝（intermediate filament）的神经丝（neurofilament）以及微丝（microfilament），也称肌动蛋白丝（actin filament）（图1-4）。细胞骨架起着内部支架或脚手架样的作用。神经元细胞骨架成分的稳定性是相对的，整体上处在动态变化中。细胞骨架不仅参与神经元结构的形成，还参与神经突起的生长、胞质转运及细胞器在神经元内的分布形成。

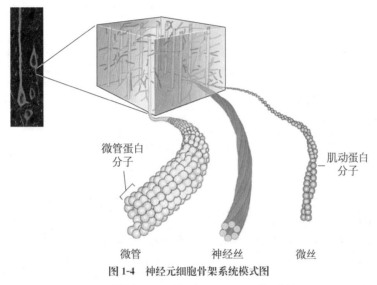

微管蛋白分子

肌动蛋白分子

微管　　　　　神经丝　　　　微丝

图1-4　神经元细胞骨架系统模式图

（改编自：Bear MF. Neuroscience. 第二版）

（一）微管

神经元微管外径为 25～28 nm，主要由 α-和 β-管蛋白（tubulin）异二聚体组装形成，γ-管蛋白在微管聚合初期的成核（nucleation）过程中发挥作用。微管在神经元内起支架作用，还可作为物质转运的轨道。微管处于聚合与解聚的动态循环中，微管两端的净组装效应呈不对称状态，即所谓的微管极性。组装速率大于解聚速率的一端为微管的正端（plus end），反之为负端。在轴突中，绝大部分微管的正端指向轴突的远端，而在树突中微管呈混合性排列（表1-1）。

微管的组装、排列及稳定性受 pH 值、Ca^{2+} 浓度以及微管关联蛋白（microtubule associated protein，MAP）等多种因素的调节。MAP 通过与微管的结合调节微管的组装和稳定，并参与微管的相互桥接。目前，已发现多种 MAP，如 MAP1、MAP2 和 tau 蛋白等。不同的 MAP 在神经元内的分布亦不相同，如 MAP2 主要在树突中分布，而 tau 蛋白主要在轴突分布。在阿尔茨海默病病人脑内，tau 蛋白发生异常磷酸化修饰，异常磷酸化的 tau 蛋白与微管结合能力减弱，导致微管系统失稳。

（二）神经丝

神经丝属于中间丝，是指直径在 10 nm 左右且粗细介于微管与微丝之间的纤维，中间丝与微管皆属于长型纤维。 神经丝由 3 种不同分子量的神经丝蛋白亚基（NF-H、NF-M 和 NF-L）聚合而成。 神经丝不呈现极性，是神经元中较为稳定的支架，神经丝蛋白一旦组装成神经丝则较难解聚。 神经丝也可通过与微管联系，从而影响轴浆转运。

（三）微丝

微丝的直径为 5～9 nm，是一种较短的纤维。 微丝由肌动蛋白（actin）组成，神经元中的肌动蛋白主要为 β 和 γ-肌动蛋白。 微丝与微管一样，两端都处在组装和去组装的动态平衡中。 在微丝的正端，肌动蛋白加入组装的速率更大，而负端则反之。 因此微丝也是一种有极性的纤维。

神经元的细胞膜下有丰富的微丝分布，该处的微丝与多种肌动蛋白结合蛋白如血影蛋白（spectrin）、锚蛋白（ankyrin）、α-辅肌动蛋白（α-actinin）等结合，形成网络或束状结构，这类结构可参与细胞周边部分结构的维持及特化结构的形成（如突触前、后膜结构及轴突起始段）。 此外，微丝还涉及细胞周边的功能活动。 例如，在神经突起的生长和发育过程中，微丝参与神经元迁移过程伪足的生长，微丝还可作为细胞器或蛋白转运的轨道。

三、胞质转运

神经元的生长发育、代谢以及神经元与外界的交流皆依赖神经元内特殊部位的分子或亚细胞结构的参与和运作，这些特殊部位所含的分子和亚细胞结构是通过胞质转运而获得的。

（一）神经元胞质转运的基本特征及其意义

神经元的胞质转运有多种不同的方式，根据胞质转运部位的不同可分为轴突轴浆转运（axoplasmic transport）、树突胞质转运以及跨细胞转运等。 按转运方向的不同可分为顺向（anterograde）和逆向（retrograde）转运。 此外，按转运速度的不同，目前至少已鉴定出 5 种不同的形式，习惯上将 20 mm/d 及其以下速度的转运统称为慢转运，而超过该速度的转运称为快速转运。 神经元内不同物质的转运速度存在差异。

神经元胞质转运的生理意义主要有以下 3 个方面：①维持神经元的正常结构和极性，并为神经元的生长发育及代谢提供物质基础；②保证跨膜的神经信号转导和细胞内的信号转导在功能上相互整合；③实现神经元与靶细胞、胶质细胞以及细胞外基质之间的物质交换，调节和维持内环境稳定。

（二）神经元胞质转运的机制

神经元胞质转运的物质主要有囊泡携带和大分子复合体两种形式。 一般认为胞质转运需要"轨道"和"载运体"即运动蛋白（motor protein）介导（图 1-5）。 快速长距离的胞质转运主要由微管和驱动蛋白（kinesin）超家族及动力蛋白（dynein）家族的运动蛋白参与。

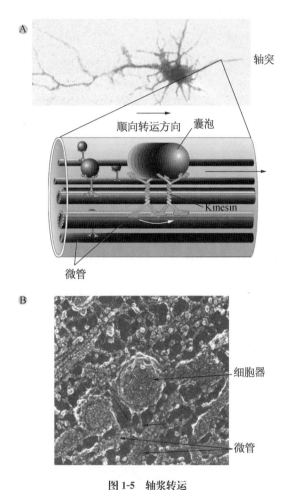

图 1-5　轴浆转运

注：A. 驱动蛋白介导的轴突顺向转运模式图；B. 冷冻蚀刻样品电镜图，短箭头
为驱动蛋白连接细胞器和微管（改编自：Bear MF. Neuroscience. 第二版）

　　驱动蛋白和动力蛋白的头部均含有 ATP 酶结构域，其与微管结合可促进酶的激活并水解 ATP，产生的能量可促使驱动蛋白向微管的正端移动，动力蛋白向微管的负端移动。神经元内不同物质的转运由不同的运动蛋白运载，不同的运动蛋白其尾部的结合特性不同，且不同的细胞器、囊泡或蛋白复合体上也分布有可被不同运动蛋白识别的蛋白。胞质转运一般以微管作为"轨道"，但其他的骨架蛋白亦可作为"轨道"，如微丝。微丝系统可利用肌球蛋白（myosin）家族的运动蛋白进行载货运输，在邻近细胞膜下的物质转运中发挥重要作用。

　　在阿尔茨海默病、亨廷顿病等神经退行性疾病皆发现有神经元胞质转运机制的损害，另外，在一种称为遗传性痉挛麻痹（hereditary spastic paraplegia）的家系中发现有驱动蛋白基因的突变，这提示神经元胞质转运系统的正常运作对神经元正常功能的维持不可或缺。

第二节　神经胶质细胞

　　神经胶质细胞（neuroglial cell）又称胶质细胞（glial cell），是神经组织中除神经元以外的另一大类细胞，其数量约为神经元的 10～50 倍。 胶质细胞胞体通常较小，直径为 8～10 μm。 CNS 的胶质细胞（图 1-6）主要包括星形胶质细胞（astrocyte）、少突胶质细胞（oligodendrocyte）和小胶质细胞（microglia）。 外周神经系统的胶质细胞（图 1-6）包括神经膜细胞（又称施万细胞，Schwann cell）和位于神经节中的卫星细胞（satellite cell）。一般认为胶质细胞虽可有去极化与复极化反应，但不产生动作电位，无主动的再生式电流产生。 胶质细胞膜电位变化缓慢，惰性大，故又称惰性静息电位。 胶质细胞的主要作用包括对神经元的支持、分隔绝缘、形成髓鞘及营养，主导神经系统的免疫反应与血脑屏障的形成，参与神经元的修复和再生的调节，参与神经元的递质传递、代谢以及神经系统的发育和神经系统的病理等。

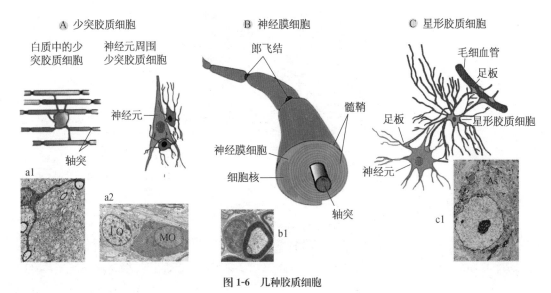

图 1-6　几种胶质细胞

　　注：A. 少突胶质细胞有不同的类型，a1 显示一个暗型的少突胶质细胞包绕两根神经纤维形成髓鞘；a2 显示一个亮型（LO）和一个中间型（MO）少突胶质细胞。 B. 神经膜细胞只包绕一根神经纤维。 C. 星形胶质细胞，c1 中可见明显的糖原颗粒（改编自：Kandel ER. Principles of Neural Science. 第四版）

一、星形胶质细胞

　　星形胶质细胞起源于神经上皮细胞，是 CNS 内主要的胶质细胞。 分布在脑灰质部位的星形胶质细胞称为原浆性星形胶质细胞（protoplasmic astrocyte），而分布在白质部位的为纤维性星形胶质细胞（fibrous astrocyte）。 此外，在成年动物脑内还有一些特殊类型的星形胶质细胞，如视网膜的 Müller 细胞、小脑的 Bergmann 胶质细胞及脑室周围的伸展细胞（tanycytes）等。

（一）星形胶质细胞的形态

星形胶质细胞的细胞核呈圆形或卵圆形，较其他胶质细胞的核大，胞质中没有尼氏体样结构。 电镜下，星形胶质细胞中游离核糖核蛋白体、粗面内质网和高尔基复合体均较神经元少，但多见糖原颗粒及胶质丝（glial filament）的分布。 胶质丝属中间丝，由胶质纤维酸性蛋白（glial fibrillary acid protein，GFAP）组成，它是星形胶质细胞的特征性抗原，可用来标记星形胶质细胞。

星形胶质细胞的突起一方面分布到神经元的胞体、突起及突触周围，另一方面其突起末端还常形成膨大的足板（foot plate）或终足（end foot）附着在毛细血管壁上（图1-6）。 在软脑膜的内面也附贴有胶质细胞的足板，并彼此连接构成胶质界膜（图1-8）。 相邻星形胶质细胞之间以及相邻的脚板之间会有缝隙连接，它由大量的连接小体（connexon，CX）有规律地平板状排列成连接结构。 每个连接小体由6个亚单位的连接蛋白（connexin）镶嵌组成，连接小体的中央连通相邻细胞，因此胶质细胞之间可进行小分子的直接交流。 不同细胞表达不同的连接蛋白，星形胶质细胞之间的缝隙连接主要由连接蛋白43（CX43）构成，而少突胶质细胞的缝隙连接则主要由CX32构成。

（二）星形胶质细胞的功能

星形胶质细胞不仅对CNS结构的支持、营养和保护发挥作用，随着研究的深入，对星形胶质细胞的功能有了更进一步的了解。

1. 营养和支持作用 在脑组织中，神经元和血管外的空间主要由星形胶质细胞充填。 它们与神经元紧密相邻且胶合在一起，并以其突起互相连接构成支架，对神经元的胞体和纤维构成机械支持。 星形胶质细胞通过血管周足与毛细血管相连，通过其他突起与神经元相接，成为神经元和毛细血管之间的桥梁，对神经元起着运输营养物质和排出代谢产物的作用。 此外，星形胶质细胞还能分泌多种神经营养因子对神经元的生长、发育、存活和功能维持起调节作用。

2. 神经系统发育时期引导神经元的迁移 辐射状胶质细胞（radial glia）是胚胎时期最早出现的胶质细胞，其胞体位于脑室壁。 细胞长出细长的突起伸向脑的表面呈辐射状，突起可引导发育中的神经元从神经上皮层迁移到最终部位。 此外，近期的研究认为辐射状胶质细胞本身具有神经干细胞的特征。

3. 修复与再生作用 成年脑内的星形胶质细胞仍具有生长和分裂能力。 神经元因损害或衰老消失后，其空隙可由增殖的星形胶质细胞充填。 星形胶质细胞一方面可吞噬损伤处溃变的细胞碎片，另一方面可通过填充形成胶质瘢痕（glial scar）。 活化增生的胶质细胞又称为反应性胶质细胞（reactive glial cell）。 反应性星形胶质细胞可合成并分泌多种促神经再生的因子或细胞外基质分子，有利于脑损伤的再生与修复，但过度增殖的星形胶质细胞可与其他胶质细胞及成纤维细胞等一起形成胶质瘢痕，胶质瘢痕中含有抑制神经生长的物质，例如韧黏素（tenascin）和硫酸软骨素蛋白聚糖等。

4．**参与神经系统免疫** 神经系统发生病变时，如果涉及的范围较小，且程度较轻，星形胶质细胞和小胶质细胞主要作为吞噬细胞；如损伤较重，并累及血管及合并炎症反应，则血液循环中的单核细胞和血管壁中的吞噬细胞进入损伤区，成为主要的吞噬细胞。星形胶质细胞可作为抗原呈递细胞产生特异性的主要组织相容性复合体Ⅱ（major histocompatibility complex molecule-Ⅱ，MHC-Ⅱ），在 CNS 的免疫应答中发挥作用。星形胶质细胞还可通过分泌多种细胞因子参与脑内的免疫反应。

5．**参与神经递质的合成与代谢** 谷氨酸、γ-氨基丁酸及牛磺酸等多种神经递质的合成及代谢机制中皆有星形胶质细胞的参与，例如，神经末梢释放到突触间隙的谷氨酸，可被星形胶质细胞迅速摄取，并通过谷氨酰胺合成酶把摄入的谷氨酸转变成谷氨酰胺，并将其转运到神经元，作为合成谷氨酸的原料。

6．**维持神经系统内环境稳定** CNS 内环境离子成分的稳定对神经元的正常生理活动极其重要。神经元兴奋时 K^+ 外流，导致细胞外 K^+ 浓度升高。星形胶质细胞可将细胞外 K^+ 摄入到细胞内，以维持细胞外 K^+ 浓度的稳定。摄入胶质细胞的 K^+ 还可通过细胞间的缝隙连接进行扩散，并将 K^+ 经细胞的其他部位释放出去，如附着在血管表面的具有高密度 K^+ 通道的脚板。

7．**隔离和绝缘作用** 星形胶质细胞参与脑屏障的形成。神经元的轴突终末可被星形胶质细胞的突起包裹，形成突触小球(synaptic glomerulus)，从而防止对邻近神经细胞造成影响。中枢有髓神经纤维的郎飞结处无髓鞘包裹，但由星形胶质细胞的突起覆盖。神经元和胶质细胞之间的关系存在结构可塑性，如在基础生理性分泌条件下，下丘脑星形胶质细胞可伸出细长板层样突起，分隔神经内分泌细胞。当动物受刺激释放催乳素时，存在于神经内分泌细胞之间的胶质细胞成分会消退，从而使相邻神经元之间形成突触。

8．**与神经元相互作用** 星形胶质细胞具有多种神经递质的受体，神经元释放的神经递质可引起胶质细胞的生理效应。星形胶质细胞与其神经元之间存在类似突触样的连接，也提示有些胶质细胞的功能活动受神经支配的直接影响。星形胶质细胞是 CNS 中主要的糖原储存细胞，当其 β-肾上腺素受体激活后，可促使细胞内储存的糖原分解，以供神经元利用。在有些生理活动中，星形胶质细胞直接指导神经元的功能活动，例如脑干的化学感受器分布的星形胶质细胞对 pH 值的下降非常敏感，可诱发其细胞内 Ca^{2+} 水平的增加并释放 ATP，由 ATP 刺激化学感受器神经元触发强烈的呼吸反应。

二、成髓鞘细胞

少突胶质细胞分为 3 类：神经纤维之间的束间少突胶质细胞、神经细胞周少突胶质细胞和血管周少突胶质细胞。少突胶质细胞在电镜下颜色深浅不同，但成熟的细胞通常染色较深，即暗型少突胶质细胞（图 1-6）。少突胶质细胞和神经膜细胞分别是 CNS 和外周神经系统的成髓鞘细胞，但两类细胞的成鞘作用有所不同。少突胶质细胞可包绕多根神经纤维形成髓鞘，而一个神经膜细胞通常仅包绕一根神经纤维（图 1-6）。中枢神经的髓鞘外无明显的基板，而外周神经的髓鞘外通常有基板围绕。在外周神经的郎飞结处存在基膜，而中枢神经在该处缺乏完整的基膜。CNS 损伤后少突胶质细胞合成和释放 Nogo 等蛋白可抑制神经突起的生长，这被认为是 CNS 神经突起再生困难的原因之一。成髓鞘细胞除形成神经髓鞘外，还有其他功能，例如摄取神经递质，以及在神经损伤时参与吞噬部分组织残片。

三、小胶质细胞

小胶质细胞是 CNS 中最小的胶质细胞，它是存在于 CNS 的特化免疫细胞。有证据认为小胶质细胞起源于中胚层，在脑血管的形成时期，胚胎期的单核细胞及前体细胞以阿米巴样的运动方式通过血管壁进入 CNS，吞噬发育中自然退变的残余物并增殖，在 CNS 发育完全后形成静止的小胶质细胞。

正常情况下，小胶质细胞呈静止的分支状。当 CNS 受到损害时，小胶质细胞被激活并增殖，形态变得粗大，被称为反应性小胶质细胞（reactive microglia），最后演化为吞噬细胞形态，即吞噬性小胶质细胞（phagocytic microglia）（图 1-7）。小胶质细胞除具有吞噬作用外，还具有抗原呈递作用，它可作为免疫效应细胞分泌多种细胞因子，如白细胞介素和肿瘤坏死因子等。激活的小胶质细胞在功能上存在显著差异，M1 型（经典激活，classic activation）小胶质细胞主要分泌致炎的细胞因子，而 M2 型（替代激活，alternative activation）小胶质细胞则主要参与损伤部位的吞噬清理，参与组织的修复和细胞外基质的重塑，还可释放抗炎的细胞因子，减轻神经系统的损害。

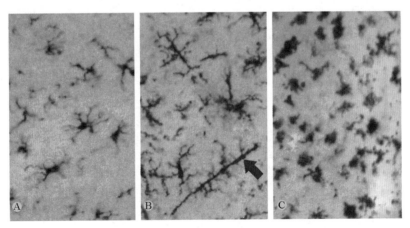

图 1-7　小胶质细胞的活化和形态演变

注：A. 为正常脑内的小胶质细胞；B、C. 小胶质细胞活化后突起变粗，胞体变大。箭头所指为干状小胶质细胞，C. 显示胶质细胞向巨噬细胞形态演化（改编自：John H 等. 2004）

四、胶质细胞与脑屏障

CNS 的神经组织和血液内的物质交换有其特殊性。CNS 存在屏障结构，可阻止血液中的一些物质进入脑或脊髓内，该结构称为血-脑屏障（blood-brain barrier，BBB）。除此之外，CNS 还有血-脑脊液屏障和脑-脑脊液屏障。

BBB 由毛细血管内皮细胞、基膜、周细胞和星形胶质细胞突起的足板等结构组成（图 1-8，图 1-9），构成 BBB 的毛细血管内皮细胞无窗孔，细胞之间有互相重叠的紧密连接。含有胶原蛋白、纤连蛋白及层粘连蛋白等细胞外基质分子的基膜组成了血管内皮细胞与星形胶质细胞足板之间的连接，基膜在病理状态下可明显增厚（图 1-9）。

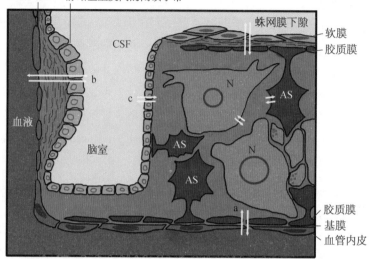

图 1-8　血-脑屏障(a)、血-脑脊液屏障(b)、脑-脑脊液屏障(c)示意图

注：CSF：脑脊液；AS：星形胶质细胞；N：神经元

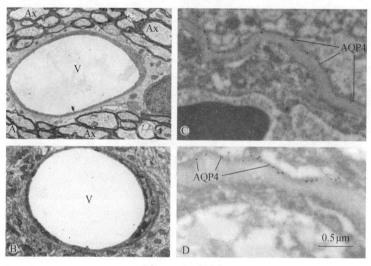

图 1-9　血-脑屏障

注：A：脑白质的血-脑屏障，Ax 为轴突，＊为胶质细胞足板，V 为血管腔。B：脑灰质的血-脑屏障，e 为血管内皮细胞。C：免疫金标记的人脑内水通道蛋白（AQP4）在与基膜接触的胶质细胞足板细胞膜上分布。D：星形胶质细胞瘤附近的血-脑屏障，水通道蛋白（AQP4）在足板细胞膜上分布，可见基膜层变厚（改编自：Cornford EM. Neuro Rx, 2005，2：27；Suzuki M. Brain Res, 2003，992(2)：294）

BBB 可阻挡血液中的某些物质进入脑组织内，同时又能选择性地允许一些物质通过。首先是小分子的脂溶性物质可以自由扩散的方式透过 BBB，如甾体激素等；其次，一些物质的转运依赖内皮细胞表达的转运体进行运输，通过不需耗能的易化扩散或耗能的主动转运方式透过 BBB。另外，血管内皮细胞的内吞和胞吐机制也参与了一些物质的跨细胞转运（transcytosis）。

贴附于毛细血管外周的星形胶质细胞足板参与诱导和调节血脑屏障的形成和功能运作，表现为：①星形胶质细胞可促进 CNS 内毛细血管内皮细胞之间紧密连接的数量、长度和连接复合体的增加，诱导内皮细胞功能蛋白的极性分布和活性（如谷氨酸转肽酶，Na^+，K^+-ATP 酶）；②足板可吞噬并清除漏过血管内皮细胞的有害物质；③足板具有物质转运的功能，可将透过 BBB 的营养物质向脑的深部转运，也可将脑内有些代谢物质转运入血液，这是一类需要耗能的主动转运。足板上有些蛋白存在极性，例如生理情况下，水通道蛋白（aquaporin-4，AQP4）主要分布在与基膜接触的细胞膜上（图 1-9），参与水分子的转运。

神经系统屏障的生理意义在于阻止异物对脑的侵害，维持神经系统内环境的稳定。在临床诊治中，需要考虑神经系统屏障这一因素。需要指出的是，虽然神经系统具有 3 个屏障，但这些屏障并不绝对完整，在 CNS 的某些区域缺乏屏障，如下丘脑正中隆起、松果体、垂体神经部、最后区（area postrema）、连合下器（subcommissural organ）及终板血管器（vascular organ of the lamina terminal）等部位。

五、脑血管周细胞

脑周细胞（brain pericytes，BrPC）是与脑血管紧密接触的一类细胞，参与调节血流量、BBB 的功能和血管的构筑。最近的研究发现，脑周细胞还具有促进基质形成和神经再生的作用，并具有干细胞的特性。

（一）脑周细胞与脑血管

在 CNS 中，脑周细胞主要分布在毛细血管，在小动脉和小静脉上分布很少。脑周细胞的突起在毛细血管纵轴延伸，其二级分支在基膜下包绕在血管周围，与内皮细胞直接接触。脑周细胞表达钾通道 Kir6.1，这可区别于非 CNS 的周细胞。脑周细胞参与调节新生血管的生成发芽和成型、血管内皮细胞跨细胞转运以及 BBB 通透性和稳定性。脑周细胞缺乏的动物不能建立适当的血管周围结构，从而导致 BBB 功能不全。

脑内血流的控制一般认为主要由含平滑肌的血管来调节，例如小动脉。但是，近期发现脑周细胞含有细胞收缩相关蛋白，可在神经递质和 ATP 诱导下产生收缩或舒张。周细胞在没有平滑肌细胞包裹的毛细血管分布，提示脑毛细血管可直接调节脑血流。

（二）脑周细胞与神经血管单位

1. 神经血管单位（neurovascular unit）　CNS 神经元、胶质细胞和毛细血管之间结构和功能相互联系的单元称为神经血管单位。在这个特别的微环境中神经细胞（神经元、星形胶质细胞、少突胶质细胞及小胶质细胞）和血管细胞可有效地相互作用，形成有局部特征的功能单位，为脑内特定部位的功能服务。 在这个微环境中，BBB 的细胞成分与局部神经元功能整合形成相对独立的局部稳态，包括相对独立的血流量调节、血-脑屏障的稳定性和通透性调节系统，还可调节神经前体细胞活性和神经元再生及神经可塑性。

2. 脑周细胞的多能性和可塑性 在神经血管单位中，脑周细胞和其他细胞的交流有多种形式，例如脑周细胞可通过缝隙连接和旁分泌信号系统与内皮细胞及其他细胞进行细胞信号和营养物质的交流。 脑周细胞通常是静止或慢周期细胞，当被激活时它们具有高增殖率，如在血管生成情况下。

3. 脑周细胞与干细胞 体外培养系统的研究显示周细胞具有神经干细胞或神经前体细胞的性质，例如周细胞可表达 nestin，脑周细胞能自我更新以及向神经元、星形胶质细胞和少突胶质细胞分化。 有研究提示脑周细胞可能有两个大群：一是中胚层来源，另一为神经外胚层起源。 不同胚层起源的周细胞决定了它们的脑内定位，也有可能决定了它们的功能差异。

（许玉霞　朱粹青）

第二章　神经元电活动

第一节　胞体电活动及其机制

神经元是高度分化的细胞，是构成神经网络的基本结构和功能单位。 神经元的主要功能是接受、整合、调控和传递信息。 神经元的信息载体有多种形式，其中神经元电活动是最重要的一种，而电活动的形成必须依赖于神经元的静息膜电位以及各种离子通道。

一、静息膜电位

膜电位（membrane potential）是指存在于细胞膜两侧的电位差。 将参照电极放在细胞外，记录电极插入细胞内，便可通过放大器测到细胞膜两侧的电位差，即膜电位。 由于参考电极是置于细胞外，并且接地，因此记录到的膜电位是以细胞外为零电位的膜内电位。 膜电位特指膜内电位。 膜电位包括两大类：一类是神经元安静时的膜电位即静息膜电位（resting membrane potential），另一类是神经元受刺激后产生的膜电位变化。 膜电位变化是神经元接受外来刺激后的信息表达形式，它又分为局部电位和动作电位。

静息电位的存在保证神经元安静时所处的状态是极化状态，既胞内带负电状态，这是神经元安静时的主要特征，同时也是神经元接受外来刺激并产生电活动的基础。 当神经元受到外来刺激时产生的电信号主要表现为静息电位的变化，这些变化包括静息电位负值的增大，即超级化（hyperpolarization）； 也可以是静息电位负值的减少，称为去极化（depolarization），或者是恢复到静息电位-复极化（repolarization）。 静息电位在大多数神经元可维持在相对稳定的水平，除非神经元受到外来刺激或细胞代谢活动发生异常。

（一）静息膜电位产生的机制

神经元静息电位产生的直接原因是由于细胞膜内外离子分布不对等以及细胞膜非门控离子通道对各种离子的通透性不同所致。 以 K^+、Na^+、Cl^- 为例，它们在细胞膜内外的浓度有很大差别（表 2-1）。

表 2-1　K^+、Na^+、Cl^- 在神经细胞膜两侧的分布(mmol/L)

分布	哺乳类动物轴突			枪乌贼巨大轴突		
	K^+	Na^+	Cl^-	Cl^-	K^+	Na^+
细胞膜内	140	10	4	400	50	50
细胞膜外	5	130	120	20	400	54

由表 2-1 可见,细胞膜内 K^+ 浓度比细胞膜外高得多,而细胞膜外 Na^+、Cl^- 浓度则比细胞膜内高得多。 如细胞膜对正负离子都有同等通透性,则离子移动最终会使细胞膜两侧离子浓度相等,而不会有电位差。 如细胞膜对 K^+ 有通透性,而对 Na^+ 和 Cl^- 不通透,则 K^+ 顺浓度差从细胞膜内流向细胞膜外,而细胞膜内带负电荷的蛋白质分子不能或很少外流,造成细胞膜内电位偏负,而细胞膜外偏正,这就是细胞膜电位形成的基本机制。 由 K^+ 外流而形成的内负外正的电位差会逐渐限制 K^+ 进一步外流,这种电动势梯度的对抗作用最终与浓度梯度的驱动作用达到平衡,此时细胞膜两侧的电位差称之为 K^+ 平衡电位。 平衡电位的大小决定于细胞膜两侧的离子浓度,可用 Nernst 方程计算。 Nernst 公式:

$$E = \frac{RT}{ZF} \ln \frac{[C]_0}{[C]_i}$$

式中,E 为某离子的平衡电位;R 为气体常数($8.32\,Jmol^{-1}K^{-1}$);T 为绝对温度;Z 为离子价;F 为法拉第常数($96.500\,C/mol$); $[C]_0 / [C]_i$ 为化学梯度(即细胞膜内外的离子浓度比);ln 为自然对数。 在计算 K^+ 平衡电位时,K^+ 为 1 价离子,所以 $Z=1$。 如果把自然对数(ln)换成常用对数(log),把恒温动物的体温按 37℃ 计算,上式可简化为:

$$E = 60 \log \frac{[C]_0}{[C]_i}$$

式中将细胞内外 K^+ 浓度代入,即可算出理论上的静息电位值。 然而,在神经元用 Nersnt 公式计算出的理论静息电位值(约 $-80\,mV$)与实际测定的静息电位(约 $-70\,mV$)并不一致,这是因为静息电位虽然主要是由 K^+ 平衡电位形成,但可能存在别的因素影响 K^+ 平衡电位,导致静息电位的实际值偏离了理论上的 K^+ 平衡电位。 其中,神经元静息时细胞膜对 K^+ 以外,其他离子也具有一定通透性可能是主要原因之一。 这部分通透性虽然程度不大,但仍可抵消部分 K^+ 外流产生的静息电位,使静息电位部分偏离它的 K^+ 平衡电位。 而偏离程度的理论值可由 Goldman 公式计算。 Goldman 公式综合考虑了静息时神经元细胞膜对多种不同离子的通透性,因此它所算出的理论值更接近于实际测定的静息电位值。 Goldman 公式:

$$E = \frac{RT}{F} \ln \frac{P_K [K^+]_0 + P_{Na} [Na^+]_0 + P_{Cl} [Cl^-]_0}{P_K [K^+]_i + P_{Na} [Na^+]_i + P_{Cl} [Cl^-]_i}$$

式中除 P(为细胞膜对某种离子的通透性)外, 其他代号均与 Nernst 公式相同。Goldman 公式是 Nernst 公式的扩展,不同的是用 Goldman 公式计算时除需知道所涉及离子的浓度梯度外,还需知道细胞膜对它们通透性的大小。 可见,在神经元,细胞膜对 K^+ 的通透性要远大于对 Na^+ 和 Cl^- 的通透性,因而 K^+ 的跨膜流动是神经元静息电位形成的主要因素。 在实验条件下,如果改变细胞内外液 K^+ 浓度就会对静息电位产生影响,而细胞内外液其他离子浓度对静息电位的影响较小。

细胞膜的基本结构是脂质双分子层,带电离子存在强大扩散动力,它们也不能进行跨膜扩散,除非细胞膜上有它们的水性通路。 有一类膜蛋白即离子通道可在细胞膜上形成离子跨膜扩散的水性通路。 但如果离子通道对离子没有选择性,即 Na^+、K^+ 均可通过,那

么 K^+ 外流的同时，Na^+ 也将内流，这样在电学上仍为中性，也不能形成细胞内为负的静息电位。所以，静息电位的形成依赖于对离子具有选择性通透的离子通道，其中对 K^+ 具有选择性的非门控钾通道在静息电位形成过程中具有关键作用。

非门控钾离子通道（non-gated potassium channel）是细胞膜上的一种 K^+ 通道，它的开放不依赖于外部刺激，处于常开状态，并对 K^+ 具有选择性。由于细胞内 K^+ 浓度高，因此细胞内的 K^+ 将在浓度差推动力的作用下由细胞内通过非门控钾通道扩散到细胞外。因为 K^+ 是带正电荷的粒子，其扩散到细胞外将使细胞内正电荷减少，因而细胞内产生负电位。随着 K^+ 的外流，其所带的正电荷到了细胞外而使细胞外正电荷增多。由于同性电荷相斥的特点，增多的正电荷对 K^+ 外流产生阻力效应。这种阻力效应在 K^+ 外流开始阶段远比推动 K^+ 外流的浓度差力量小，因而 K^+ 以外流为主。随着 K^+ 外流增多，当它达到足以对抗 K^+ 外流的程度时，K^+ 外流就会停止，细胞内负电位也因此稳定在一个恒定水平，这就是为什么静息电位处于一个稳定负电位的原因。

（二）静息膜电位的调控

每次神经元经历电活动后会有大量带不同电荷的离子进出细胞膜，从而引起膜电位的波动。为了尽快恢复到静息电位水平以维持神经元正常电活动，神经元细胞膜上的一些膜蛋白分子会非常快地运作起来，将不同离子进行跨膜转运，从而维持静息电位的稳定。这些膜蛋白在静息电位形成和调控中也具有重要作用。

钠-钾泵（Na^+-K^+ pump）由 α 和 β 亚基组成，是一种 ATP 酶。此酶在细胞内侧与 Na^+ 结合而被激活，使 ATP 分解，酶被磷酸化。磷酸化后的酶将发生两个变化：①构象变化，此变化可使与 Na^+ 结合部位转向细膜外侧；②亲和力变化，磷酸化的酶对 Na^+ 亲和力降低，对 K^+ 亲和力增高，因而在细膜外侧 Na^+ 被释放，K^+ 与酶结合。K^+ 与磷酸化酶结合的作用是促使酶去磷酸化，然后其构象和亲和力也将发生变化，其中构象变化可使与 K^+ 结合部位转向细膜内侧，亲和力变化可使 K^+ 与酶的亲和力降低，因而 K^+ 在细胞内被释放。其结果是每一个循环通过消耗 1 个 ATP，可逆浓度差向细胞外转运 3 个 Na^+，向细胞内转运 2 个 K^+（如图 2-1）。这样经过多次循环，钠-钾泵就可利用 ATP 分子中的化学能将 Na^+ 和 K^+ 逆浓度差分别转运到细胞外和细胞内，形成细胞外高钠、低钾和细胞内高钾、低钠的浓度梯度，将 ATP 分子中的化学能转化为 Na^+ 内流和 K^+ 外流的扩散动力。在这个过程中，虽然钠-钾泵每次循环从细胞内转运出 3 个带正电荷 Na^+，而仅将 2 个带正电荷 K^+ 转运至细胞内，似乎可使细胞内产生负电位，但此生电作用与 K^+ 跨膜扩散相比，在静息电位形成中的作用是非常弱的。因此，钠-钾泵的作用主要是产生 Na^+、K^+ 的跨膜浓度梯度，为离子跨膜扩散提供扩散动力。

二、离子通道

离子通道（ion channel）在神经元静息膜电位以及神经电活动形成过程中具有重要作用。因此，掌握离子通道的特性、结构、门控、分类和功能，对认识了解神经元工作原理

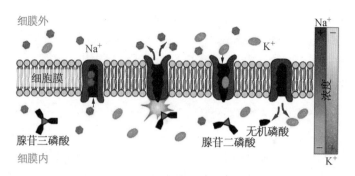

图 2-1 钠-钾泵模式图

和机制具有重要的意义。 离子通道是有水性通路的跨膜蛋白；由相似的氨基酸组成和类似的结构；大多具有开放和关闭门控行为；多数对离子具有高度选择性；开放时离子流动的方式是被动扩散。

（一）离子通道分类

离子通道依据其有否门控行为可分为门控离子通道（gated channels）和非门控离子通道（non-gated channels）。 非门控离子通道总是处于开的状态，其功能主要是产生静息电位。门控离子通道具有明显的门控行为，其开放可使膜电位发生不同的变化而产生不同的神经信息。 根据引起开放刺激的不同，分为电压门控离子通道、递质门控离子通道、机械门控离子通道和其他门控离子通道 4 类。 每类又有很多种，如电压门控离子通道中有钠通道、钾通道和钙通道等，每种还有不同的亚型。 下面仅介绍电压门控离子通道和递质门控离子通道的共性。

（二）电压依赖的离子通道

电压门控离子通道在功能上的共同特性是这类离子通道的开放均受膜电位变化的控制。 在结构上的共同特性是都有富含带正电荷氨基酸的肽段，此肽段被称为电压感受器（voltage sensor），它对膜电位很敏感（图 2-2）。 当膜电位变化到一定电位时，通过电学作用引起富含正电荷的电压感受器发生移位，引起离子通道构象变化，导致离子通道开放，产生离子电流。 大多数电压门控离子通道在产生离子电流后，尽管膜电位变化仍然存在，但开放活性逐渐下降，这个现象被称为失活（inactivation）。 证据表明有些电压门控离子通道的分子结构内可能具有一个引起离子通道失活的功能区，此功能区与离子通道激活功能区不是同一部位。

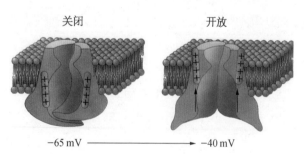

图 2-2 电压依赖激活离子通道电压感受器模式图

1. 钾通道（potassium channel） 是电压门控钾通道的简称，对 K^+ 具有高度选择性，有多种类型。 钾通道通常由 4 个 α 亚基组成，但每个 α 亚基仅有一个跨膜区，因此钾通道

的一个 α 亚基相当于钠通道和钙通道的一个跨膜区（图 2-3），不同之处是它们没有连在一起。但它们也是围绕一个中心构成离子通道的水性通路。另外，钾通道有辅助性亚基——β 亚基。β 亚基位于细胞内，附在 α 亚基上。

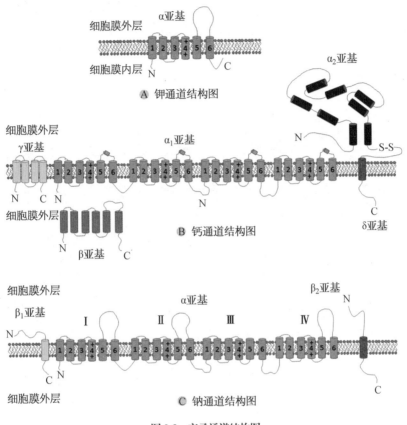

图 2-3 离子通道结构图

尽管组成钾通道的 α 亚基均为 4 个，但 α 亚基所含的跨膜段数目在不同的钾通道存在明显差异，即 2 跨膜段、4 跨膜段和 6 跨膜段。6 跨膜段含有电压感受器，因此 6 跨膜段 α 亚基构成的钾通道为电压门控钾通道，而 2 跨膜段和 4 跨膜段 α 亚基构成的钾通道为非电压门控钾通道。

编码电压门控钾通道 α 亚基的基因主要有三大家族，即 Shaker 家族、Eag 家族和 KCNQ 家族。其中 Eag 家族和 KCNQ 家族编码的钾通道主要分布在心血管系统，而编码神经系统钾通道的基因主要是 Shaker 家族。

Shaker 家族基因又可分为 4 个亚家族基因，即 Shaker、Shab、Shaw 和 Shal 亚家族，分别被称为 KCNA、KCNB、KCNC 和 KCND，它们编码的钾通道家族分别被称为 Kv1、Kv2、Kv3 和 Kv4 家族。Kv1 家族中又分为 8 个亚型，分别为 Kv1.1～Kv1.8；Kv2 家族有 3 个亚型，分别为 Kv2.1～Kv2.3；Kv3 家族有 4 个亚型，分别为 Kv3.1～Kv3.4；Kv4 家族有 3 个亚型，分别为 Kv4.1～Kv4.3。

根据电生理特性的不同，电压门控钾通道分为延迟外向钾通道和瞬态外向钾通道两类。延迟外向钾通道激活时是一个延迟过程，失活较慢。其阻断剂有四乙胺（tetraethylammonium，TEA）等。瞬态外向钾通道激活很快，失活也很快，呈现瞬态特点。阻断剂有4-氨基吡啶（4-aminopyridine，4-AP）等。然而，近年的分子生物学研究表明，内向整流钾通道在结构上是由4跨膜段α亚基构成的钾通道，没有电压感受器，因此，应不属于电压门控离子通道。至于其去极化时关闭、超极化时开放的原因，可能是由于去极化时细胞内的一些阳离子阻塞了通道水性通路，而超极化可以去除这些阳离子的阻塞，因而打开了通道。

延迟外向钾通道主要参与动作电位的复极化程，因而在动作电位形成过程中具有重要作用。瞬态外向钾通道主要是调控细胞的兴奋性，即它产生的瞬态外向钾电流可对抗去极化过程的内向电流，因而可降低细胞的兴奋性。如前所述，电压门控钾通道在分子结构上表现出很大的多样性，这些不同分子结构的钾通道是否具有不同的功能，现在还不清楚。

2. 钙通道（calcium channels） 是电压门控钙通道的简称，对 Ca^{2+} 具有高度选择性，至少有6种钙通道已得到公认。钙通道由一个主亚基（α_1）和几个辅助亚基（α_2、β、γ 和 δ）组成（图2-3）。α_1 亚基跨细胞膜，β 亚基位于细胞内，γ 亚基也是跨膜；α_2 和 δ 亚基形成二聚体，部分在细胞外，部分跨膜。单独表达 α_1 亚基可具备钙通道的基本功能，而单独表达其他亚基不具备钙通道功能。但如果它们与 α_1 亚基共表达，可影响 α_1 亚基钙通道的电压依赖性和时间动力学。

α_1 亚基有4个跨膜区（Ⅰ、Ⅱ、Ⅲ、Ⅳ），每个跨膜区有6个跨膜段，4个跨膜区围绕一个中心形成钙通道的中央水性通路，第4跨膜段富含带正电荷的氨基酸残基，是钙通道的电压感受器。目前已经克隆出10种不同编码钙通道 α_1 主亚基的基因，这些基因所表达的 α_1 主亚基有10种。钙通道在电生理和药理特性方面表现出明显的多样性，因此，通过电生理和药理特性很容易将钙通道分成不同的类型。目前已公认的钙通道类型有 L型、N型、P型、T型、Q型和R型6种（表2-2）。其中，T型钙通道属低电压激活钙通道，其他均为高电压激活钙通道。

表 2-2 电压门控钙通道生物学特性

类型	α亚基组成	激活电压	拮抗剂
L型	α_{1C}、α_{1D}、α_{1S}	$-10\,mV$ 左右	硝苯地平（nifedipine） 地尔硫䓬（diltiazem） 维拉帕米（verapamil）
N型	α_{1B}	$-10\,mV$ 左右	海蜗牛毒素（ω-conotoxin，GVIA）
P/Q型	α_{1A}	$-40\,mV$ 左右	蜘蛛毒素（ω-agatoxin，IVA）
R型	α_{1E}	$-50\,mV$ 左右	铌离子（Ni^+）和镉离子（Cd^{2+}）
T型	α_{1G}、α_{1H}、α_{1I}	$-70\,mV$ 左右	铌离子（Ni^+）

从总体上看，钙通道的激活和失活均较钠通道要慢得多。另外，不同类型的钙通道具有明显不同的电压依赖性、时间动力学和药物敏感性。

N 型和 P/Q 型钙通道主要分布于突触前膜，其主要功能是参与神经递质释放。 T 型钙通道主要分布在树突和胞体，其主要功能是参与动作电位串放电。 另外，Ca^{2+} 除了其本身所携带的正电荷外，还可作为第二信使在细胞内产生多种作用，因此，能够产生 Ca^{2+} 内流的钙通道也就具有非常复杂的功能。

3. 钠通道（sodium channel） 是电压门控钠通道的简称，对 Na^+ 具有高度选择性。 钠通道通常由 $\alpha\beta_1\beta_2$ 亚基组成，这 3 个亚基的分子量分别为 260 000，36 000 和 33 000。 α 亚基为钠通道的主亚基，β_1 和 β_2 是辅助亚基（图 2-3）。

钠通道 α 亚基全长氨基酸序列已经知道，其中有 4 个跨膜区（Ⅰ、Ⅱ、Ⅲ、Ⅳ），每个跨膜区有 6 个跨膜段。 4 个跨膜区围绕一个中心形成离子通道的中央水性通路。 第 5～6 跨膜段之间凹进细胞膜内的多肽形成了钠通道的细胞外孔，决定通道对 Na^+ 的选择性。 第 4 跨膜段富含带正电荷的氨基酸，为钠通道的电压感受器。 第 4 跨膜区中的第 6 跨膜段上位于细胞膜内侧的部分含有局麻药的结合位点。 第 3 跨膜区和第 4 跨膜区的连接部分位于细胞内，其含有钠通道快速失活的结构。

随着分子生物学技术的发展，揭示了钠通道存在有多种亚基。 已有 9 个不同的钠通道 α 亚基基因被克隆，在氨基酸序列上显示有电压感受器、失活区和药物结合位点，这可能是它们电压依赖性、门控行为、药物敏感性差异的原因。

（1）钠电流的电压依赖性：膜电位从静息电位钳制到 $-65\,mV$ 时，记录不到钠电流，表明去极化还没有达到阈值，不能使钠通道开放。 当膜电位被钳制到 $-60\,mV$ 时，可记录到钠电流，表明钠通道已经开放。 以后随着膜电位的进一步去极化，钠电流进一步增大。 当膜电位去极化达到 $-40\,mV$ 时，钠电流增大到峰值。 可见钠电流的激活电压范围比较小，仅在 $-60\sim-40\,mV$ 之间，这是钠通道的一个特点。 另外，如果膜电位长时间去极化，钠通道会表现出失活特性。 因此，膜电位对钠通道的作用具有双向性，即短时去极化可激活钠通道，但长时间去极化则可引起钠通道失活，这些作用均具有明显的电压依赖性。

（2）钠电流的时间动力学过程：在给神经元施加短时去极化刺激时，其所产生的钠电流还表现出明显的时间动力学特点。 当膜电位被钳制到去极化水平的瞬间，钠电流很快达到最大值，持续约 $1\,ms$；然后钠电流又很快减少，表现为快速失活，往往在 $10\,ms$ 内即可完全失活，钠电流减少到 0。 这是钠电流的重要特点。 但近年的研究发现，不同的钠通道亚基在时间动力学可表现出不同的特点，有的甚至表现为很慢的失活过程，形成持续钠电流。

（3）钠电流的特异性激活剂和阻断剂：钠电流的特异性激活剂有青蛙毒素（batrachotoxin， BTX）和木藜芦素（grayanotoxin，GTX）等，阻断剂有河豚毒素（tetrodotoxin， TTX）和石房蛤毒素（saxitoxin，STX）等。 BTX 和 GTX 对钠通道的激活作用是阻止钠通道失活，将其稳定在开放状态。 TTX 和 STX 对钠通道的阻断作用是通过阻塞钠通道的水性通路阻断钠电流。 钠通道的主要功能是形成动作电位的上升相，因此钠通道如果被阻断，动作电位将不能产生。 另外，越来越多的证据表明钠通道可能存在多种亚基，提示钠通道的功能可能具有多样性。

三、动作电位

神经元会与周围以及其他相关脑区的神经元形成神经网络，信息会通过此网络汇集于神经元的胞体，这一过程就是信息处理的基本过程。 这些输入信息在神经元胞体整合后通过产生膜电位变化的形式诱导动作电位（action potential）的产生的，从而继续将信息传递给下一级神经元。 可见动作电位是神经元输出信息的主要方式之一，动作电位的产生及其调控对于神经元完成正常的信息传递和处理至关重要。

（一）动作电位的产生

在没有外来刺激的情况下，大多数神经元膜电位均保持在静息电位水平而不发放动作电位。 当神经元接受外来刺激时，如果刺激强度达不到一定强度，它虽可使膜电位去极化，但并不能诱发产生动作电位。 只有当刺激强度达到一定程度，致使膜电位去极化达到一定阈值（即阈电位），方可诱发动作电位。

神经元的外来刺激可以有多种形式。 在脑内，神经元的外来刺激主要来自能够产生突触后电位的各种神经递质。 神经递质产生的突触后电位可以在神经元局部整合，如果强度足以使膜电位去极化达到阈电位，则可诱发产生动作电位。 在实验条件下，可以通过给神经元施加电刺激来人为诱发神经元产生动作电位。 电刺激相当于向细胞内注入正电荷，因而当电刺激强度达到一定值，使膜电位去极化到阈电位，就可产生动作电位。 一般情况下，在诱发神经元产生动作电位时并不会造成神经元损伤，因而可以重复诱导。

（二）动作电位的基本特点

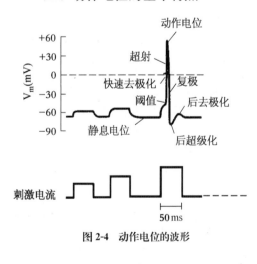

图2-4 动作电位的波形

神经元动作电位是一个连续的膜电位瞬态变化过程。 它从细胞膜内为负的静息电位开始，在极短的时间内突然变为正电位，然后又回到静息电位水平。 在波形上，动作电位的上升相是膜电位的去极化过程，包括逐渐去极化达阈电位（threshold）、快速去极化（depolarization）和超过零电位的超射（overshoot）3个时相；下降相是膜电位复极化过程，包括复极（repolarization）和后电位（after-potential）两个时相。 后电位中又可有后超级化（after-hyperpolarization）和后去极化（after-depolarization）两种（图2-4）。

（三）动作电位的类型

并不是所有神经元的动作电位都完全一样，它们在波形和形成机制上可存在不同。目前，根据动作电位波形和形成机制，可将神经元动作电位分为 Na^+ 依赖性动作电位

（Na$^+$-dependent action potentials），Na$^+$/Ca^{2+} 依赖性动作电位（Na$^+$/Ca^{2+}-dependent action potentials）和 Ca^{2+} 依赖性动作电位（Ca^{2+}-dependent action potentials）三大类。 它们的特点是：Na$^+$ 依赖性动作电位上升相幅度大，下降相速度快，是神经元胞体和轴突处发生的动作电位。 主要功能是将胞体产生的信息传到轴突末梢。 Na$^+$/Ca^{2+} 依赖性动作电位上升相幅度也较大，但下降相由于钙电流的参与而较慢，是发生在神经元轴突末梢处的动作电位。 主要功能是在动作电位期间，使电压依赖性钙通道开放，引起细胞外 Ca^{2+} 内流，因而触发轴突末梢释放神经递质。 钙依赖性动作电位幅度较低，持续时间较长，主要发生在神经元的树突。 树突处动作电位的作用非常复杂，可能是局部输入导致的膜去极化的结果，也可能是胞体动作电位反向传导致树突引起的，其生理作用可能与神经元突触可塑性相关。

（四）动作电位的发放模式

动作电位产生以后，除了单个动作电位在波形上可能存在差异外，在连续发放过程中，还可表现出不同的发放模式。 目前已知的神经元动作电位发放模式可分为两大类：一类为动作电位在连续发放过程中，有一串动作电位会呈簇状发放（图 2-5A），称为"串"发放模式（bursting firing）；另一类动作电位在发放过程中没有簇状发放，均为单个的连续发放，称为非"串"发放模式（non-bursting firing）。 在非"串"发放模式中，根据动作电位发放频率的变化，又可分为两个亚类：一类是动作电位在发放过程中，始终保持稳定的动作电位发放频率（图 2-5B），称为"快"发放模式（fasting firing）；另一类是动作电位在发放过程中，在发放初始产生高频动作电位，随后逐渐下降（图 2-5C），这种频率随时间而减慢的特性叫"适应"（adaptation）。 此类称为"常规"发放（regularly firing）。上述发放模式是报道比较多的发放模式，实际上脑中神经元种类繁多，不同类型神经元，或同类型神经元在不同功能状态时其发放模式也不同。 动作电位发放模式是神经元编码和表达信息的重要方式，具有重要意义。

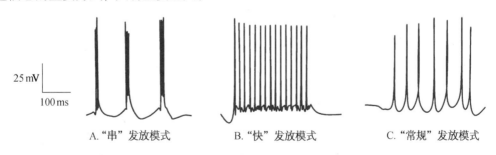

A. "串"发放模式　　　　B. "快"发放模式　　　　C. "常规"发放模式

图 2-5　动作电位的发放模式

（五）动作电位的形成机制

动作电位形成机制的研究已有 40 多年历史。 早期，实验发现用无 Na$^+$ 溶液置换海水，枪乌贼巨大轴突动作电位幅度减小，直至消失；用 TTX 阻断钠通道，动作电位完全取消，用四乙胺（tetraethylammonium，TEA）阻断 K$^+$ 通道则影响复极化过程，提示动作电位的去极化和复极化分别与 Na^+ 和 K^+ 跨膜流动有关。 以后，Hodgkin 与 Huxley 在枪乌贼神经巨大轴突上用电压钳实验发现，在动作电位期间，当膜电位去极化时，细胞膜有内向 Na^+ 电流；当膜电位复极化时，细胞膜有外向 K^+ 电流。 这些观察进一步证明了动作电位去极化和复极化分别与 Na^+ 和 K^+ 跨膜流动有关，并提示细胞膜上可能存在钠通道和钾通道，可能是动作电位形成的分子机制。 然而，由于当时实验方法的限制，Hodgkin 与 Huxley 还没能在单个离子通道水平观测到离子电流，因此，他们提出的动作电位离子通道理论当时还仅是假说。 随着 Neher 与 Sakman 建立膜片钳(patch clamp)技术，已能直接观察到单个离子通道功能活动时产生的离子电流。 另外，随着分子生物学技术的发展，已能克隆离子通道并对其进行结构分析。 这些均为动作电位形成的离子通道理论提供了强有力的证据。

动作电位离子通道理论的要点：神经元细胞膜上存在有多种电压门控离子通道，其中钠通道和钾通道是形成动作电位最重要的两类通道。 当外来刺激使神经元膜电位发生去极化达到阈电位时，就可打开钠通道，使 Na^+ 快速内流，产生动作电位的上升相；然后，膜电位的变化又打开电压门控钾通道，使 K^+ 快速外流，产生动作电位的下降相。 这是动作电位形成的主要机制。 另外，在动作电位期间，还可打开其他电压门控离子通道，产生相应的离子电流，因而使动作电位表现出多样性。

3 类动作电位的形成机制：钠依赖性动作电位的上升相是由电压门控钠通道参与形成，下降相是由电压门控钾通道参与形成；Na^+/Ca^{2+} 依赖性动作电位的上升相和下降相除由钠通道和钾通道参与形成外，钙通道也在其中具有重要作用；钙依赖性动作电位的上升相是由钙通道参与形成，下降相是由钾通道参与形成。

第二节 突触电活动

神经元相互连接组成了神经系统的信息通讯网络。 神经系统内神经元间的相互通讯是通过神经元连接的特殊结构来完成的，这个特殊的结构称为突触(synapse)。 突触是使一个神经元信息传递到另一个神经元或肌细胞等的特殊接点。 突触可以分成两种基本类型：电突触和化学突触。 神经元之间的信息传递主要通过化学性突触来进行。 在化学性突触中，突触前释放的神经递质作用到突触后膜上的特异受体上，引起突触后膜产生局部电位。 在 CNS 的某些部位也存在电突触，这些相邻细胞间存在缝隙样结构形成的电耦合，信息的传递是通过电的形式直接进行的。

化学性突触传递的分子机制是一个极其复杂的过程，一般认为包括以下内容：①突触前递质的合成与转运过程，包括递质和突触小泡的合成、运输和贮存，突触末梢各种成分的装配；②突触前释放，包括突触前膜的去极化，钙内流，激活第二信使，突触小泡的移动、与膜融合和释放；③突触前恢复，包括递质的重摄取和膜的再循环；④突触前调制，突触本身也能被其释放的物质所调制；⑤间隙机制，包括递质的扩散、水解、重摄取、终止；⑥突触后受体，包括突触后膜电导的变化、突触后电位的变化；⑦突触后调制。

一、化学性突触后电位

释放到突触间隙的神经递质将与突触后膜上的特异性受体结合，引起这些分子的构象和功能改变，并进一步影响突触后神经元的活动。已经发现的神经递质受体至少超过 100 种，它们大致可分为两大类，即配体（或递质）门控离子通道（transmitter-gated ion channel）和 G 蛋白偶联受体（G-protein coupled receptor）。递质门控离子通道是由 4 个或 5 个亚基形成的跨膜蛋白，这些亚基组合形成一个孔道。在没有神经递质作用时，孔道通常呈关闭状态。当递质结合到通道胞外结构的特定位点后，亚基发生构象的改变，通道被迅速打开。通道开放的效应依赖于其允许通过的离子类型。递质门控离子通道可同时通透 K^+、Na^+。一般来说如果通道使 Na^+ 通透，它的净效应会使突触后细胞膜去极化，导致膜电位向产生动作电位的阈值靠近，这种去极化效应被认为是兴奋性的。这种突触后膜瞬时去极化电位称为兴奋性突触后电位（excitatory postsynaptic potential, EPSP）（图 2-6）。如果递质门控通道通透 Cl^-，则净效应是突触后膜超极化，膜电位与产生动作电位的阈值之间的距离拉大，这种效应是抑制性的。由递质释放导致的突触后膜瞬时超极化，称为抑制性突触后电位（inhibitory postsynaptic potential, IPSP）。G 蛋白偶联受体神经递质作用下能产生相对缓慢、持久和更为多样性的突触后反应。

突触间隙的神经递质除对突触后膜发生作用外，对突触前膜也有作用。突触前膜上有突触前受体，这类受体也称为自身受体（autoreceptor），其作用是通过负反馈或正反馈机制调节末梢的递质合成与释放，典型的自身受体为 G 蛋白偶联受体。突触前受体受自身释放的递质和其他递质的调节。突触前受体与突触后受体往往分属不同的亚型。如交感神经末梢突触前 α 受体为 α_2 型，对 NE 的释放起负反馈调节作用。而其突触后 α 受体为 α_1 型，配体与受体结合时起兴奋性效应。这种不同的受体分布模式决定了临床上不同的用药。

（一）兴奋性突触后电位

EPSP 是发生在突触后成分上的电位，是引起细胞膜电位朝着去极化方向发展的局部电位（图 2-6）。EPSP 有空间和时间总和，可作电紧张性扩布，不具"全或无"性质。当总和达到一定临界水平后可引起动作电位的发放。当一个谷氨酸能神经元兴奋时会在轴丘产生动作电位，动作电位通过轴突传递到轴突末梢引起突触前去极化，电压依赖 Ca^{2+} 随即开放，Ca^{2+} 的内流触动囊泡释放；谷氨酸神经递质通过突触前膜释放到突触间隙后，作用到后膜上的谷氨酸受体，导致 Na^+ 从细胞外通过离子通道型谷氨酸受体进入突触后膜。这时在突触后可以记录到膜电位的去极化变化，称之为兴奋性突触后电位，兴奋性突触后电位可引发附近钠通道的开放。我们知道突触形成的部位可以在树突也可以在胞体，由于神经元钠通道分布的不均一，使不同部位的突触对动作电位发放的影响也有不同。 一般来说，树突上不存在钠通道，通常分布在轴突膜上远离树突的地方，特别在轴丘处，电压门控钠通道的密度非常大。 因此，发生在树突部位的 EPSP 只能对轴突起始段施加一个"间接"影响，而不是对它产生直接的影响，因此它不能达到产生一个动作电位的阈值。 尽管 EPSP 仅仅持续几毫秒，但对轴突始段的间接影响却会持续很长时间。 与此不同的是，在神经元胞体附近产生的 EPSP 将会产生一个迅速和决定性的影响，使轴突的始段开放钠通道并引发动作电位。 最后我们还应注意到突触接触的面积对 EPSP 有重要影响，一个大的突触将会在突触后膜引起一个相对大的面积的去极化反应。

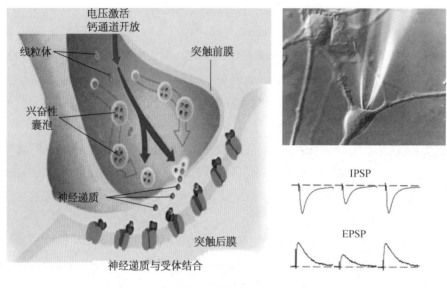

图 2-6　突触后电位

（二）抑制性突触后电位

在 CNS 中，抑制的反射通路是极其普遍的，这种抑制作用一般是通过抑制性中间神经元而发挥作用。 IPSP 是发生在突触后膜上的超极化电位（图 2-6）。 IPSP 的主要特征：IPSP 是一种超极化电位，主要由氯通道引起的 Cl^- 内流引起。 抑制性突触多分布于胞体，突触小泡呈椭圆形。 突触两侧的细胞膜较薄，而兴奋性突触两侧的细胞膜较厚。IPSP 必须经过一个抑制性中间神经元的传递，无"全或无"特性，有局部反应特征，是可总和的分级电位。 IPSP 的作用是对抗膜的去极化，具有和 EPSP 相反的性质。 抑制性递质 GABA 和甘氨酸都能打开氯通道产生 IPSP。 但对于某些神经元的 IPSP 来说，并不都是由 Cl^- 的内流引起，还可能由 K^+ 电导增加所产生。 在有些神经元膜上同时具有两种受体，分别控制 K^+ 和 Cl^-。 如海马锥体细胞的 $GABA_A$ 和 $GABA_B$，前者被激活时可增加通道对 Cl^- 的通透性而产生快 IPSP，后者被激活时可开放对 K^+ 有通透性的通道而产生慢的IPSP。

二、电突触

哺乳动物脑内的电突触占整个突触数目的比例较低，但其在脑的生理和病理机制中也发挥重要的作用。突触功能的失调将影响我们的学习、记忆、思维、精神、情绪和运动等功能，严重时导致神经和精神疾病。

（一）电突触的结构

电突触是一种特化的细胞之间相互联系的结构，是由一系列缝隙连接（gap junction）通道组成。通过这种结构可以直接进行细胞间的电信号传递，它允许离子流从一个细胞直接传递到另一个细胞，这在神经系统的胶质细胞中比较常见。在缝隙连接处，相邻神经元之间的距离仅为 3.5 nm，典型的缝隙连接模式（图 2-7）为每一侧细胞膜上由 6 个连接蛋白（connexin）形成的连接小体（connexom），中间形成一个亲水通道。两侧细胞膜上的这种结构相互对接，形成贯通两个细胞的亲水通道。这种通道被认为是现有的最大的细胞膜孔道，直径约为 1.5 nm，足以使所有重要的离子和许多有机分子进出细胞膜。通过对小鼠和人的基因研究发现，至少有 20 个连接蛋白基因和 3 个 pannexin 基因可编码连接小体亚单位蛋白。在神经元上参与组成连接小体的亚单位蛋白有连接蛋白 36、连接蛋白 45 和连接蛋白 57，以及 pannexin 1 和 pannexin 2。连接小体亚单位可由相同的亚单位组成，也可由异源性亚单位组成，从而形成功能不同的亲水通道。

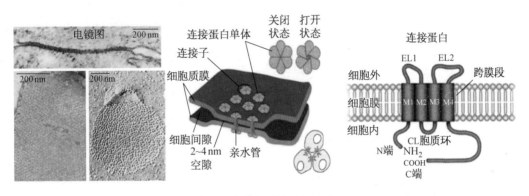

图 2-7 电突触电镜图和模式图

（二）电突触的功能

电突触的信号传递一般是双向性的，其传导速度往往较化学性突触传递更快。一个神经元发生动作电位的同时可使另一神经元产生动作电位，几乎没有突触延迟。缝隙连接的亲水通道还可透过 cAMP、IP3 等小分子，因此这种结构可能还参与细胞间第二信使的传递。电突触亲水性通道的通透性并不是一成不变的，如细胞内的 Ca^{2+} 浓度过高或 pH 值极度下降，可诱导通道关闭。细胞损害时常会发生与细胞死亡机制相关的细胞内 Ca^{2+} 升高，细胞之间的通道关闭可使与其相连的细胞免遭损害，这种现象称为封断（seal over）。此外，缝隙连接通道在细胞膜上的分布以及通道开启的动力学活性的变化也受 cAMP 和蛋白磷酸化机制的调节（图 2-8）。

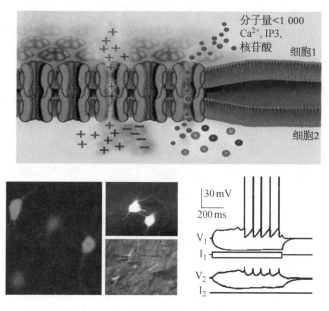

图 2-8　电突触的功能

未成熟脑内有较多的电突触分布，而成年哺乳动物的神经元同样存在电突触连接。电突触主要存在于同类细胞之间，介导神经元的同步活动。对低等动物而言，这种快速的同步活动是一些防御反应的基础。然而，在某些特定的脑区存在神经元和胶质细胞的电突触交流，如蓝斑核以及小脑的浦肯野细胞和 Bergmann 胶质细胞。这种联系提示胶质细胞可能参与神经元内离子稳态的调节。

在脑的发育过程中，缝隙连接允许相邻的神经元共享电信号和化学信号，有助于协调它们的成熟和生长。缝隙连接通过影响神经集合的同步化，包括神经集合在不同频带的振荡活性，对神经元的活化进行调制。这种作用可能与神经通路的重塑、感知、学习和记忆等活动的调节机制有关。一般认为兴奋性和抑制性化学突触形成的神经网络保证同步振荡的形成，缝隙连接整体调节同步振荡活性的精度和强度。某些病理情况可引起皮质、海马电突触数目或电导活性发生改变，同步放电加强加速，使癫痫发生的危险性增加。

三、电突触与化学性突触的区别和特点

电突触与化学性突触的主要区别和特点：①电突触可双向传递，而化学性突触为单向传递。②电突触的突触前膜去极化时，突触后膜也同时去极化；化学性突触的突触前成分有电流变化时，一般不引起离子直接通过突触后膜。③某些神经递质对电突触的导电特性具有调节作用，如 DA 对视网膜水平细胞间电突触的导电特性具有调节作用。

第三节　突触电活动的调控

一、突触传递与学习记忆和遗忘

化学性突触传递效能的变化称为突触可塑性（synaptic plasticity）。 突触可塑性包括突触传递增强和突触传递减弱两个方面。 前者表现为突触后电活动的增强，后者则表现为突触后电活动的减弱。 这种突触传递效率的改变可以持续一定时间（数十毫秒至几天），据此，将突触可塑性区分为短时程突触可塑性和长时程突触可塑性。 尽管学习记忆和遗忘的机制非常复杂，既包括细胞水平的变化，也包括神经环路的功能变化，以及心理因素等，但突触可塑性尤其是长时程突触可塑性依然被公认为是学习记忆和遗忘的主要细胞机制。

（一）长时程突触传递增强

长时程增强（long term potentiation, LTP）是指突触前末梢受到强直刺激后出现的一种突触后电活动持续性增强现象。 1973 年，Bliss 和 Lomo 首次在海马结构上描述了 LTP 现象。 目前，尽管在其他脑区和脊髓甚至某些动物的神经-肌肉接头处也能观察到 LTP 现象，但对 LTP 的深入研究仍主要集中在海马。 实验表明，LTP 不是突触前末梢被兴奋的数量增加，也不是突触后兴奋性持续增加或突触后膜上抑制性反应（如 GABA 能反应）持续减少所致，而是突触传递效率增加的结果。 LTP 由两个期组成：诱导和维持期。 其中，LTP 的诱导期较短，是给予强直刺激期间和强直刺激刚结束后的一段时间，以后则为维持期。

LTP 诱导的机制与突触前谷氨酸释放增加和突触后胞内 Ca^{2+} 浓度增加有关。 在 LTP 诱导过程中，由 NMDA 受体和电压门控 Ca^{2+} 通道介导的 Ca^{2+} 浓度的增加虽然持续时间较短（数秒），但对于随后的细胞内事件的发生，如激活 Ca^{2+} 依赖性的蛋白激酶和 Ca^{2+} 依赖性的其他过程却起着非常重要的触发作用。 这些细胞内事件的激活，与 LTP 维持时相的形成密切相关。

LTP 的维持机制与 EPSP 的 AMPA 成分持续性增强有关。 这是在记录 CA1 区锥体神经元 NMDA 和 AMPA 混合电流的基础上，通过使用不同的受体拮抗剂以观察各自在 LTP 维持时相中的贡献所证实的。 LTP 维持期，AMPA 受体通道除了因发生磷酸化而功能活动增强外，AMPA 电流的增强也与突触后膜上 AMPA 受体的上调（数量增加）有关。 有人认为，AMPA 受体的上调是 CaMPK Ⅱ 将胞质中的 AMPA 受体动员至突触后膜上的结果（图 2-9）。 这也正是那些只具有 NMDA 受体但不具有 AMPA 受体的"突触沉默"（silent synapse）在强直刺激后转化为功能性突触的原因之一。 此外，在 LTP 维持期间，也观察到突触前谷氨酸释放的增加。 这说明突触前可能接受了突触后产生并释放的某些逆行信使的反馈调节作用。

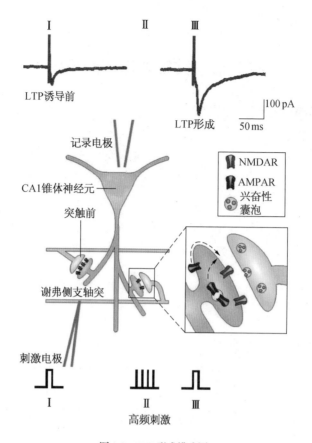

图 2-9　LTP 形成模式图

（二）长时程突触传递抑制

与 LTP 相反，长时程压抑（long-term depression，LTD）是突触传递效应持续性下降的一种现象。 给予合适的高频刺激会产生 LTP 现象，而给予合适的低频刺激会使突触传递效率下降而产生 LTD 现象。 小脑皮质是产生 LTD 的重要部位。 目前认为小脑 LTD 的表达是由突触后 AMPA 受体的失敏（desensitization）引发的，但其详细机制还不清楚。

可见无论是 LTP 还是 LTD，都是突触传递效率发生改变的表现。 突触传递的过程非常复杂，涉及大量的离子通道、神经递质及其受体以及众多的信号分子。 其中任何一个环节的改变都会引起突触传导效率的变化，这一复杂现象的出现正是大脑处理复杂信息的功能基础。

二、突触电活动对动作电位的影响

CNS 内的突触传递非常复杂，单个神经元会接受大量输入信息。 例如，一个脊髓运动神经元上的突触数大约为 10^4 个。 其次，神经元接受的输入信息有兴奋性传入，也有抑制性传入，介导这些输入的神经递质和其在突触后膜上的信号传导途径具有多样性的特征。 第三，各种输入信息的强度和作用在神经元上的部位也不一样，如作用在树突、胞体或轴突上。　因此，神经元的各个部位每时每刻都受到不同性质、不同强度的突触输入信息的影响。　其结果是在神经元不同部位上产生幅度不同、持续时间不等的 EPSP 和 IPSP。神经元将所有输入信息引起的突触后电位进行空间总和和时间总和，而后决定是否产生并输出动作电位，这一过程称为突触整合（synaptic integration）。　实际上，神经元的最基本生理活动就是进行突触整合。

（一）突触电活动的整合

在 CNS 中，给予神经元一个有效刺激并不一定会引起下一级神经元产生动作电位，这是因为单个突触传入在突触后膜上产生的 EPSP 或 IPSP 幅度很小。　例如，一个兴奋性输入信息在运动神经元上产生的 EPSP 仅为 $0.2 \sim 0.4\,mV$。　从理论上讲，至少需要有 25 个兴奋性输入一起才能在运动神经元上产生 $10\,mV$ 的去极化，从而达到动作电位阈值水平。多个突触后电位进行叠加的过程称为总和。　总和可以是多个 EPSP 的叠加，可以是多个 IPSP 叠加，也可以是两者混合在一起的叠加。　按照叠加时多个突触后电位发生的时间不同，将突触后电位的总和分为时间总和（temporal summation）和空间总和（spatial summation）。　时间总和是指某一突触连续活动时相继产生的多个突触后电位进行的叠加过程。　时间总和的难易程度受膜的时间常数制约。　时间常数大的神经元其突触后电位的时程较长，容易产生时间总和。　空间总和是指几个相邻突触同时活动时，同时产生的多个突触后电位进行的叠加过程。　由于突触后电位在细胞膜上被动扩布时其幅度随扩布距离的增加而呈指数性衰减，因此，神经元的空间常数制约总和效果。　空间常数愈大，神经元愈容易产生空间总和。

多个 EPSP 总和的结果能使膜电位到达阈值，从而触发动作电位；多个 IPSP 总和的结果将使膜电远离阈值，抵消突触兴奋产生的效应。　在具有自发性活动特征的神经元，突触后抑制还能使神经元的动作电位发放模式发生改变。

（二）突触电活动对动作电位的影响

神经元最基本的生理功能就是整合大量的不同类型输入信息，最终作出反应——发放动作电位。　一个典型的神经元可能与大量其他的神经元形成成千上万个不同种类的突触联系，并且其接受信息的量不仅与这些大量的突触连接有关，还与突触输入的级别有关。　也就是说，随着突触输入信息强度和时间组合的变化可使神经元接收的信息量成倍增加。　在突触后膜中，一些能够产生大的突触后电位变化，而另一些则可能引起极小的突触后电位变化。　再加上兴奋性输入和抑制性输入的差异等因素，将使这种突触整合的过程变得极为复杂和多变。　通过不同类型的突触传入作用在同一个神经元上并最终产生一种传出的结果，我们把发生在神经元上的这个过程叫做神经元整合。　大量的突触电活动整合是构成神经元整合的基础。

在多数神经元，轴突始段是动作电位的触发区。　该部位的细胞膜上存在高密度的电压门控钠通道，其阈值较其他部位低，故该处细胞膜发生一定程度的去极化时，将有更多的钠通道打开，产生更大的内向电流。　据测定，能够使轴突始段由静息电位（如 $-65\,mV$）

到达阈值（如－55 mV）的增量是 10 mV，而使细胞体膜达到阈值（－35 mV）的增量为30 mV。 因此，产生在树突上的 EPSP 即使随扩布距离增加而衰减，也会首先在轴突始段处诱发动作电位，然后以全或无方式沿轴突顺向传出，完成神经元之间的通讯。 同时，动作电位也逆向传导至细胞体和树突部，使之去极化，以清除残留在细胞体上的突触后电位，有利于开始下一次新的突触整合过程。

以前认为，信号在树突上的传导是被动的。 现在知道，大部分神经元的树突也具有电压门控钠、钾、和钙通道，以及配体门控通道。 电压门控钠和钙通道的一个作用是将小的 EPSP 放大。 某些神经元的树突具有足够密度的电压门控离子通道，可以作为局部触发区，将到达树突远端较弱的信号进一步放大。 当一个细胞有几个树突触发区时，每个触发区可以把其附近的突触传入产生的局部兴奋和抑制进行总和。 当总和的膜电位达到阈电位时，动作电位便产生，这一过程通常是由电压门控钙通道介导，因此在树突部位形成的动作电位是由钙通道介导的，这有别于轴突起始处产生的钠通道介导的动作电位。 然而，一般情况下，树突上的电压门控钠或钙通道的数量不足以支持动作电位向细胞体的再生扩布，树突上产生的动作电位只能向细胞体和轴丘作电紧张性扩布，并在那里和细胞上其他的传入信号进行整合。

（来　滨）

第三章　神经突触信息传递

神经系统功能活动依赖于神经元之间的信息传递。 神经元之间进行信息交流的接触点或传出神经元与效应器细胞的接触点称为突触（synapse），它是神经元信号传递的结构基础。 突触处的信息传递过程称为突触传递（synaptic transmission）。 神经细胞间信息传递的方式有两种，即化学传递和电传递。 神经元之间的突触传递主要通过化学性突触（chemical synapse）实现。 另外，神经元上还存在电突触（electrical synapse），尽管哺乳动物神经元的电突触占整个突触数目的比例较低，但其在脑的生理学和病理学机制中同样发挥重要的作用（详见第二章）。 本章将重点介绍化学性突触的结构和运作机制。

第一节　化学性突触的类型和基本结构

成熟神经系统的突触传递绝大部分是化学性突触。 化学性突触的基本结构由突触前膜、突触后膜，以及一个 20~40 nm 宽的突触间隙（synaptic cleft）组成（图 3-1）。 突触

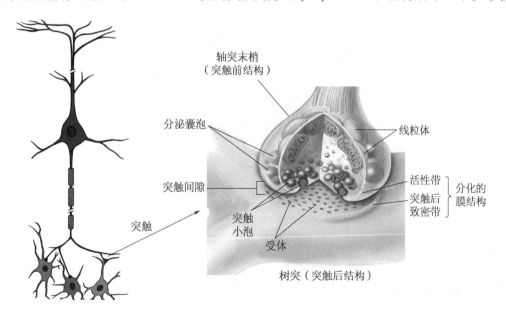

图 3-1　化学性突触的结构模式图

（改编自：Bear MF. Neuroscience. 第二版）

间隙充满了细胞黏附分子（cell adhesion molecular）和纤维性细胞外基质蛋白（extracellular matrix protein），这些分子可能具有调节突触前、后膜联接强度的作用。突触前通常是由轴突的末梢构成，突触前末梢亦被称为突触前神经终末（presynaptic terminal），该结构内含有许多突触囊泡（synaptic vesicle）。突触囊泡是一种由膜包被的小囊泡，大部分囊泡直径为 30～50 nm，储存有神经递质（图 3-2A）。

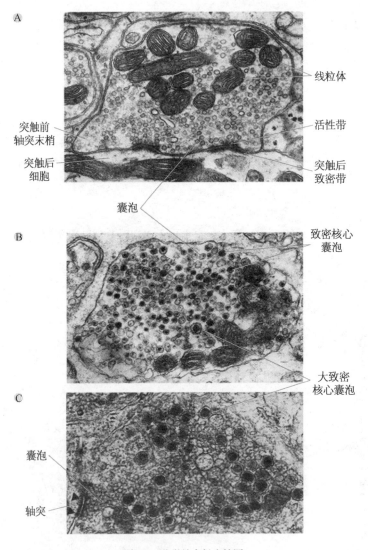

图 3-2　化学性突触电镜图

注：A. CNS 的兴奋性突触；B. 外周神经系统的突触，突触小泡含致密核心颗粒，并有少量大致密核心囊泡（改编自：Bear MF. Neuroscience. 第二版）；C. 外周神经系统的突触，含有清亮小囊泡和大致密核心囊泡（引自：Bjorklund. Handbook of Neuroanatomy. 1988）

有的轴突囊泡直径大于 100 nm。大囊泡通常聚集大量可溶性蛋白，在电镜下呈深色，故又被命名为大致密核心囊泡（large dense-core vesicle，LDCV）。这类囊泡通常含神经肽类递质，也可同时含有经典的神经递质（图 3-2B，C）。单胺类神经递质突触囊泡内也含有致密颗粒，但直径较小。 5-HT 能突触囊泡一般为直径 40～60 nm 的小致密核心囊泡，而去甲肾上腺素能（noradrenaline，NA）或多巴胺（dopamine，DA）突触囊泡一般为直径 80～100 nm 的中等致密囊泡。

突触前神经末梢中有丰富的线粒体，线粒体除生成 ATP 外，还具有很强捕获钙的能力，参与调节突触前神经末梢内 Ca^{2+} 浓度。 突触前膜较非突触部位的质膜有明显增厚约（6～7 nm）。 膜的内侧面有致密蛋白堆积形成的突起和网格样结构，该部位称为活性带（active zone），是神经递质释放部位。 释放池的突触囊泡聚集在活性带及其相邻的胞质中，但大致密核心囊泡通常并不紧邻活性带。

突触后膜上嵌有神经递质受体，可将突触间隙的化学信号（即神经递质）转化为突触后细胞的电信号或胞内信号。 聚集在突触后膜内侧的蛋白形成电镜下所见的突触后致密带（postsynaptic density），这些细纤维状的蛋白基质由一些大分子量蛋白质组装而成，例如突触后致密蛋白 95（postsynaptic density protein 95）。 这类分子具有支架作用，并参与募集受体及其相关信号分子。

通常突触前结构是轴突末梢，它与树突或细胞体上的突触后膜形成轴-树突触或轴-体突触，但也有轴-轴突触或树-树突触的形成。 另外，可根据电镜下突触前膜和后膜增厚的程度不同进行分类。 突触后膜较突触前膜厚的称为不对称性突触，即 Gray Ⅰ 型突触；而突触前后膜的厚度基本一致的称为对称性突触，即 Gray Ⅱ 型突触。 Gray Ⅰ 型突触一般为兴奋性突触，常含球形囊泡；而 Gray Ⅱ 型突触通常为抑制性突触，常含扁平囊泡。 在外周神经系统中还有神经元与非神经元之间的信号传递，如神经元对肌细胞和腺体细胞的支配等。

第二节　神经递质传递原理

神经递质有许多不同的种类，神经递质的持续有效传递涉及充足的神经递质的合成与储存。 在突触前动作电位介导下，神经递质被大量释放入突触间隙，神经递质作用于突触后膜上的受体并诱发生物效应。 此外，神经递质的有效传递还涉及突触间隙内神经递质的及时清除以及突触囊泡膜、神经递质的回收再利用。

一、 神经递质的合成与储存

神经递质都需要先合成并储存在分泌囊泡中以备释放，不同神经递质的合成及囊泡储存途径会有不同。 对多数经典神经递质而言，合成递质所需的酶首先向轴突末梢方向转运，并在胞质中合成神经递质，合成的递质进而被摄入突触囊泡。 神经递质转运入囊泡依赖于囊泡膜上的特殊镶嵌蛋白转运体（transporter）。 GABA 的转运由 pH 梯度（⊿ pH)和电化学梯度（⊿ ψ ）一起驱动，谷氨酸的转运通过 ⊿ ψ ，而 ACh 和单胺类神

经递质的转运依靠 $\triangle$ pH 驱动。 多肽类递质的合成与储存方式与经典神经递质不同，它们先在粗面内质网上合成肽类递质的前体，然后在高尔基复合体内被酶解形成多肽类递质，由高尔基复合体进一步组装这些多肽类递质形成分泌颗粒，并通过轴浆运输分布到轴突末梢。

突触囊泡有不同的来源，包括：①在反式高尔基复合体网（trans-Golgi network）部位，特定的囊泡相关蛋白质定向性地进入突触小囊泡，随后这些囊泡通过轴突转运机制向神经末梢运输。 突触囊泡向神经末梢的转运依靠动力蛋白的正确组装及在微管上的滑动。②突触部位的细胞膜可内吞形成膜上含突触囊泡蛋白的小泡。 神经末梢的突触囊泡分为释放型囊泡池和储备型囊泡池，通常释放型囊泡接近或嵌入突触前膜的活性带中，而储备型囊泡一般离突触前膜较远。 大囊泡直接从反式高尔基复合体网上出芽形成。

二、神经递质的释放

钙离子是神经递质释放的最重要的介导因素。 动作电位到达轴突末梢，末梢膜发生去极化并激活电压门控性钙通道（voltage-gated calcium channel），Ca^{2+} 的涌入导致轴突末梢胞质内 Ca^{2+} 浓度增加，从而触发突触囊泡中神经递质的释放（图 3-3）。 突触前末梢内 Ca^{2+} 浓度的增加促进突触囊泡向突触前膜的活性带移动，还可促进与活性带结合的突触囊泡和突触前膜融合，以胞裂外排（exocytosis）的方式将突触囊泡内容物释放至突触间隙。胞裂外排是一快速过程，可在 Ca^{2+} 进入末梢后 0.2 ms 内发生，这依赖于突触前电压门控钙通道激活后的 Ca^{2+} 快速进入活性带钙微区，使该部位 Ca^{2+} 浓度瞬间升高。

（一）量子释放

量子释放（quantal release）理论认为，一个突触囊泡内神经递质的数量基本恒定，称为一个量子（quantum）单位。 递质的释放以囊泡为单位，以胞裂外排形式将囊泡内的递质释放到突触间隙，递质释放的总量取决于释放的囊泡数量。 量子释放理论强调每个囊泡内的递质含量是基本恒定的。 在无动作电位情况下，突触前量子释放的概率很低，约每秒一个量子单位；而当动作电位引起突触前末梢 Ca^{2+} 内流时，可在 $1\sim2$ ms 内释放上百个量子。

量子释放的概念来自于 Katz 及其同事的研究，他们的研究发现，在未刺激支配肌肉的神经时，作为突触后的肌肉细胞有一种细小的电反应，该电活动被称为微小终板电位（mEPP），mEPP 的电位大小几乎一致；而刺激神经时产生的大终板电位通常是微小终板电位的整数倍。 由此，Katz 等提出 mEPP 是突触前释放的最少神经递质剂量所引起的突触后电位变化，也被称为量子突触电位（quantal synaptic potential）；而最少神经递质剂量是指一个囊泡内的含量，即一个量子单位。 类似的突触后细胞反应的量子突触电位在神经元中也同样存在，称为微小兴奋性突触后电位（mEPSP）和微小抑制性突触后电位（mIPSP）。

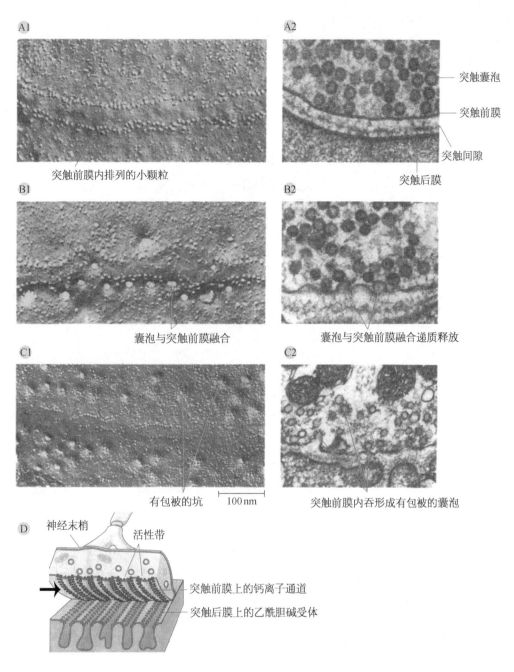

A1

A2
— 突触囊泡
— 突触前膜
— 突触间隙
突触后膜

突触前膜内排列的小颗粒

B1

B2

囊泡与突触前膜融合

囊泡与突触前膜融合递质释放

C1

有包被的坑   100 nm

C2

突触前膜内吞形成有包被的囊泡

D 神经末梢   活性带

突触前膜上的钙离子通道
突触后膜上的乙酰胆碱受体

图 3-3 突触末梢突触小泡的神经递质释放

注：冷冻蚀刻（freeze-etching）蛙肌肉终板样品的电镜观察（A1～C1）显示突触前膜突触囊泡释放和回收的过程。 突触前呈链状分布的颗粒是钙离子通道蛋白。 超薄切片透射电镜（A2～C2）可观察到胞吐和内吞的过程，其中有包被的小泡是通过内吞回收的囊泡。 D. 为蛙肌肉终板神经支配模式图，箭头所指为冷冻蚀刻样品的观察面（改编自：Kandel ER. Principles of Neural Science. 第四版）

（二）突触囊泡的循环

突触前递质的快速释放和代谢是维持神经高效兴奋传递所必需的。 为了保证这一高效和快速的信息传递，神经末梢除了需要具备快速释放神经递质的能力外，还必须具有充足的递质合成原料和合理地再利用突触前释放的物质的能力。 当神经末梢的囊泡行使胞裂外排释放后，其突触囊泡膜及部分递质可被摄取进入再循环。 突触囊泡的释放和再利用循环主要有以下 5 个步骤：①囊泡向突触前膜靶向性移动（targeting）或摆渡（trafficking）；②入坞或锚靠（docking）；③点燃（priming）；④膜融合/胞裂外排（fusion/exocytosis）；⑤内吞（endocytosis）（图 3-4）。

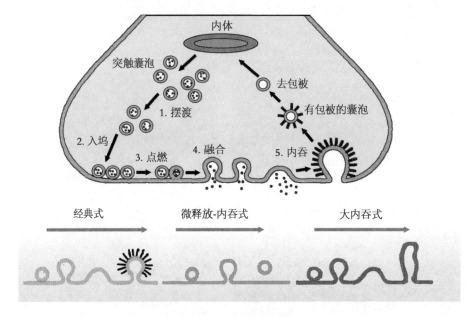

图 3-4　突触末梢的突触囊泡循环模式图

（改编自：Kandel ER. Principles of Neural Science. 第四版）

结合在细胞骨架上的"储存池"囊泡可在 Ca^{2+} 的介导下游离出来，这一步骤称为动员（mobilization），随后它们向突触前膜活性带区移动。 突触囊泡靶向性地附着到突触前膜活性带上的过程称为入坞。 在 Ca^{2+} 诱导下附着于活性带上的囊泡完成释放准备称为点燃。 点燃的囊泡上，其蛋白与突触前膜上的蛋白已有相互作用，且囊泡膜已与突触前膜接触或有部分融合。 在 Ca^{2+} 诱导下，相互接触的突触前膜与突触囊泡膜发生变形，膜完全融合并形成融合孔，随后递质释放。

突触囊泡与突触前膜融合释放递质后，突触囊泡膜可回缩内陷并内吞（endocytosis）；形成有膜外包被的囊泡（图 3-3，图 3-4），从而突触囊泡膜被再循环利用。 内吞后的小泡再生为突触囊泡有 2 种假设：①内吞后的小泡与大的内体（endosome）融合，随后从内体上出芽形成新的囊泡；②直接形成新的突触囊泡。 除上述经典式的囊泡释放和再循环方式外，还有蜻蜓点水（kiss-and-run）或微释放-内吞式、大内吞（bulk endocytosis）等突触膜再循环方式（图 3-4）。 蜻蜓点水式突触囊泡释放时，囊泡与突触前膜融合部位只是临时形成一个开放小孔，释放神经递质后即刻关闭，快速脱离突触前膜。 另外，大内吞可能是突触囊泡高频释放后代偿性大量回收囊泡膜的方式。

（三）钙离子与递质释放

去极化诱发突触前膜电压门控钙通道开放和细胞外 Ca^{2+} 内流是经典的神经递质释放方式所必需。 神经末梢内 Ca^{2+} 浓度升高可通过影响以下环节促进神经递质的释放：①触发囊泡膜与突触前膜的融合；②促进囊泡内容物的排放；③当突触末梢内高浓度 Ca^{2+} 作用时程延长，结合于细胞骨架的"储存池"囊泡被游离出来，向突触前膜的活性带移动。

含多肽类递质的大囊泡递质释放机制与小囊泡的基本类似，但存在差异。 由于大囊泡一般离突触前活性带较远，需要高频串状动作电位诱导整个末梢内 Ca^{2+} 浓度增加（而不仅仅是活性带附近微区域的 Ca^{2+} 浓度增加），才可导致肽类神经递质的释放，因此多肽类递质的释放相对缓慢。

（四）递质的非寻常释放

神经递质除了以经典的形式释放外，还有多种非寻常的递质释放方式，包括非量子释放、非囊泡释放、非动作电位依赖性释放及非 Ca^{2+} 依赖性释放和非定向性释放等。 尽管单个囊泡释放的神经递质数目-量子容量（quantal size）一般是恒定的，但研究发现神经递质的合成、递质转运体的活性、跨囊泡的 pH 梯度以及突触释放时融合孔的动力学等因素的变化皆会影响量子的大小。 这种量子的可塑性不仅参与突触功能的调制，还可能参与病理情况下突触功能的改变。

三、 神经递质对突触膜的作用

神经递质受体大致可分为两大类，即递质（或配体）门控离子通道（transmitter-gated ion channel）和 G 蛋白偶联受体（G-protein coupled receptor）。 递质门控离子通道通常由 4～5 个跨膜蛋白亚基组合形成具有一个孔道的大分子复合体。 静息状态下，孔道通常处于关闭状态。 当递质结合到通道胞外结构的特定位点后，通道亚基发生构象的改变，通道被迅速打开。 通道开放的效应依赖于其允许通过的离子类型和开关的动力学参数，它的净效应使突触后膜发生瞬时去极化电位，称为兴奋性突触后电位（EPSP）；如使得突触后膜发生瞬时超极化，则称为抑制性突触后电位（IPSP），详见第二章。

G 蛋白偶联受体在神经递质作用下能产生相对缓慢、持久和更为多样性的突触后反应。 G 蛋白偶联受体激活后，进一步作用于细胞第二信使分子系统，进而调节基因表达或通过修饰机制调节蛋白功能，包括离子通道和受体活性，从而影响神经元的功能和代谢。由于 G 蛋白偶联受体能触发一系列的代谢效应，因此被称为代谢型受体（metabotropic receptor）。

突触间隙的神经递质除对突触后膜发生作用外，也可作用于突触前膜上的受体，这类受体称为自身受体（autoreceptor）。 突触前受体受自身释放递质和其他递质的作用，通过负反馈或正反馈机制调节末梢递质的合成与释放。

四、 神经递质的重摄取和降解

释放到突触间隙的神经递质必须适时地从突触间隙被快速清除，以利下一轮的突触传递。 突触间隙的递质清除有几种方式：①通过扩散被移去； ②在突触间隙被降解，例如胆碱酯酶在突触间隙降解 ACh； ③重摄取，例如单胺类和氨基酸类神经递质可通过突触前末梢或胶质细胞上的转运蛋白被重摄取而被清除。 神经递质被突触前神经末梢摄入后，部分被酶降解，另外部分可被再摄入突触囊泡。

第三节　神经递质释放的生化机制

突触的递质释放和突触囊泡的再循环是由许多蛋白参与调控的复杂过程。 本节将介绍目前相对明确的生化机制。 需要指出的是，许多参与突触囊泡循环的蛋白不仅仅参与突触囊泡循环的某一特定步骤，突触囊泡循环的各步骤之间也还很难划定非常明确的界限。

一、 突触蛋白与突触囊泡动员

未锚靠在突触前膜活性带上的囊泡通常与细胞骨架微丝和微管结合。 突触蛋白（synapsin）作为桥梁联接突触囊泡与细胞骨架，当其被磷酸化修饰后连接能力下降。 突触蛋白可被多种激酶磷酸化，其调节突触囊泡释放的最为简单的模式是：Ca^{2+} 内流激活钙调蛋白依赖的蛋白激酶 CaMKII，导致突触蛋白-I 磷酸化而降低连接能力，促使结合于细胞骨架的突触囊泡被游离出来并向突触前膜的活性带迁移。

二、 Rab3 与突触囊泡转运和锚靠

Rab3 是 ras 原癌基因超家族成员之一，具有 GTP 酶活性。 结合在突触囊泡上的 Rab3 通过水解 GTP 获能，介导突触囊泡靶向地移动到锚靠部位，并进一步在 GTP 酶的参与下，通过系着因子将囊泡系着（tethering）在突触前膜活性带。 随后囊泡膜上的 Rab3 与活性带上的 Rab3 互动蛋白（Rab3-interacting molecule，RIM）发生特异性结合，实施锚靠过程。 RIM 是活性带上的脚手架，它还参与锚定其他突触前膜特异的蛋白如 Ca^{2+} 通道。囊泡膜被固定到 Ca^{2+} 通道富集的部位，使得囊泡更容易感受 Ca^{2+} 内流的信号。 囊泡在胞裂外排过程中，Rab 蛋白从囊泡上游离下来，随后 Rab 蛋白上的 GDP 与 GTP 发生交换，形成 Rab-GTP 形式并重新结合到囊泡上，从而发挥新一轮的功能。

三、 Munc13 与突触囊泡的点燃

在突触囊泡向突触前膜锚靠、融合的点燃过程中必须有 Munc13 家族蛋白的参与。 在突触前膜的活性带，Munc13-1 参与 90％谷氨酸能突触囊泡的点燃，Munc13-2 负责其余谷

氨酸能突触囊泡的点燃，而 GABA 能突触囊泡的点燃有 Munc13-1 和 Munc13-2 共同参与。 Munc13 具有 C1 结构域，是脑内二酰甘油（diacylglycerol，DAG）/佛波酯（phorbol ester）的内源性高亲和力结合部位；Munc13 的 C2B 结构域可与磷脂酰肌醇二磷酸（phosphatidylinositol bisphosphate，PIP2）进行 Ca^{2+} 依赖性的高亲和力的相互作用。Munc13 功能的活化可导致释放型囊泡数目的增加。

点燃的步骤中，突触前膜与突触囊泡的融合需要 SNARE 蛋白的相互作用，形成部分整合的复合体。 SNARE 蛋白之一的突触融合蛋白（syntaxin）与 Munc18 结合时呈闭合状态，可抑制突触融合蛋白与其他 SNARE 蛋白的相互作用。 Munc13 可替换 Munc18，使突触融合蛋白呈开放状态，促进了 SNARE 蛋白之间的相互作用和部分整合。 此外，Munc13 还可通过与突触前膜 RIM、RIM-BP、钙调蛋白、钙离子通道等蛋白的作用，使得突触囊泡与钙离子通道更为接近，为钙依赖的突触释放提供了准备，即对囊泡释放进行了点燃准备。 而进一步的复合因子（complexin，也称 synaphin）参入使得 SNARE 蛋白复合体具备了通过突触囊泡标记蛋白（synaptotagmin）感受 Ca^{2+} 信号的能力，由此完善点燃步骤。

四、SNARE 蛋白与递质释放

（一）SNARE 蛋白

SNARE（soluble NSF attachment proteins receptor）蛋白是一组可溶性 N-乙酰马来酸亚胺敏感因子（N-ethylmaleimide sensitive factor， NSF）附着蛋白的受体蛋白，在胞裂外排机制中发挥重要的作用。 在突触前神经末梢中，SNARE 蛋白复合体主要由 3 种蛋白组成，包括分子量 18 000 的小突触蛋白［synaptobrevin；也称为囊泡关联膜蛋白（vesicle-associated membrane protein，VAMP）］、分子量 25 000 的突触小体关联蛋白（synaptosomal associated protein，SNAP25）以及分子量 35 000 的突触融合蛋白。 在未形成复合体时，SNARE 蛋白的亲脂膜端锚定在膜结构上，而亲水端游离在胞质里。 小突触蛋白和突触融合蛋白因具有跨膜序列而插在膜上，而 SNAP25 通过修饰的脂肪酸链结合到膜上。

小突触蛋白主要定位在突触囊泡膜上，故也被称之为 v-SNARE（v 指囊泡）；而突触融合蛋白与 SNAP25 主要定位于突触前膜活性带上，两者被称为 t-SNARE（t 指突触囊泡释放的目标膜，即突触前膜）。 需要指出的是，这些蛋白的定位其实并不是绝对的，例如囊泡与突触前膜融合后，v-SNARE 也随之被转到突触前膜上。

（二）SNARE 蛋白的功能

小突触蛋白、突触融合蛋白以及 SNAP25 可根据 1∶1∶1 的比例形成稳定的复合体。v-SNARE 与 t-SNARE 的相互结合在囊泡的锚靠和点燃过程中也发挥着重要的作用。 更为重要的是，SNARE 的相互作用以及复合体的形成，在突触囊泡释放中直接介导膜融合这一关键步骤。 SNARE-SNARE 相互连接形成 SNARE 别针（SNAREpins）（图 3-5）触发的 SNARE 蛋白构型改变，可使 SNARE 复合体依靠其热力学特性驱动膜结构克服"能障"（energy barrier）进行融合。 所谓的突触递质释放的"SNARE 理论"，是指以 SNARE 蛋白来解释突触囊泡与突触前膜的融合及突触囊泡递质释放的过程。 尽管 SNARE-SNARE 复合体在囊泡和突触前膜之间的融合中起主要作用，但还需要其他蛋白的参与。 SM(Sec1/Munc18-like proteins)蛋白中的 Munc18-1 与 SNARE 蛋白复合体结合，促进其触发膜融合，而且 Munc18-1 本身可能还在膜融合中参与混合脂质。

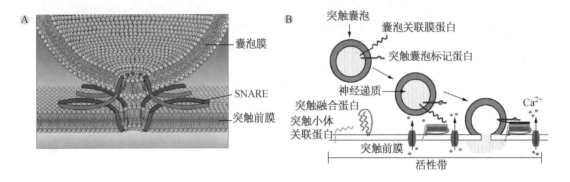

图 3-5　突触囊泡膜和突触前膜上的 SNARE 蛋白结合

注：A. SNARE 蛋白结合模式图（改编自：Bear MF. Neuroscience. 第二版）；B. 不同 SNARE 蛋白的分布、结合及其钙的作用

针对 SNARE 蛋白功能的研究，促进了对突触释放机制的认识，同时亦有助于理解一些神经毒素的作用原理。 例如，破伤风毒素和肉毒毒素都可强效地抑制神经递质的释放，现在知道它们具有蛋白内切酶活性，可特异地剪切 SNARE 蛋白。 另外，黑寡妇蜘蛛毒可与突触前膜 SNARE 蛋白结合，影响其功能。

（三）钙离子触发 SNARE 蛋白聚合

递质释放是一种 Ca^{2+} 依赖的过程，而分布于突触囊泡的突触囊泡标记蛋白是递质释放中的 Ca^{2+} 感应器。 突触囊泡标记蛋白是一种跨膜蛋白，其游离于胞质的氨基酸序列上有两个称为 C2 的结构域能与 Ca^{2+} 结合。 C2 结构域是感受 Ca^{2+} 信号的结构基础，类似的结构域也存在于 Ca^{2+} 与磷脂依赖的蛋白激酶 C(protein kinase C，PKC) 上。 突触囊泡标记蛋白可在 Ca^{2+} 信号激活过程中插入到突触前膜的磷脂中，并与突触前膜其他蛋白（包括 SNARE）相互作用，使得两种膜靠得更近。 在膜融合步骤中，它可替换结合在 SNRAE 复合体上的复合因子，促进 SNARE 复合体进一步整合和膜融合，并触发膜的融合孔形成。

（四）SNARE 蛋白的再利用

融合孔的扩张可使 SNARE 别针的反式结构转化为顺式结构，进一步 SNARE 的解聚由 NSF 和可溶性 NSF 附着蛋白（soluble NSF attachment proteins，SNAP）参与完成。 NSF 和 SNAP 与 SNARE 别针结合后，NSF 通过其 ATP 酶活性水解 ATP 获得的能量打开热力学稳定的 SNARE 复合体。 另外，回收的 SNARE 蛋白需要伴侣分子来维持蛋白的稳定，例如 CSPα/Hsc70/SGT 复合体可阻止 SNAP25 单体的异常折叠，而突触核蛋白（synuclein）可通过其非经典的伴侣分子活性促进 SNARE 蛋白的重组装。

五、内吞的生化机制

囊泡膜内吞的回收机制仍不完全清楚，但已确定网格蛋白（clathrin）及发动蛋白（dynamin）等分子参与膜的内吞过程。

（一）网格蛋白与内吞

网格蛋白由两个亚单位组成，每个亚单位含 3 个重链和 3 个轻链。突触前膜被网格蛋白附着、包被的部位形成内陷、变形、向内形成出芽状结构，并在质膜的内表面拖拉使膜芽游离。网格蛋白需要通过几种异聚的接头蛋白（adaptor protein，AP）与细胞膜连接（图 3-6）。由几个亚基组成的接头蛋白形成一个大的中心结构和两个突出的耳状结构。不同的细胞器分布着不同的接头蛋白，存在于细胞膜内表面参与内吞的主要是 AP2。

接头蛋白本身也不直接与膜结合，而是与一些特异蛋白结合才能使其定位到细胞膜上。AP2 可与突触囊泡上的突触囊泡标记蛋白特异结合。突触囊泡标记蛋白可能具有双重功能：一方面在突触囊泡释放的胞吐作用中起 Ca^{2+} 感应器等作用；另一方面，在胞裂外排后分布到突触前膜上的突触囊泡标记蛋白，指导对哪些部位的膜结构内吞进行标签。囊泡内吞后，包被的网格蛋白从膜上被移去，使囊泡能够进一步迁移、再循环进入突触囊泡池。网格蛋白去组装的过程是在分子伴侣蛋白（如 Hsp70c）和其他特异性辅助因子的共同参与下完成。

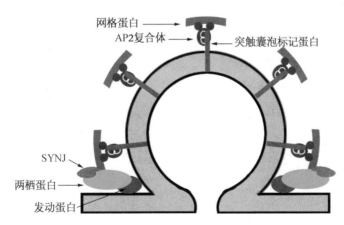

图 3-6 突触前膜内吞相关蛋白相互作用模式图

（改编自：Bear MF. Neuroscience. 第二版）

（二）发动蛋白与内吞

发动蛋白曾被称为去磷酸素（dephosphin），它在细胞内吞过程中发生磷酸化和去磷酸化的切换。发动蛋白含有与内吞机制有关的 GTP 酶（GTPase）活性序列。发动蛋白基因突变果蝇，电子显微镜下可见神经末梢的细胞膜上附着大量的突触囊泡，在衔接部位有一个环状包被，这些包被物由寡聚化的突变发动蛋白附着，提示突触前膜内陷形成芽状小泡结构后，发动蛋白参与芽状小泡从突触前膜的移除过程。该过程需要发动蛋白水解 GTP 提供能量。两栖蛋白（amphiphysin）参与了招募发动蛋白到芽状小泡颈部。

内吞机制伴有复杂的蛋白磷酸化改变。发动蛋白的磷酸化与去磷酸化波动可影响其与两栖蛋白的结合，而两栖蛋白的磷酸化修饰又可影响其与 AP2 和网格蛋白等的结合，进而影响内吞过程。一般认为，这些蛋白的去磷酸化有利于内吞的进行。有意思的是这些蛋白的去磷酸化可由 Ca^{2+} 依赖磷酸酯酶（calcineurin）实现，这提示钙不仅参与激活突触囊泡的释放，还参与触发囊泡的内吞机制。另外，突触小泡磷酸酶（synaptojanin，SYNJ）在内吞机制中，通过与其他蛋白（如网格蛋白、两栖蛋白、AP2 等）相互作用、对芽状小泡颈部的磷脂去磷酸化和调节微丝的组装状态等方式，促进囊泡的分离和囊泡的去包被。

第四节　突触的整合

CNS 的神经元可接受大量的突触输入，这些输入信号可激活不同的受体和通道分子。突触后神经元整合这些通道或受体激活后的离子和化学信号，决定是否输出动作电位，即突触整合（详见第二章）。就大部分神经元而言，突触整合的关键部位是轴突起始段。轴突起始段是动作电位触发区，该部位细胞膜分布有高密度的电压门控离子通道，其中的 Na^+ 通道阈电位较其他部位低。突触后细胞要生成动作电位反应，需要轴突起始区整合信号使去极化超过阈值。动作电位一经形成就向轴突方向传出，到达神经末梢触发该部位的钙内流，诱导神经递质释放，执行与下级神经元之间的通讯。G 蛋白偶联的神经递质受体的激活尽管并不直接诱发突触后电位，但其可对递质门控通道激活产生的突触后电位起调节作用。例如，βNE 受体激活可通过 G 蛋白偶联的机制使 cAMP 增加，随后激活蛋白激酶，由蛋白激酶去磷酸化靶蛋白（如钾离子通道），进而改变这些蛋白的功能活动，最终影响电活动相关反应。另外，G 蛋白偶联受体和离子通道型受体激活引起的第二信使的改变还将导致细胞内许多功能蛋白活性发生改变和基因转录的变化，这些效应将对神经元产生长远的影响。突触传递的调制模式多种多样，使得突触前发放的信息能被不同的突触后神经元精确并恰当反应。

（许玉霞　朱粹青）

第四章　神经细胞内的信号转导

第一节　信息转导与受体

一、概述

  神经元之间的信息交换主要通过神经递质传递而实现。 神经递质释放到突触间隙后，与突触后膜上的特异受体（包括离子通道受体、G 蛋白偶联受体）结合，通过直接或间接对细胞膜离子通道功能的调节，引起神经的兴奋性或抑制性传导。

二、受体

  经受体转导的跨膜信息传递过程包括递质与受体的结合、细胞膜跨膜信息转导和生物效应的产生。 根据受体的结构及其跨膜信息转导的方式不同，可分成以下 4 种类型的受体（图 4-1）。

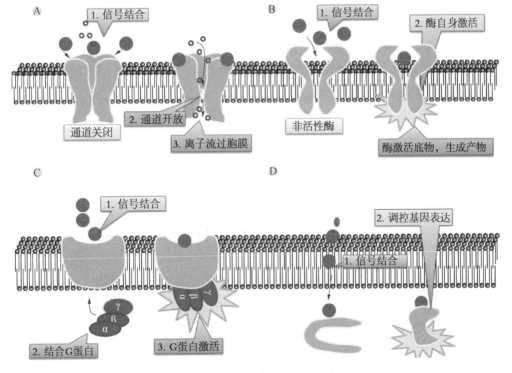

图 4-1　受体的 4 种类型及其信息传递机制

注：A. 离子通道型受体；B. 蛋白酪氨酸激酶受体；C. G 蛋白偶联受体；D. 胞内受体

（一）离子通道型受体

离子通道型受体（channel-linked receptor）又称离子型受体（ion-tropic receptor）。当配体与受体结合后直接改变离子通道的活性（图 4-1A）。离子型受体通常传递快速信息，如 N 型胆碱受体、$GABA_A$ 受体、NMDA 受体及甘氨酸(Gly)受体等。离子型受体由两部分构成，即配体结合部位与离子通道。离子通道根据递质不同，对离子转运的选择性也不同，如 N 型胆碱受体兴奋 Na^+ 通道，$GABA_A$ 及 Gly 受体是 Cl^- 通道，NMDA 受体是 Ca^{2+} 通道。递质与受体结合可激活离子通道，Na^+ 或 Cl^- 的内流引起靶细胞的膜电位的去极化或超极化反应，Ca^{2+} 内流激活第二信使而起作用。

（二）G 蛋白偶联受体

G 蛋白是指能与鸟苷酸（GTP 和 GDP）结合的蛋白质。G 蛋白偶联受体（G-protein-coupled receptor)由 7 次跨膜结构组成，其 C 端位于细胞膜内，N 端位于细胞外。在第 3 胞内环上有 G 蛋白结合位点（图 4-1C）。当配体与该类受体结合后，通过受体与 G 蛋白相互作用，或通过 G 蛋白直接对细胞膜离子通道的调节，也可以通过激活胞内的第二信使通路、蛋白激酶活化和蛋白磷酸化过程，行使细胞内信使的级联放大反应。最常见的 G 蛋白偶联的神经递质受体有 β-肾上腺素受体、M 型胆碱受体、代谢型谷氨酸受体、内阿片肽受体等。

（三）蛋白酪氨酸激酶受体

这类受体大部分受体是酪氨酸激酶(receptor tyrosine kinase，RTK)，其催化部位位于细胞膜内侧（图 4-1B）。当受体与配体结合后，直接激活蛋白酪氨酸激酶并使之磷酸化。磷酸化的酪氨酸激酶继而活化胞内蛋白的磷酸化，从而改变神经细胞的功能。这类受体的成员有神经营养因子、某些细胞因子以及胰岛素受体等。

（四）胞内受体

这类受体位于细胞质内，其传递方式是通过亲脂性较高的激素进入细胞膜内，与胞质中的受体结合，配体与受体结合后移位到胞核，与 DNA 结合，调节转录活性（图 4-1D）。激活这类受体的胞外配体主要包括神经甾体、甲状腺素等。

第二节　跨膜信号转导

一、离子通道受体介导的信号转导

配体门控离子通道受体被激活后可直接操纵离子通道的开关，改变细胞膜对离子的通透性。因此，该类受体无需产生其他细胞内信使物质，主要介导快速的信号传递。例如，N 型胆碱受体由 4 种亚基组成的五聚体（α α β γ δ），每个亚基都含 4 个跨膜段，共同构成一个离子通道。乙酰胆碱的结合位点在 α 亚基的细胞膜外侧。

不同配体门控离子通道均由数目和种类各异的亚基组成，如甘氨酸受体、γ-氨基丁酸

A 型受体、谷氨酸受体等。根据通道对离子的选择性，可分成阳离子通道和阴离子通道两类。这与各亚基靠近通道出入口处的氨基酸残基所带的电荷密切有关。阳离子通道（如 N 型胆碱受体-Na^+ 通道）入口处的氨基酸多带负电荷；反之，阴离子通道（如 GABA 受体-Cl^- 通道）则多带正电荷。

另外，离子通道的开关受到细胞内信使物质的调控，如 cAMP、cGMP、1,4,5-三磷酸肌醇（IP3）等。常见的配体门控离子通道参见表 4-1。

表 4-1 配体门控离子通道

细胞外激活型		细胞内激活型	
配 体	离子通道	配 体	离子通道
GABA$_A$	Cl^-	cGMP（光受体）	Na^+、K^+
甘氨酸	Cl^-	cAMP,cGMP（嗅神经）	Na^+、K^+
胆碱（N 型） 肌肉、神经	Na^+、K^+、Ca^{2+}	ATP（关闭通道）	K^+
兴奋性氨基酸 　AMPA, KA 　NMDA	 Na^+、K^+ Na^+、K^+、Ca^{2+}	1,4,5-三磷酸肌醇	Ca^{2+}
5-羟色胺（5-HT$_3$）	Na^+、K^+	Ca^{2+}（蓝尼啶受体）	Ca^{2+}
ATP(P2X)	Ca^{2+}、Na^+、Mg^{2+}		

二、G 蛋白偶联受体介导的信号转导

（一）G 蛋白的种类

G 蛋白主要有 2 类，一类是位于细胞膜与受体结合的异三聚体 G 蛋白，另一类为单聚体的小 G 蛋白（图 4-2）。通常所说的 G 蛋白是指异三聚体 G 蛋白。

G 蛋白由 3 个不同的亚单位（α、β、γ）组成。在静息状态下，α、β 和 γ 亚基以三聚体形式锚定细胞膜，当受体与配体结合，引起 α 亚基与受体及 GTP 结合，β 和 γ 亚基形成二聚体。根据结合后的 α 亚基通过对第二信使酶调节效应的不同，将 G 蛋白又分为 Gs、Gi/o、Gq、Gt 和 Gg。在神经细胞上的 G 蛋白主要有 3 种类型，即 Gs、Gi/o 和 Gq。另外，视网膜和味蕾受体上的 G 蛋白分别为 Gt 和 Gg。

（二）G 蛋白参与调节的跨膜信息转导体系

1. G 蛋白对腺苷酸环化酶活性的调节 根据受体与 G 蛋白结合后对腺苷酸环化酶（adenylate cyclase，AC）活性的调节效应不同，将激活 AC 作用的命名为 Gs，抑制 AC 的为 Gi。

Gs 通过生成活性状态的 $G_α$/GTP 激活 AC 发挥作用。静息状态时，G 蛋白的 3 个亚单位呈三聚体状态，其中 α 亚基与 GDP 结合形成 $G_{αβγ}$/GDP 复合体，该复合体锚定在细胞膜上。当配体与受体结合后，复合体解离。α 亚基与 GTP 和受体结合，形成 $G_{sα}$/GTP复合体，游离的 β 和 γ 亚基形成二聚体。而 $G_{sα}$/GTP 激活 AC，而 $G_{sα}$ 亚基本

身具有 GTP 酶活性, GTP 被水解成为 $G_{s\alpha}$/GDP, 后者再与 $G_{\beta\gamma}$ 亚基形成 $G_{\alpha\beta\gamma}$ 三聚体, 回到静息状态 (图 4-2)。 Gi 的 β 和 γ 亚基与 Gs 基本相同, 只是 α 亚基有较明显的差别。 当受体激活后形成 $G_{i\alpha}$/GTP 复合体, 从而抑制 AC 活性。

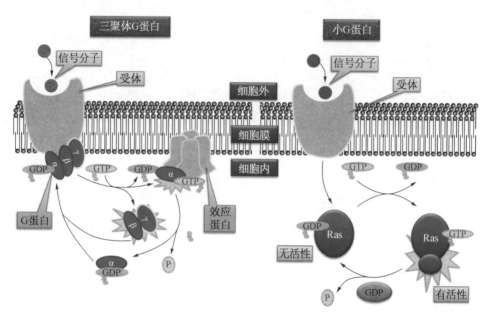

图 4-2 三聚体 G 蛋白和单聚体小 G 蛋白与受体结合后的作用方式

2. G 蛋白对 cGMP 磷酸二酯酶活性的调节   感觉的传入是通过感觉器官特定细胞上的感觉受体而介导, 如视网膜细胞的视觉受体、味觉细胞上的味觉受体、嗅觉细胞上的嗅觉受体等。 这些感觉受体兴奋后, 部分信息转导通过离子通道直接实现, 部分通过 G 蛋白偶联受体, 如光感觉和味觉的信息传导。 这类信息的转导是通过 G_t 和 G_g 所介导。 G_t 蛋白与其他 G 蛋白一样, 也由 α、β、γ 亚基构成三聚体。 在黑暗的条件下, G_t 与 GDP 结合, 不影响 cGMP 的活性。 光照使视紫红质被激活成为活化的视紫红质, 后者释出 GDP 并与 GTP 结合, 形成 $G_{t\alpha}$/GTP 复合体和 βγ 二聚体, $G_{t\alpha}$/GTP 复合体与 cGMP 磷酸二酯酶 (PDE) 结合并激活酶活性, 水解 cGMP, 从而降低细胞内的 cGMP 浓度。 同时, 与 $G_{t\alpha}$ 结合的 GTP 被 GTP 酶水解成 GDP, 使 PDE 转化为非活性状态, 使 βγ 二聚体重新与 $G_{t\alpha}$/GDP 再次形成三聚体。 这些过程的循环往复实现传递光感信号。

3. G 蛋白对磷酯酶 C 活性的调节   递质与膜受体结合后, 通过 G_q 型 G 蛋白的偶联作用, 激活细胞膜上的肌醇磷酯酶 C (phospholipase C, PLC), 催化底物磷脂酰肌醇-4, 5-二磷酸 (phophatidylinositol-4, 5-biophosphate, PIP2) 合成 1, 4, 5-三磷酸肌醇 (IP3) 和二酰甘油 (diacylglycerol, DAG)。 IP3 促进胞内储存钙的释放, DAG 激活胞质中蛋白激酶 C (protein kinase C, PKC), 促进多种蛋白和酶的磷酸化过程, 从而影响细胞的功能。 IP3 又被酶水解去磷酸化转成肌醇被回收, 重新作为肌醇磷酸酯的合成原料。 这就是一个肌醇磷脂循环。

脑内的 PLC 有 β 和 γ 两大类型（PLCβ，PLCγ）。 PLCβ 的活性主要受 Gq 和 G11 蛋白调节，PLCγ 则主要是神经营养因子受体信号转导的效应器。

4. G 蛋白调节离子通道 G 蛋白通过其 α 或 βγ 亚基单独或共同作用，通过调节细胞内信息物质(cAMP、cGMP、IP3、DAG)来发挥调节细胞的功能。 另外，G 蛋白还可以调节膜离子通道，主要为钾通道和钙通道功能调节。

多种神经递质通过 G 蛋白调节离子通道功能。 当受体与 G 蛋白结合后，根据受体的不同， 选择性地激活内向整流钾通道（GIRK）或抑制电压门控钙通道。 G 蛋白的 βγ 亚基参与钾通道的调节。 G 蛋白对钙通道的调节有两种方式：一种方式与上述钾通道的调节相类似，G 蛋白与钙通道直接偶联调节。 另一种方式为间接调节。 以儿茶酚胺类及乙酰胆碱等对心肌节律及收缩力的调节为例，儿茶酚胺激活 β 受体，通过 Gs 激活 AC 活性，产生 cAMP，提高 PKA 活性。 钙通道又是 PKA 的底物，因此，PKA 能使钙通道磷酸化，从而改变细胞膜对 Ca^{2+} 的通透活性。

5. G 蛋白 βγ 亚单位的结构和功能 G 蛋白 βγ 亚基除调节 AC、PLC、离子通道及 G 蛋白偶联受体激酶外，还可以激活 Ras、MAPK，参与对各种生长因子激活的酪氨酸激酶传导系统的调节。

（1）AC：是 G 蛋白调节的基本效应器之一，在 G 蛋白的调节下被激活或被抑制，使细胞内的 cAMP 水平升高或下降。 Gβγ 对 ACⅡ、Ⅳ 有激活作用，但仍然依赖于 Gα，与 Gαs 有协同作用；而 Gβγ 对 ACⅠ 的抑制作用不依赖于 Gα，可拮抗 Gαs 的作用，加强 Gαi 的作用。

（2）PLC：分为 β、γ、δ 3 个亚型。 Gβγ 仅对 PLCβ 有调节作用，其兴奋作用不依赖于 Gα。 不同组合的 Gβγ 对不同亚型的 PLCβ 作用强度也不同。

（3）G 蛋白偶联受体激酶（GRK）：是一类受体蛋白激酶。 当配体与 G 蛋白偶联受体结合后，GRK 被激活发生受体蛋白磷酸化，导致 G 蛋白不能再激活其偶联过程。 GRK 有 β-肾上腺素受体激酶 1（β-ARK1）、β-肾上腺素受体激酶 2（β-ARK2）及视紫红质激酶（RK）等。 这些受体激酶可磷酸化 α2、β2 肾上腺素受体、M2 胆碱受体、P 物质受体等，使其失去活性。 Gβγ 对受体激酶有调节作用，如可使 β-ARK1 活性提高 10 倍。 GRKs 受体参与受体失敏。

（4）离子通道：内向整流钾通道及钙通道是研究最完善的离子通道。 G 蛋白偶联受体对 GIRK 的调节主要由 Gβγ 介导。 Gβγ 可直接兴奋 GIRK，而 Gα 作用微弱。 在 Gi 偶联受体，Gβγ 对 N 型、P/Q 型钙通道的抑制起主要作用。

（5）Gβγ 参与酪氨酸激酶传导系统：G 蛋白通过激活 Ras、丝裂原活化蛋白激酶（mitogen activated protein kinase，MAPK）或激活肌醇磷脂-3 激酶（PI3K），将 G 蛋白介导的信息传递系统和受体酪氨酸激酶（RTK）介导的信息传递系统有机地联系在一起。 Gβγ 参与诱导 Ras 活化，激活 MAPK。 Gβγ 在某些情况下也参与 PI3K 活化。 此外，Gβγ 还可以激活 PLA2，引发花生四烯酸代谢，产生一系列反应。

（三）小 G 蛋白及其调节机制

除 G 蛋白外，体内尚有多种与 GDP 和 GTP 结合的蛋白质，具有 GTP 酶活性。 这类蛋白的分子量小（20 000～35 000），仅为单体组成，由此得名小 G 蛋白。

小 G 蛋白多达数十种，哺乳动物的小 G 蛋白主要包括 Ras、Rho、Rab 和 Art 等家族蛋白。 所有小 G 蛋白均含 4 个结构域，其中结构域 I 和 II 区含 GTP 酶活性，II、III 和 IV 区为 GDP/GTP 结合区。 以小 G 蛋白 Ras 蛋白为例介绍其作用机制。

Ras 蛋白是一组分子量 21 000 的小 G 蛋白。 Ras 蛋白的活性取决于其结合的是 GTP 还是 GDP。 当与 GTP 结合时呈活化型 Ras，而与 GDP 结合时则呈非活化形式。 Ras 也含 GTP 酶，其基础酶活性很低，在 GTP 酶激活蛋白(GTPase activating proteins, GAP)存在时，才能水解 GTP 形成 GDP，使 Ras 失活。 结合的 Ras 与 GDP 需要特殊因子促其解离（图 4-2）。 在哺乳动物中，起这种作用的是 SOS 蛋白。 SOS 与 Ras/GDP 结合，使 GDP 与 Ras 解离。 此时若没有 GTP 存在，则生成"空载"Ras。 在生理条件下，则重新生成活性状态的 Ras/GTP。

三、酪氨酸激酶受体介导的信号转导

酪氨酸激酶受体家族包括多种多肽激素和生长因子受体。 其激动剂与细胞膜外的受体识别部位结合后，细胞膜内的酪氨酸激酶便被激活，受体聚合并自身磷酸化，然后再使效应器蛋白的酪氨酸残基被磷酸化，从而改变效应器的活性。 效应器包括 G 蛋白、离子通道、PLC 等。 这一体系的特点是反应快速，对细胞发挥作用时效长。 大多数调节细胞增生及分化因子都以这种方式发挥作用。 因此，这类受体与肿瘤的发生及发展、与组织损伤修复的关系非常密切。

（一）受体酪氨酸激酶的结构

受体酪氨酸激酶（RTK）由以下几部分组成（图 4-3）。 位于细胞外的 RTK 是识别和配基结合部位，与之相连的是一段呈螺旋结构的跨膜区，位于细胞内的 RTK 是催化部位，可催化各种底物蛋白磷酸化，从而将细胞外的信息传导到细胞内。 靠近羧基末端肽链含自身磷酸化（autophosphorylation)调节位点。 不同受体之间自身磷酸化的差异很大。 许多 RTK 蛋白的一级结构已基本清楚，根据其结构 RTK 被分成两大类，每一大类又可分成若干小类（表 4-2）。

（二）受体酪氨酸激酶活性的调控

受体与激动剂结合之前，酶活性呈抑制状态。 一旦与激动剂结合，酶立即被激活。关键识别部位的点突变亦可能导致酶活性持续改变，这种变化往往导致细胞间的信号传递异常，影响细胞的生长、发育和修复。

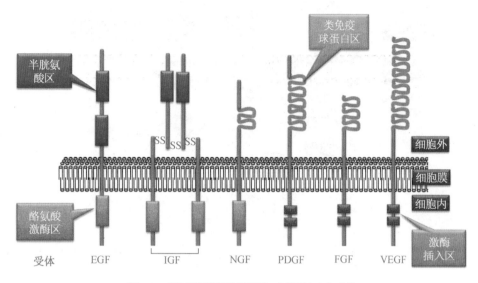

图 4-3 受体酪氨酸激酶的结构、功能区分布和分类

表 4-2 受体酪氨酸激酶分类及典型例证

分 类	典型例证
第一类 细胞外部分有富含半胱氨酸的区域，酶的催化部位无中断	
（1）细胞外部分有 2～3 个富含半胱氨酸的区域，由单一肽链组成	表皮生长因子（EGF）受体、c-erbB2/neu、HER3/erbB3 等
（2）由二硫键相连的 2α2β 组成的四聚体，细胞外只有一个富含半胱氨酸的区域	胰岛素受体、胰岛素样生长因子 1 受体（IGF-1R）等
第二类 细胞外半胱氨酸排列规则，形成富含 β 片状构型的类似免疫球蛋白结构。酶催化部位有插入片段	血小板衍生生长因子（PDGF）受体、集落刺激因子-1（CSF-1）受体、成纤维细胞生长因子（FGF）受体、c-kit等

激动剂与受体结合后形成二聚体受体，二聚体受体的形成对其激活具有重大意义。 以血小板衍生生长因子（PDGF）受体为例来说明。 PDGF 是由两条肽链（两个亚基）组成的生长因子，其亚基有 α 和 β 两种。 当 PDGF 与 RTK 受体结合后，其亚基聚合，分别形成 αα、ββ 和 αβ 型受体二聚体，导致 RTK 受体的膜内磷酸化，这种磷酸化过程促使胞内信号蛋白 SH_2 区、Src 同源物 α 结构区与受体结合。

被激活并磷酸化的 RTK 与 SH_2 形成复合体后，又与 Grb2、SOS 和 Shc 相互作用，激活小 G 蛋白 Ras-MAPK 通路。 另外，RTK 磷酸化还能激活 PLCγ，进一步激活磷脂酰肌醇和胞内钙介导的 PKC 通路。 同时，磷酸化的 RTK 促使胰岛素受体底物(IRS)蛋白磷酸化，后者又激活 PI3K，进一步激活 Ser/Thr 蛋白激酶(AKT)。 可见，磷酸化的 RTK 受体通过以上不同途径共同调节下游蛋白激酶的活性，从而参与神经细胞的功能调节（图 4-4）。

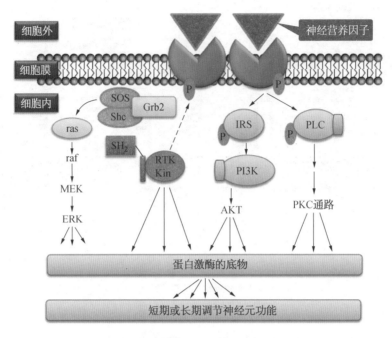

图 4-4　受体酪氨酸激酶的激活通路及其机制

第三节　第 二 信 使

当配体与受体结合后，激活细胞膜上的跨膜信号转导通路，从而激活细胞内的第二信使发挥功能。 神经细胞内存在多种第二信使（表 4-3）。

表 4-3　参与神经细胞信息传递的主要胞内第二信使

第二信使	来　源	胞内靶点	去除机制
Ca^{2+}	质膜： 电压门控性钙通道 配体门控性离子通道 内质网膜： IP_3 受体 蓝尼啶受体	钙调蛋白激酶 蛋白磷酸酶 离子通道 突触囊泡标记蛋白 其他钙结合蛋白	质膜： Na^+/Ca^{2+} 交换转运体 Ca^{2+} 泵 内质网膜： Ca^{2+} 泵 线粒体
cAMP	腺苷酸环化酶作用 于 ATP	蛋白激酶 A 环核苷门控离子通道	cAMP 磷酸二酯酶
cGMP	鸟苷酸环化酶作用 于 GTP	蛋白激酶 G 环核苷门控离子通道	cGMP 磷酸二酯酶
IP_3	磷脂酶 C 作用于 PIP_2	内质网膜上 IP_3 受体	磷脂酶
DAG	磷脂酶 C 作用于 PIP_2	蛋白激酶 C	各种酶
NO	一氧化氮合酶作用于精 氨酸	鸟苷酸环化酶	自发氧化

一、钙离子

（一）神经细胞内 Ca^{2+} 浓度及调节

Ca^{2+} 是神经细胞内极其重要的第二信使。 神经细胞内 Ca^{2+} 浓度极低，约为 $100\,nmol/L$。细胞外 Ca^{2+} 浓度远高于细胞内，约为 $1\sim2\,mmol/L$。 维持这种细胞膜内外 Ca^{2+} 浓度梯度是通过一系列复杂的机制来实现的，包括细胞膜上和细胞器膜上离子通道的转运过程。

1. 细胞内 Ca^{2+} 浓度升高机制　细胞膜和细胞器膜上存在多种 Ca^{2+} 通道，可调节 Ca^{2+} 从细胞外到细胞质，或者从内质网到细胞质。 细胞膜上的 Ca^{2+} 通道打开时，促进细胞外的 Ca^{2+} 进入细胞内；而细胞器膜上的 Ca^{2+} 通道打开时，使内质网内储存的 Ca^{2+} 释放到细胞质。 细胞质的游离钙浓度升高，促进钙依赖蛋白激酶活性升高，进一步发挥第二信使的作用。

通过多种受体来实现调节细胞膜和细胞器膜上的 Ca^{2+} 通道。 细胞膜上主要的 Ca^{2+} 通道有：电压门控性 Ca^{2+} 通道(voltage-gated Ca^{2+} channel，VSCC)、钙库门控性 Ca^{2+} 通道、配体门控性 Ca^{2+} 通道等。 细胞器膜上的 Ca^{2+} 通道主要为 IP3 受体和蓝尼啶受体。 当这些通道打开时，细胞质内 Ca^{2+} 浓度升高。

关于神经细胞离子通道在前面第二章已经介绍。 细胞内钙浓度的调节机制在生理和生化内容中已经详细叙述，本章不再赘述。

2. 细胞内 Ca^{2+} 浓度降低机制　细胞质内 Ca^{2+} 浓度升高可促进细胞内信号转导作用。但是，细胞内钙信号很快被缓冲和减弱，该现象被称为 Ca^{2+} 缓冲。 细胞内的缓冲机制必须通过位于细胞膜和内质网膜上的 Ca^{2+} 泵才能快速中止钙信号的转导作用。

（1） Ca^{2+} 缓冲机制： Ca^{2+} 进入细胞后，一部分迅速与 Ca^{2+} 结合蛋白如钙调蛋白、钙结合蛋白 D28(calbindin D28)、小白蛋白(parvalbumin)等结合。 在生理状态下进入细胞内的 Ca^{2+} 有 $95\%\sim99\%$ 以这种方式缓冲。 不同神经元钙结合蛋白的水平有很大差异，使神经元 Ca^{2+} 信号调节呈现多样性。

细胞质中钙结合蛋白的 Ca^{2+} 缓冲能力是有限的，当神经元的 Ca^{2+} 负荷超过钙缓冲能力后，细胞器便摄入 Ca^{2+}。 这些摄入 Ca^{2+} 的细胞器(calcium-containing organelle，CCO)包括内质网和线粒体。

（2）细胞膜的钙外排机制：细胞内 Ca^{2+} 运输到细胞外的过程是由 Ca^{2+} 泵(Ca^{2+}-ATPase) 和 Na^+/Ca^{2+} 交换转运体来完成的。 在神经组织有不同的 Ca^{2+}-ATP 酶亚型。Ca^{2+}-ATP 酶每消耗 1 分子 ATP 可排出 1 个 Ca^{2+}。 Na^+/Ca^{2+} 交换转运体的活性由细胞内 Ca^{2+} 升高触发，排出 1 个 Ca^{2+} 可带进 $2\sim3$ 个 Na^+。 这一过程依赖于跨膜 Na^+ 浓度梯度，而后者又依赖于 Na^+/K^+-ATP 酶。

（3）钙库的储存机制：细胞内质网和线粒体是主要的钙库。 内质网也有 Ca^{2+} 泵或 H^+/Ca^{2+} 交换转运体。 当这些 Ca^{2+} 泵兴奋时，将细胞内钙摄取进入内质网。 线粒体也具有摄取钙的作用。

（二）钙在细胞质介导的信号效应

如前所述，细胞内 Ca^{2+} 浓度增高分别通过兴奋细胞膜上的离子型和代谢型受体而实现的。 神经递质受体兴奋后通过配体门控和（或）电压门控 Ca^{2+} 通道，促进细胞外 Ca^{2+} 的进入， 或通过兴奋 G 蛋白偶联受体形成 IP3，促进细胞内储存 Ca^{2+} 的释放。 当细胞质内 Ca^{2+} 浓度增高时，激活细胞内 Ca^{2+} 敏感信使蛋白质，包括钙调蛋白（calmodulin，CaM）、钙调蛋白依赖性蛋白激酶（CaM-dependent protein kinase，CaMK）、蛋白磷酸酶和钙依赖腺苷酸环化酶。 当细胞内 Ca^{2+} 与 CaM 结合形成 Ca^{2+}-CaM 时，可激活 CaMK 或 PKC 的活性，引起蛋白磷酸化，通过下游的级联反应发挥生物学效应（图 4-5）。

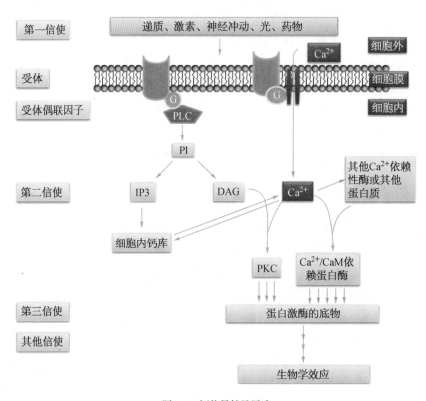

图 4-5　钙信号转导通路

细胞内 Ca^{2+} 信号除激活细胞质 Ca^{2+} 敏感信使外，也作用于细胞核，激活核内钙敏感因子，如核内 CaMK、ras、c-fos 等信号通路。 从而调节核内基因的表达。 细胞内钙调节核内信号通路的作用往往维持时间较长，故影响神经元的功能更为广泛。

二、cAMP 和 cGMP

cAMP 是由 ATP 经 AC 酶催化除去两个磷酸基团形成的，cGMP 由 GC 酶催化而成。细胞内 cAMP 或 cGMP 升高后，分别与 cAMP 依赖的蛋白激酶 A（PKA）或 cGMP 依赖的蛋白激酶 G（PKG）结合，结合后的 PKA 和 PKG 通过磷酸化靶蛋白介导多种生物学效应（图 4-6）。 另外，cAMP 和 cGMP 还能结合离子通道，影响神经细胞的信号转导。 例如在光感过程中，cGMP 起重要作用。cAMP 和 cGMP 可被磷酸二酯酶（PDE）降解为 AMP 和 GMP。

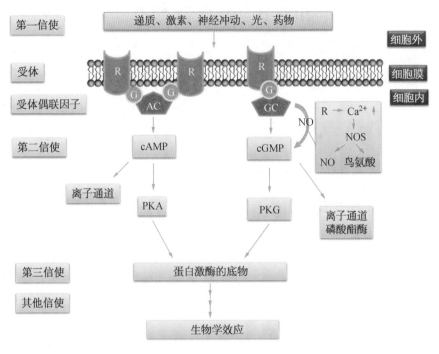

图 4-6　cAMP 和 cGMP 第二信使通路示意图

三、DAG 和 IP3

第二信使 DAG 和 IP3 来源于膜磷脂——PIP_2。G 蛋白或 Ca^{2+} 可激活 PLC。PIP_2 在活化 PLC 酶解下形成 DAG 和 IP3。DAG 位于细膜内表面，激活 PKC，后者磷酸化质膜上和其他部位的蛋白。IP3 离开细胞膜后与其受体结合，使内质网释放 Ca^{2+}。因此，亦称第三信使。DAG 和 IP3 的作用可被酶终止，酶将这两种分子转化为惰性状态，合成新的 PIP_2 分子，并重新回收。

四、一氧化氮

一氧化氮（NO）是一个不同寻常的第二信使。一氧化氮合酶（NOS）可催化精氨酸，形成瓜氨酸，同时产生 NO。神经细胞中的 NOS 受 Ca^{2+}/CaM 的调节，并与多种神经递质偶联。NO 是一种气体小分子，可以通过质膜穿过细胞间隙作用于相邻细胞。NO 也被视为神经递质。NO 还参与 GC 酶的激活，促进 cGMP 产生，激活 PKG 介导的信号转导。

第四节 蛋白磷酸化

蛋白磷酸化是机体调节蛋白质生物学功能的重要方式之一，也是神经系统信息传递和生长发育过程中的重要环节。这种调节主要通过两类酶的催化而实现：一类是蛋白激酶（protein kinases），使蛋白磷酸化；另一类是磷酸蛋白磷酸酶（phosphoprotein phosphatases），使蛋白去磷酸化。蛋白磷酸化和脱磷酸化的平衡对维持细胞的信息传递起重要作用。

一、蛋白激酶的分类及其功能

蛋白激酶根据其磷酸化的氨基酸残基种类分为 3 类：①丝氨酸/苏氨酸激酶，使蛋白质的丝氨酸或苏氨酸残基发生磷酸化；②酪氨酸激酶（TrK），使酪氨酸残基发生磷酸化；③双重激酶，既能使丝氨酸/苏氨酸，也能使酪氨酸残基发生磷酸化。上述每一类激酶都由很多激酶组成，多种激酶又有多种同工酶（表 4-4）。

表 4-4　神经组织中的主要丝氨酸/苏氨酸激酶

第二信使依赖的蛋白激酶	G 蛋白受体激酶（GRK）
cAMP 依赖性蛋白激酶（PKA）	
cGMP 依赖性蛋白激酶（PKG）	
钙离子/钙调蛋白依赖性蛋白激酶（Ca^{2+}/CaMK）	
蛋白激酶 C（PKC）	
丝裂原活化蛋白激酶（MAP 激酶，MAPK）	MAP 激酶调控激酶
细胞外信号调控激酶（ERK）	ERK 激酶（MEK）
Jun N 端激酶（JNK）或应激激活激酶（SAP）	SAP 激酶激酶（SEK）
	MAPK 激酶 MEK 激酶（MEKK）
细胞周期素依赖性激酶（CDK）	CDK 调节的激酶
细胞周期素依赖性激酶 2（CDK-2）	CDK 激活的激酶（CAK）
细胞周期素依赖性激酶 5（CDK-5）	CAK 激酶
其他	
核糖体 S6 激酶（RSK）	
酪蛋白激酶	

蛋白激酶通过识别蛋白质上特有的氨基酸序列来识别其底物，这些特殊的序列称为共同序列（consensus sequences）或识别序列（recognition motifs）。蛋白质的氨基酸序列对识别是至关重要的。以 cAMP 依赖的蛋白激酶为例，它催化氨基酸序列中丝氨酸/苏氨酸残基磷酸化。

蛋白激酶被细胞膜跨信号和细胞内第二信使激活，后可产生级联放大反应，如

MAPK [也称跨细胞外信号调节激酶（extracellular signal-regulated kinases，ERK）] 。正常情况下，MAPK 在神经细胞中呈非活化状态，被其他蛋白激酶磷酸化后转为活性状态。 MAPK 是蛋白激酶磷酸化级联反应中的一员，级联反应时，蛋白激酶激活下一个蛋白激酶，下一个蛋白激酶再激活下下一个蛋白激酶。 例如，生长因子结合RTK，进而激活小 G 蛋白 ras，ras 激活 MAPK，MAPK 磷酸化转录因子，最终调节基因表达。 MAPK 的底物还包括酶和细胞骨架蛋白 （图 4-7 ）。

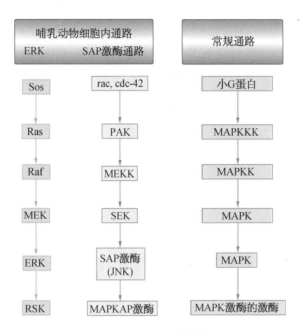

图 4-7　MAPK 的不同激活通路

二、磷酸蛋白磷酸酶

此类酶的基本功能是使被蛋白激酶催化磷酸化的蛋白质去磷酸化。 同样，磷酸蛋白磷酸酶根据其去磷酸化的氨基酸残基种类分为 3 类：①磷酸丝氨酸/磷酸苏氨酸蛋白磷酸酶，使蛋白质的丝氨酸或苏氨酸残基发生去磷酸化； ②磷酸酪氨酸蛋白磷酸酶，使酪氨酸残基发生去磷酸化； ③双重磷酸蛋白磷酸酶，既能使丝氨酸/苏氨酸，也能使酪氨酸残基发生去磷酸化。 磷酸酶对底物的选择性较差。

丝氨酸/苏氨酸蛋白磷酸酶主要有 4 种，即 PP-1、PP-2A、PP-2B 和 PP-2C。 它们在神经系统中呈不均一分布。 这 4 种丝氨酸/苏氨酸蛋白磷酸酶的生物学特性总结见表 4-5。

表 4-5　丝氨酸/苏氨酸蛋白磷酸酶的生物学特性

类型	基本结构	激活因子	抑制因子	适宜底物
PP-1	分子量 38 000 的催化亚基，全酶可包括其他亚基或蛋白质组分，有多种类型	Mg^{2+}-ATP，Mn^{2+} 去抑制因子	抑制因子 1，抑制因子 2，cAMP，岗田酸，DARPP-32，NIPP-1	磷酸化酶 α，磷酸化酶激酶（亚基），糖原合成酶，组蛋白 H1、H2B 等
PP-2A	分子量 36 000 催化亚基，全酶包括各种类型	碱性蛋白，多胺	岗田酸，抑制因子 1，抑制因子 2	肌球蛋白轻链，鱼精蛋白，抑制因子 1、2，组蛋白 H1、H2B 等
PP-2B	分子量 61 000 的催化亚基，分子量 16 000 的 Ca^{2+} 结合亚基	Ca^{2+}，CAM	亲免素，环孢素 A 亲免素，FK506 结合蛋白	抑制因子 1，磷酸化酶激酶 α 亚基，肌球蛋白轻链，PDE，PKA 的 R 亚基等
PP-2C	分子量 46 000 单链	Mg^{2+}，Mn^{2+}		肌球蛋白轻链，组蛋白 H2B，HMCoA 还原酶

三、蛋白磷酸化在级联反应中的中心地位

已知的信息传递体系大多通过磷酸化级联反应来调节细胞功能。 由于磷酸化的位点和方式不同，不同蛋白质被特异的酶磷酸化后可产生特异的生物学功能（表 4-6）。 在神经传递过程中，G 蛋白偶联受体被激动剂刺激后，一个特征性的变化是受体对激动剂的快速失敏或脱敏反应。 这种快速脱敏的机制与受体蛋白的磷酸化有关，受体在 PKA 或 GRK 的作用下被磷酸化而引起失敏。 例如，β 肾上腺素受体（βAR）对糖元代谢的调节。 当激动剂与 βAR 结合后可激活 G_s，从而激活 AC 生成 cAMP，后者激活 PKA。 如前所述，PKA 可以磷酸化多种蛋白，包括受体蛋白本身。 磷酸化的受体可以被内吞和内化，阻止受体被进一步激活，产生失敏效应。 另外，GRK 也能催化 βAR 特定区域发生磷酸化，并能与 β 停泊蛋白(β-arrestin)结合，后者可抑制受体与配体结合诱导 G 蛋白偶联反应，产生失敏。 受体的磷酸化引起内吞和内化反应也是体内存在的负反馈过程。

事实上，蛋白质被不同的蛋白激酶催化，在一个分子的多个部位发生磷酸化。 这就意味着：①不同的蛋白激酶可能对同一个蛋白质的功能进行调节；②不同的蛋白激酶对同一蛋白质相同部位的磷酸化可能产生同样的生物学反应；③不同的蛋白激酶对同一蛋白质不同部位的磷酸化可能产生完全不同的生物学反应；④蛋白激酶的多点磷酸化有利于其对下一步蛋白激酶活性的调节。 正是由于上述特点，多点磷酸化就可能产生不同蛋白磷酸化系列之间的交叉点。 这种交叉点对跨膜信息传递的整合是十分重要的。

表 4-6　被磷酸化调节的神经蛋白

被调节蛋白	蛋白激酶	效　应
参加神经递质合成降解的酶		
酪氨酸羟化酶	PKA, PKC, CaM-K II	增加酶活性
色氨酸羟化酶	CaM-K II	增加酶活性
G 蛋白偶联受体		
βAR	PKA, GRK II	受体脱敏
阿片受体	GRK II	受体脱敏
神经递质门控离子通道		
AMAP	PKA	增加反应
NMDA	PKC, TrK	增加反应
离子通道		
电压门控性 Na^+ 通道	PKA, PKC	降低通道通透性
电压门控性 Ca^{2+} 通道	PKA	增加通道通透性
参加第二信使调节的蛋白		
PLC	TrK	增加酶活性
IP3 受体	PKA	增加钙释放
蛋白激酶		
PKA	PKA	增加酶活性
CaM-K1、IV	CaM-KK	增加酶活性
TrK	TrK	增加信号转导
蛋白磷酸酶抑制剂		
DARPP-32	PKA, PKG	增加抑制活性
抑制因子 1	PKA	增加抑制活性
抑制因子 2	GSK-3 β	降低抑制活性

（引自：Nestter. 2001）

第五节　核内信号转导

第二信使通过增强新的 RNA 和蛋白的合成，使神经细胞的功能发生长时程的变化。新蛋白的积聚需要约几分钟到数小时，比离子流动或蛋白磷酸化慢得多。 许多细胞内的信号转导途径最终是通过基因表达来调节。 表达的基因分为两大类：一类为即早基因（immediate-early genes，IEG），如 c-fos 基因，诱导快速（数分钟内），转录无需新蛋白合成，常编码转录因子；另一类为延迟反应基因（late response genes，LRG），它们被缓慢诱导（长达数小时），转录多需新蛋白合成，编码的蛋白如生长因子、递质合成酶、突触囊泡蛋白、离子通道和结构蛋白，直接地影响神经元的生理病理过程。 突触活动可诱导 50 种以上的 IEG，编码转录因子调节第二类基因表达。 此外，少数 IEG 本身也可编码非转录因子，如诱导型环氧酶类的蛋白，可直接影响神经元的功能状态。

在真核基因调节中，DNA 和转录因子结合的片段起关键作用。 染色质结构的改变，核小体与 DNA 解聚后，使 DNA 的启动子区结合 RNA 聚合酶和转录因子开始转录。 这一转录的启动是控制基因组信息流动的关键点。 在细胞信号转导中，通过可逆性调节转录因子的活性状态，改变与 DNA 结合，调节基因的表达。 DNA 上结合调节蛋白的位点叫做顺式调节元件（cis-regulatory elements）；而相对地结合 DNA 的蛋白叫做反式作用因子（trans-acting factors）。 每种基因基于顺式调节元件和反式作用因子的结合方式，对信号产生独特的反应和表达方式。 典型的转录因子含有不同的功能区域，包括 DNA 结合区域、转录激活区域和允许蛋白复合体形成的作用区域。 主要的激活蛋白（转录因子）及激活机制简述如下。

一、CREB

CREB 全称 cAMP 反应元件结合蛋白（cAMP response element binding protein），是一个广谱的转录因子。 含有亮氨酸拉链（leucine zipper）双聚区域。 CREB 以同型二聚体或异型二聚体的形式结合于 DNA 上的 cAMP 反应元件（cAMP response element，CRE）。同源序列元件 TGACGTCA 是 CREB 结合部位，其中 CGTCA 是必需的。 CREB 是一个大的蛋白家族。 其中与 CREB 相近的有激活转录因子（activating transcription factors，ATF）和 CRE 调节子（CRE modulators，CREM）。

在 CREB 的磷酸化激活过程中，CREB 残基 Ser^{133} 的磷酸化是触发 CREB 转录活性的关键。 多种信号途径介导 CREB Ser^{133} 的磷酸化：①神经递质激活 AC 酶，产生 cAMP，激活 PKA，激活的 PKA 催化亚基转位至核内，增加 CREB 的磷酸化；抑制 AC 酶的神经递质则引起相反的级联反应，抑制 CREB 的磷酸化。 ②参与 CREB 磷酸化的 Ca^{2+}/CaMK 是 CaMKIV。 当 Ca^{2+} 浓度增加后，激活 CaMKIV，使 CREB 第 133 位丝氨酸磷酸化。 ③生长因子通过 ras-raf-MEK 途径，激活 ERK，促使 ERK 转位至核内，磷酸化并激活 RSK，进而磷酸化 Ser^{133}。 ④CREB Ser^{133} 磷酸化状态除受上述激酶调节外，也受蛋白磷酸酶调节，其中 PP-1 和 PP-2B 较重要。 在海马神经元，PP-1 催化 Ser^{133} 磷酸化的 CREB 脱磷酸化。 PP-2B 通过 PP-1 抑制性亚基脱磷酸化，加速 PP-1 通路的作用。 因此，短暂刺激使 CREB 激酶通路和磷酸酶通路均激活，其基因表达量的变化并不明显。 长时程刺激通过产生氧自由基抑制 PP-2B，使磷酸化酶通路失活，从而使核内 CREB 产生持久的磷酸化，方能引起基因表达变化。 应用 FK 506 抑制 PP-2B 的活性可产生长时程刺激效应，促进 CREB 磷酸化和基因表达。

综上所述，CREB 通过 PKA 途径、ras 途径、钙调途径、去磷酸化等多种信号转导途径，综合调节靶基因的转录（图 4-8）。

多种基因的转录受 CREB 调节，如 c-fos、BDNF、酪氨酸羟化酶、神经肽类和 AC 酶等。 CREB 也介导脑功能的长时程变化，如空间学习、行为、气味的长时程记忆和长时程的突触可塑性等。

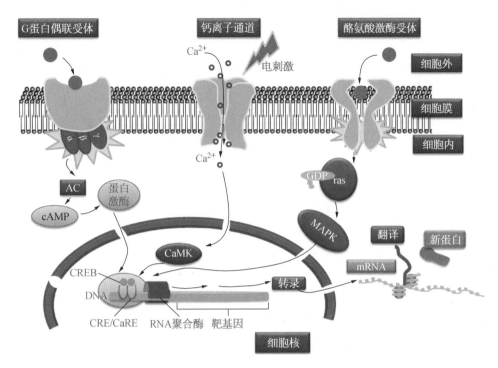

图 4-8　信号转导向核内传递和 CREB 的磷酸化激活过程

二、AP-1 转录因子家族

（一）AP-1 蛋白的组成与结构特征

AP-1 蛋白是一种调节神经细胞基因表达的转录因子，介导 PKC 的激活而得名。AP-1 以二聚体的方式存在。 DNA 上 TGACTCA 序列被称之为 AP-1 序列，是 AP-1 结合部位。 AP-1 序列的 7 个核苷酸是以 C 或 G 碱基为中心的回文结构，与 CRE 序列仅相差一个碱基（表 4-7），但 CREB 只与 CRE 结合，AP-1 只与 AP-1 位点结合。 可见，一个碱基的差异决定了不同的信号转导途径。

表 4-7　AP-1 序列与 CRE 序列

CRE 序列	AP-1 序列
5' TGACGTCA 3'	5' TGACTCA 3'
3' ACTGCAGT 5'	3' ACTGAGT 5'

AP-1 转录因子由即早基因编码，介导延迟反应基因表达。 神经系统中含 AP-1 位点的基因很多，包括神经肽、多种神经递质受体、神经递质合成酶和细胞骨架蛋白（神经丝蛋白）。

佛波酯（TPA）刺激 PKC 磷酸化，激活 AP-1。 AP-1 以二聚体形式结合于 DNA。二聚体由 Fos 和 Jun 家族蛋白组成。 Fos 蛋白家族包括 c-Fos、FRA1、FRA2、FosB 和异剪接体 ΔFosB。 Jun 蛋白家族包括 c-Jun、JunB 和 JunD。 多数 AP-1 复合物由一个 Fos 和一个 Jun 蛋白家族成员组成异源二聚体。 有时，c-Jun 和 JunD 形成同源二聚体。 同源二聚体与 DNA 的结合力较异源二聚体弱。 有些 AP-1 蛋白还可与 CREB-ATF 家族通过亮氨酸拉链结构形成异源二聚体，使得转录调节过程变得更为复杂和多样化。

正常时，大多数 Fos 和 Jun 蛋白的基础表达很低，一般难以被检测，只是在被刺激诱导表达后才能被检测到。

（二）AP-1 的激活机制

AP-1 信号通路被视为第三信使。 多数 AP-1 转录因子的基因为 IEG，能被快速激活。少数为 LRG。

静息细胞中 c-fos 含量很少。 细胞受刺激后，c-fos 直接被刺激启动合成，在 30～60 分钟内 c-fos 大量增加。 合成后的 c-fos 又作为转录激活因子，引起延迟反应基因的转录合成。

c-fos 基因的启动子区至少有 3 个调节位点，即 CRE、SRE 和 SIE。 CRE 位点结合 CREB，SRE 位点结合血清反应因子（serum response factor，SRF）和三元复合物因子（ternary complex factor TCF 或 Elk-1），SIE 位点（或 SIF 诱导元件）结合 STAT 蛋白，它们在 c-fos 的转录调控中起重要作用。

1. c-fos 基因的 SIE 结合位点/SIF 诱导元件 细胞因子激活信号途径后，与 gp130 糖蛋白连接的受体相互作用，激活 JAK 激酶，磷酸化 STAT 转录因子。 后者形成多聚复合体，转位至核内，结合特异性 DNA 反应元件 STAT 位点（即 SIE 结合位点）。 这类细胞因子有睫状神经营养因子（ciliary neurotropic factor，CNTF）、白血病抑制因子（leukemia inhibitory factor，LIF）、白细胞介素-6（interleukin-6，IL-6）、催乳素（prolactin）。

2. CRE/CaRE 结合位点 递质与受体结合通过 G 蛋白或离子通道，激活 PKA 和 Ca^{2+}/CaMK，增加胞内 cAMP 或游离钙浓度，导致 CREB 磷酸化。

3. SRE 结合位点 MAPK 家族中的 ERK 除通过 CRE/CaRE 结合位点诱导 c-fos 基因表达外，也会转位至核内，磷酸化 TCF。 TCF 接着与 SRF 结合形成复合物，共同激活 SRE。

综上所述，c-fos 基因的调节区域有 3 个结合位点，这些结合位点代表了一群已知的转录因子结合位点。 结合这些位点的蛋白在胞质中可被磷酸化激活，CREB 被 PKA、CaMK 或 RSK 激活，SRE 被 MAP-激酶 ERK1 和 ERK2 激活，SIE 蛋白被 JAK 激酶介导的 STAT 激活（图 4-9）。 c-fos 的激活信号途径主要依赖磷酸化，而非新蛋白合成，所以其启动较为迅速。

三、NF-κB 家族

NF-κB 转录因子存在于体内的各种细胞，参与多种基因的表达调控，影响细胞的生长、发育、凋亡、癌变等生物学功能。 NF-κB 通常以二聚体形式存在。 NF-κB 转录因子

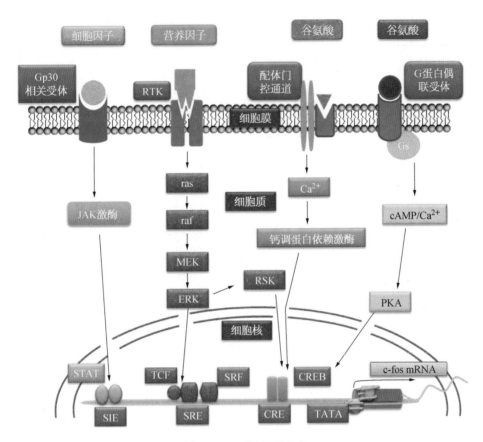

图 4-9　c-fos 基因调节位点

家族成员，主要包括 NF-κB1（p50 及其前体 p105）、NF-κB2（p52 及其前体 p100）、p65/
RelA、RelB 和 c-Rel。N 端有 Rel 同源区（Rel homology domain，RHD），其中包括
DNA 结合区、二聚化区、核定位信号区（nuclear localization signal，NLS）和 PKA 磷酸化
区。p65/RelA、RelB 和 c-Rel 分子的 N 端含有 RHD，C 端有反式激活结构域
（transactivation domian，TD），负责转录。p50 和 p52 仅含 RHD，不含 TD。因此，
p50 和 p52 形成的同源二聚体无基因转录活性。

　　NF-κB 的活性受到抑制分子 IκB 的调控。IκB 家族成员包括 IκBα、IκBβ、
IκBε、IκBγ、p105 和 p100 等。IκB 家族均含 6～7 个锚定蛋白序列，后者与 NF-κB
的 RHD 相互结合，使 NF-κB 滞留于细胞质中。

　　在静息状态下，NF-κB 以 p50-p65 和 IκB 组成的三聚体存在于细胞质内。当细胞受
到信号刺激后，激活 IκB 激酶（IκB kinase，IKK），使 IκBα 磷酸化，磷酸化的 IκBα
又被泛素化，泛素化的 IκBα 很快被降解，使得 Rel 上的核定位信号暴露，NF-κB 被激
活，游离的 p50-p65 进入细胞核，与靶基因上的 NF-κB 位点结合，诱导靶基因转录。

　　NF-κB 的活化过程受到该转录因子激活的负反馈调节。当 NF-κB 被激活时，上调 IκB
基因的表达，后者限制 NF-κB 向细胞核转移，从而限制 NF-κB 的活性。另外，NF-κB 受到

细胞因子 TNF-α 和 IL-1β 的正反馈调节。活化的 NF-κB 促进 TNF-α 和 IL-1β 的基因转录，使 TNF-α 和 IL-1β 生成增加，而 TNF-α 和 IL-1β 又可激活 NF-κB。可见，NF-κB的活化过程受到精细的调节。

大量的研究表明，NF-κB 参与神经细胞氧化损伤诱导的细胞凋亡机制。该内容将在第十三章详细叙述。

四、其他转录因子

神经细胞表达的转录因子除上述介绍的 CREB、AP-1 和 NF-κB 以外，还有类固醇激素受体家族、特异性蛋白-1（SP-1）、激活蛋白-2（AP-2）、Egr 家族等转录因子。目前，多数转录因子的靶基因还不清楚，对其生物学效应的了解也很少。深入开展这方面的研究，有助于更好地了解转录因子的生物学功能和意义，有助于发现改善神经信息有效传递的手段，为神经和精神疾病的防治寻找新途径。

（孙凤艳）

第五章　神经系统发育

神经系统在结构和功能上都是一个高度复杂的系统，其发育与分化较其他器官更为复杂。本章将以中枢神经系统（CNS）及其发育基因调控为重点对神经系统的前后轴和背腹轴的形成、神经干细胞的分化与神经元的发生、神经元迁移、神经环路形成、发育中的神经元死亡等进行介绍。

第一节　神经系统发育中组织结构的演化

神经系统起源于外胚层形成的神经板（neural plate）。神经板以后两侧向中线卷起合拢形成一管，即神经管（neural tube），主体部分以后发育为CNS；神经板外侧边缘隆起的神经嵴（neural crest）的细胞在神经管形成中脱离神经管，发育成为周围神经系统。神经管的前部3个分界明显、稍微膨大的脑泡分别称为前脑泡（forebrain或prosencephalon vesicle）、中脑泡（midbrain或mesensephalon vesicle）和后（菱）脑泡（hindbrain或rhombencephalon vesicle）。前脑进一步发育分为端脑（telencephalon）和间脑（diencephalon）。端脑发育膨大后形成两大脑半球，其内腔为侧脑室，大脑半球腹侧增厚部分以后发育为基底神经节；间脑最后发育为丘脑和丘脑下部等结构。中脑泡则发育为中脑结构。菱脑泡进一步发育为后脑（metencephalon）和末脑（myelencephalon），前者发育为脑桥和小脑，后者发育为延髓。神经管后部较为狭窄的部分最后形成脊髓。

横断面上，在神经板形成早期只是单层上皮细胞，随着神经管闭合的进展，子细胞不断从管壁向外侧移行，神经上皮细胞不断成熟，神经管壁开始分为3层。最内层为室管膜层或脑室层（ventricular zone）。发育中此层细胞处在有丝分裂阶段，随后此层退化为覆盖脑室系统及导水管的柱状单层上皮即室管膜。开始时脑室层占有神经管管壁的全部，以后神经管出现细胞稀少的外层，称为缘层（marginal zone），此层由脑室层细胞向外伸出的突起相互交织而成。随后，脑室层细胞胞体部分似沿着其延伸的胞质柱向外移动，而形成新的介于缘层和脑室层的层次即中间层或套层（intermediate zone，或mantle zone）。神经管各断面在这种3层模式的基础上进一步发育分化。脊髓由于结构相对简单，发育中结构变化也较少，因此成熟后其仍遗留着这种3层结构即室管膜、灰质和白质。

神经系统发育是一个非常复杂的过程,至少体现在以下几个方面:①神经系统的种系发生及个体发生都源自紧密排列、细胞间质很少的上皮组织; ②发育过程依靠细胞间远程或直接的程序化相互诱导作用,导致细胞表型、空间位置和细胞间联系的特化; ③每一发育过程精密的时间和空间整合是通过复杂的基因调控的结果; ④诱导效应的产生依赖于诱导分子和被诱导细胞的反应能力,以及该细胞的相关受体和关联下游信号系统。

第二节 神经系统发育中的前后模式化

特定的发育时期,机体的细胞表型、分布、细胞之间、细胞与环境之间的排列和相互作用形式有其特定模式(pattern),而形成模式的过程称为模式化(patterning)。 神经系统模式化是在胚层水平传播信号(planar signal)和垂直作用信号(vertical signal)的诱导下形成胚胎的前后(anterioposterior,A-P)轴(也称为神经轴)、神经板尚未闭合时的中间外侧(mediolateral,M-L)轴和神经管的背腹(dorsoventral,D-V)轴的模式化和发育,最终形成完整的神经系统。 A-P轴和D-V轴模式化,使得神经管的每个三维区域获得特定的解剖学形态特征,并指导发育相关基因在神经轴各特异细胞群中定位表达。 神经系统发育早期的模式化预示各区域的发育后特征,包括细胞类型、轴突投射、突触形式和递质类型等。

一、 中胚层对早期神经轴形成的诱导作用

在20世纪的30年代,Spemann在两栖类胚胎发育研究中发现早期的背侧胚孔唇(也被称为Spemann's organizer,Spemann组织原,属中胚层组织)能诱导完整的神经轴,而后期背侧唇只能诱导CNS的后部结构。 该结构对应于羊膜动物(amniote)胚盘的Hensen's结(原结),即原条(primitive streak)头端的细胞团。

在囊胚期(blastula-stage),把外胚层分散成单个细胞,可加速其神经细胞化的趋势,提示细胞间存在某些抑制神经组织形成的信号。 如果阻断这种信号传递,可以引发神经组织的形成。 该抑制信号分子是TGF-β超家族成员骨形成蛋白(bone morphogenic protein 4,BMP4)。 相关的证据包括:①BMP4广泛分布在发育早期的外胚层,而在神经发育过程形成的神经板细胞上BMP4的表达消失; ②在分散的外胚层细胞培养液内加入BMP4,促进外胚层细胞向表皮细胞分化,抑制神经化。 组织原表达分泌的诱导性蛋白卵泡素(follistatin)、脊索素(chordin)和头素(noggin)能与BMP分子结合,并拮抗BMP4的作用,诱导组织原前部的外胚层向神经化方向发展。 因此,它们被称为"活化信号"(图5-1)。 另外,组织原还诱导其前部的中胚层沿中线形成脊索,由脊索共同参与对神经结构的诱导。

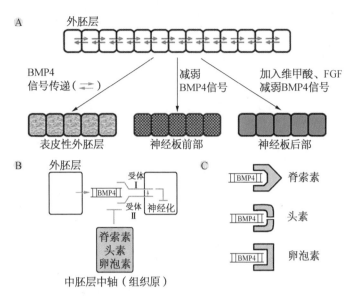

图 5-1　抑制 BMP4 信号产生神经板原理

二、神经轴前后特征的诱导

在活化信号的作用下诱发形成的神经结构具有神经轴前部特性。 然后，又由发育相对后期的中胚层提供的"转化信号"bFGF 和维生素 A 类物质如维甲酸（retinoic acid），引起神经轴相对后部的分化，并指导神经轴各水平局部结构功能特化（图 5-2）。

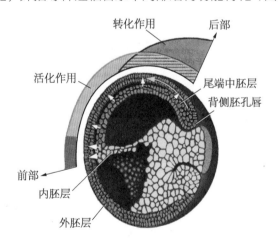

图 5-2　在蟾胚神经诱导过程中获得前后的模式化

注：在背侧胚孔唇的活化信号诱导下，外胚层向原始神经组织分化，即神经板；神经板结构向前延伸，同时前导中胚层和前导内胚层也向前伸展；在前导中胚层和内胚层垂直信号（白色小箭头）进一步诱导下，使神经轴前部向脑结构分化；相对后部的外胚层被活化后，在胚孔背唇的梯度信号（长箭头）水平方向和尾端中胚层垂直方向（白色小箭头）的转化信号作用下，向后部中枢神经组织转化

头部结构的诱导形成，除活化信号外，还需要其他的诱导分子，如 Hensen's 结早期表

达同源盒基因（homeobox gene，HOX）的 Lim-1 和 Otx-2。 这两个基因以后又在脊索前板表达，指导覆于其上的神经板和神经管向脑结构特征性发育。 Lim-1 和 Otx-2 基因失活可影响头部结构的发育，引起前脑、中脑和后脑前侧消失，但是对后脑的后侧和脊髓的发育无影响。 另外，原肠胚（gastrula）期，多头素（cerberus）在中胚层和内胚层的前导边缘（leading edge of the endmesoderm）高浓度表达，在前脑诱导活性的调节中也起重要作用。

三、后脑在神经轴上分节

后脑是研究 CNS 前后轴局部模式化最理想的部位。 鸡胚后脑的分节模式在神经管关闭时出现，呈现连续膨出结构的菱脑原节。 每个菱脑原节内至少含有一套 8 种形式的网状神经元，以后不断增殖分化。

每一菱脑原节具有相对独立的发育特性，即隔室样的特性（图 5-3），不同原节的基因表达有所差异。 在神经上皮细胞发生的优势期，隔室机制限止了细胞的无序发育；年轻的神经元在特定的局部环境中分化获得特性。 以后部分神经元脱离隔室机制的限制而迁移到新的不同部位进一步分化，因此发育后期菱脑原节之间的界限不再明显。

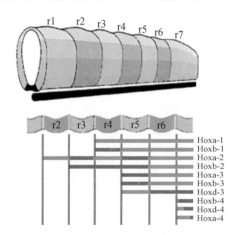

图 5-3　菱脑原节(r)的节段性特化与 Hox 家族基因的节段性表达

注：图中深颜色表示表达量高

菱脑原节系列相互之间的分隔依从于黏附分化（adhesion differential）机制，即沿 A-P 轴周期性地表达 Eph-样酪氨酸激酶受体和它们的配基。 这类配体-受体的模式通过排斥效应促成边界部位的细胞向前后分开，形成节之间的边界。

有一呈簇的 Hox 家族的蛋白表达沿 A-P 轴分布，Hox 基因串的表达分布整体上受维甲酸指导。 在发育中，随 Hensen's 结的退化伴维甲酸产生逐渐增加。 这种由后向前递减的维甲酸浓度梯度，导致 Hox 基因串 3′ 端的一些基因倾向于表达在菱脑原节的前部，5′ 端的基因倾向于在后部分布；并且在隔室机制的作用下，不同的基因表达范围渐趋限制，与菱脑原节的界限相一致。 过量维甲酸的分泌，可引起 Hox 基因表达部位前移，沿 A-P 轴显示较后部的表型；如果维甲酸不足，则导致相反的效应。 此外，c-maf

原癌基因家族成员 Kreisler 以及锌指基因 Krox-20 也控制 Hox 基因的表达。 在原节内不同的 Hox 基因产物协同作用参与各节获得特定的性状。 个别的 Hox 基因也有单一作用的效应。

四、中脑发育与峡部信号区

中脑与菱脑第一原节结合的峡部（isthmus）是诱导中脑结构重要信息源。 发育中的中脑部分是一个不分节的 A-P 模式。 在峡部表达和分泌 FGF8 和 Wnt-1 信号，通过调节 Engrailed 基因（En1 和 En2）的表达，呈现以峡部为中心向前和向后形成递减的梯度（图 5-4）。

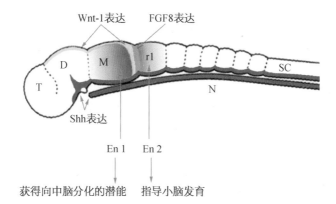

图 5-4　早期中脑模式化中 FGF8、Wnt-1 和 En 基因的分布

注：T：端脑； D：间脑； M：中脑； r：菱脑； SC：脊髓； N：脊索

En1 和 En2 在表达的时间和空间不同。 就功能而言，En1 促进表达区获得向中脑分化的潜能，对中脑的细胞构筑和传入的形成发挥指导作用。 En2 对小脑的发生和发育起指导作用。

五、前脑发育与模式化

最初的前脑泡沿 A-P 可分成反向排列的 6 个前脑原节（prosomerse）。 1～3 原节以后分化为间脑后部，4～6 原节将分化为间脑前部及端脑，间脑前部的腹侧份以后参与发育为下丘脑和基底核。 已知，参与前脑模式化的基因有同源盒基因 Emx、Dlx 和 NKx，配对盒基因 Pax-6（paired box 6），翼旋基因（winged helix gene）BF-1、BF-2 以及 Tbr-1 基因和编码分泌因子的基因 Wnt-3 等。 其中，有些基因在室周带表达，如 Emx 基因在端脑和间脑呈巢状分布，而另一些如 Dlx 和 Tbr-1 的表达局限在套层（mantle zone）。 另外，在前脑原节的交界部有特殊的诱导因子和转录因子的表达，如在 2～3 原节交界部，有条状分布的细胞表达和分泌 Shh（sonic hedgehog）。

端脑中控制发育基因的表达分布较为复杂。 每侧端脑区发育过程中可分为 2 个亚区，分别代表皮质和纹状体的原基，即神经节隆起（ganglionic eminence）。 这两亚区内表达不同的调节基因，背侧表达 Emx-1/2、Pax-6 和 Tbr-1，腹侧表达 Dlx-1/2，通过黏附分化机制相互分离。 随着发育的进展，在各自局限的环境中分化为不同克隆的细胞，并广泛迁移分布于不同的功能区域。 在神经节隆起中，有很多细胞迁入大脑皮质，分化为 GABA 能神经元。 该发育过程受 Dlx 表达调控。

六、脊髓发育与 A-P 轴模式化

在脊髓发育中，在组织原和轴旁中胚层信号的诱导下，Hox 串 5′ 端的基因表达区域沿脊髓的 A-P 轴形成分节，指导局部分化。 A-P 轴的模式化及稳定，可影响 D-V 轴模式化的进行。 在 A-P 轴模式化的作用下，D-V 轴模式化反应能力发生不同的变化，使得脊髓的不同节段产生差异性分化，保证了脊髓不同节段对调节肢体运动的支配神经分布进行有序发育，为日后的运动功能调节奠定结构基础。

第三节 神经管背腹轴的模式化

神经轴前后关系的形成确定了前脑、中脑、后脑和脊髓。 另一类信息系统，诱导神经板 M-L 轴和神经管 D-V 轴模式化。 这类诱导使得 CNS 结构变得更为复杂，例如形成中脑腹侧的黑质、背侧的四叠体。 本节以横截面最为简单的脊髓为主描述相关的机制。

在胚胎的神经板时期，脊髓段横断面可分为中间的基板、两边的底板、再外侧的翼板、成神经管时的背侧中央顶板。 随着发育，脊髓段神经管的腹侧产生 3 类主要的细胞族：腹内侧中部的底板细胞、腹外侧位置的运动神经元和偏向背侧的中间神经元。 在神经管背侧细胞的神经嵴细胞向两侧迁出，而其他的背侧中线形成顶板细胞及几组背侧的神经元，其中有些神经元成熟后有感觉中继作用。 控制背腹模式化的诱导信号 BMP/Shh 最初来自两组非神经细胞：①在神经板中线下方的脊索细胞产生的信号分子指导腹侧细胞类型的形成； ②与神经板两侧相连的表皮性外胚层产生的信号指导神经轴背侧细胞类型的形成。 BMP/Shh 的对背腹轴模式化的诱导作用，贯穿神经轴，尽管在头端的部分机制更为复杂。

一、神经管腹侧的模式化

脊索首先生成诱导信号分子 Shh 分泌蛋白。 Shh 的局部信号作用是诱导中线神经板细胞向底板化分化，并诱导底板细胞合成 Shh（图 5-5）。 Shh 向背侧扩散形成浓度梯度，其远程信号作用是诱导基板生成运动神经元。

1. Shh 控制神经管腹侧细胞模式化的两相作用

（1）Shh 第一相作用：Shh 的早期模式化活性表现为对神经板中线部位细胞某些转录因子的抑制。 当尾侧神经板形成时，神经板的中间和外侧部位的细胞表达含有同源域的转

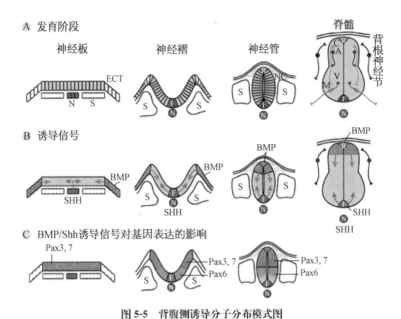

图 5-5　背腹侧诱导分子分布模式图

注：神经板两侧上皮性外胚层的 BMP 信号及脊索 Shh 信号的诱导作用。　N：脊索；　ECT：
上皮性外胚层；　S：体节；　R：顶板；　F：底板；　NC：神经嵴细胞

录因子，包括 Pax3、Pax7、Msx1 和 Msx2 等。　在 Shh 信号系统的介导下，靠近底部中线
的神经板细胞的基因表达被快速抑制，使得这部分神经板呈腹侧化性状，即底板部分获得
能产生底板细胞的潜能，而基板细胞获得向运动神经元和腹侧中间神经元发育。　Pax3 和
Pax7 等基因表达的抑制是腹侧各种细胞型产生的早期需求。　早期的基板细胞如果没有暴
露于 Shh，细胞持续表达 Pax7，以后一旦接受到 Shh 信号，将迅速失去向运动神经元分化
的潜能。

（2）Shh 第二相作用：诱导底板和基板细胞最终分化为底板细胞、运动神经元或腹侧
中间神经元。　若在此阶段阻抑 Shh 信号，将抑制基板细胞向运动神经元分化，而代之产生
腹侧中间神经元。

（3）Shh 的基本信号通路：Shh 与靶细胞膜上的跨膜蛋白 patched 结合，解除了
patched 对另一跨膜蛋白 smoothened 的抑制作用，使得 smoothened 激活下游的信号系统，
锌指转录因子 Gli-1 活化。　Gli-1 既可抑制 Pax3 和 Pax7 等基因表达，又可激活肝细胞核因
子 3β（hepatocyte nuclear factor 3β，HNF3β）patched 等基因的表达，从而发挥 Shh 介导的
神经管腹侧细胞模式化作用。

2. Shh 的浓度分布和扩散机制　Shh 蛋白的前体被酶解产生有生物活性的 N 端片段，
此片段的 C 端被修饰而加上胆固醇分子。　这些疏水性的 Shh-N 片段绝大部分被限制在中
线细胞表面，而那些扩散的 Shh-N 是没有胆固醇修饰的组分。　早期的神经板腹侧化、底
板形成及运动神经元的分化过程中对 Shh 要求的浓度不同，不同潜能的细胞依据其不同的
基因表达状况对不同浓度 Shh 作出不同的反应，从而产生丰富的神经细胞类型。

二、神经管背侧的模式化

背侧神经管细胞分化受到 BMP 信号的诱导调控。 神经板外侧的上皮性外胚层表达 BMP4 和 BMP7。 神经板暴露于 BMP 能导致 Pax 和 Msx 基因表达增加，这与 Shh 的信号作用相反。 在神经管闭合后，一些 BMP（如 BMP4、BMP7 和 Dsl1 等）在背侧不同层面有差异地重叠表达，诱导背侧的细胞获得潜能，在以后背侧脊髓的发育中分化成不同的神经元，参与感觉的中继作用（图 5-5）。

（1）BMP 经典信号通路：BMP 与其受体复合体（BmpR）结合，随后受体复合体中 BmpRII 使 BmpRI 磷酸化，同时导致与受体结合的 Smad（R-Smad）被磷酸化；磷酸化的 R-Smad 与 Co-Smad 形成异源聚合体，进入细胞核调节基因表达。 另外，BMP 还可通过其他通路形成复杂的调控系统。

（2）BMP 的梯度扩散：BMP 通过浓度域值的触发机制诱导背侧细胞在局部产生特定的细胞类型。 BMP 通过细胞之间接力式的传递方式，形成背侧向腹侧递减的浓度梯度。

三、脊髓 D-V 轴的模式化和神经元多元化

在早期，Shh 和 BMP 对脊髓沿 D-V 轴进行模式化诱导，授予各种细胞特性。 随着发育的进行，形成更多特化的脊髓神经元，包括脊髓背角的感觉神经元、侧角的自主神经结构、前角的运动神经元，以及大量不同特性的中间神经元。 运动神经元亚型集合沿纵向形成特征的细胞柱，部分细胞柱沿脊髓 A-P 轴不连续排列。

通常，一个柱内的神经元发出轴突支配一类周围靶。 外侧运动柱神经元支配四肢的肌肉，外侧运动柱神经元又分成不同的细胞池，支配肢体特定的肌肉群。 内侧运动柱的内侧部分支配位于脊柱周围的中轴肌肉，内侧运动柱的外侧部分支配体壁肌肉。

在 D-V 轴模式化过程中，使横断面不同层面有差异地表达同源合基因 Lim 家族成员，以不同成员的组合方式参与 D-V 轴的进一步模式化。 它们与 Hox（在 A-P 轴模式化中的表达基因）一起控制脊髓运动神经元分化，指导运动神经元轴突沿不同的路径寻找特定的肌靶细胞。 因此，神经元的细致表型分化和调整取决于在 A-P 轴和 D-V 轴中的空间位置，并在微环境、细胞间信息交流的影响下完善发育。

第四节　神经干细胞

CNS 的发育涉及多个过程的同步和协调，从胚胎发育到脑结构的形成过程中形成神经元和神经胶质细胞。 多数学者认为，神经元和神经胶质细胞来源于胚胎早期的室管膜神经上皮（neuroepithelium）细胞，这种细胞具有自我更新、多潜能分化成不同神经细胞（神经元、星形胶质细胞、少突胶质细胞等）和强大的迁徙功能。 这类细胞具备了干细胞的特

性，故命名为神经干细胞（neural stem cells，NSC）。现在了解到 NSC 存在于胚胎发育组织和成年脑内，分别称为胚胎神经干细胞（embryonic stem cell）和成体神经干细胞（adult stem cell）。它们分别参与神经系统的正常发育和衰老、损伤与修复以及神经退行性疾病的发生。本节仅讨论 NSC 与神经发育的内容，其他内容请见相关章节。

一、神经干细胞的生物学特性

如前所述，NSC 是脑内神经元和神经胶质细胞产生的源泉，是脑发育和结构形成的基础，是脑功能形成和维持所必需。从胚胎到成年，脑内的 NSC 受到特定时间和空间的信号调控，进行其对称和不对称性分裂，使 NSC 不断地得到扩充（expansion），同时又进一步分化为脑内不同的神经细胞，并沿规定的方向进行迁移，参与脑的正常发育过程。

（一）神经干细胞的分类及其生物学特性

欲了解 NSC 的生物学特性，首先了解干细胞的基本生物学特性。根据干细胞来源不同，可以分为胚胎干细胞和成体干细胞。另外，根据干细胞的分化潜能差异可以分为以下几类：①全能干细胞（totipotent stem cell），这类细胞具有发育成为哺乳动物完整个体的分化潜能；②三胚层多能干细胞（pluripotent stem cell），这类细胞失去了发育成完整个体的能力，但具有分化发育形成来源于内胚层、中胚层和外胚层的所有细胞和组织的潜能；③单胚层多能干细胞（multipotent stem cell，MSC），这类细胞只能分化发育形成来源于同一胚层的细胞和组织的潜能；④单能干细胞（monopotent stem cell）和祖细胞（progenitor cell），这类细胞为分化方向已经确定的中间类型细胞，具有有限的细胞增殖和分化能力，但没有自我更新的能力；⑤前体细胞（precursor cell），这类细胞是未成熟阶段的某类细胞，无自我更新能力，但还具有一定的增殖能力，最终能发育为成熟的终末分化细胞（terminal differentiated cell）。

根据分化潜能分类法，NSC 归属于单胚层多能干细胞。NSC 具有为以下的生物学特性：①NSC 具有自我更新能力，亲代 NSC 通过对称性分裂（symmetric proliferative division），分裂成为两个相同的子细胞，以维持 NSC 自身的存在和数量的扩充，以满足发育的需求。②NSC 通过不对称性分裂（asymmetric proliferative division），产生两个不同的子细胞。其中一个子细胞保持亲代的特征，作为 NSC 保留下来。另一个子细胞则分化成神经祖细胞（neural progenitor）或神经前体细胞（neural precursor），形成特定的神经细胞。③NSC 在分化过程中能不断地迁移到特定脑区，参与新皮质等脑形态学构筑的形成，最终发育成为复杂的 CNS。

（二）神经干细胞的分布

在不同发育时期，胚胎和成体 NSC 的分布不同。

1. 胚胎 NSC 的分布　神经巢蛋白（nestin）是一种细胞骨架蛋白，在 NSC 中表达，通常作为检测 NSC 的选择性标记物。人们发现，在神经板以及神经管的脑室壁周边有大量 nestin 阳性标记的 NSC。在脊椎动物胚胎期神经系统中，NSC 的分布较广泛，包括胚胎大脑皮质、海马、纹状体、嗅球、脑室附近、间脑、中脑、小脑、脊髓等。

2. 成体 NSC 的分布 长期以来，人们一直认为成年脑内不存在神经元再生。 20 世纪 90 年代，Reynolds 等首次报道成年哺乳动物脑内存在神经干细胞。 以后证明在成年哺乳动物及人脑的脑室下区（SVZ）和海马齿状回（DG）脑区均存在 NSC。 在正常情况下，SVZ 和 SGZ 脑区的 NSC 终身增殖、分化和形成新的神经元，并迁移到脑内特定区域，参与新的神经网络的重构。 鉴于此，成年脑内的 SVZ 和 SGZ 区被称为神经发生区（neurogenic regions）。 近来研究证明，在某些刺激或疾病状态下，除神经发生区 NSC 被激活外，非神经发生区（non-neurogenic regions）也发生神经元新生（neurogenesis）/再生（regeneration），这些脑区包括大脑皮质、纹状体、丘脑、脊髓等。 这些新生的神经元可以形成新的轴突和突触联系，并掺入神经网络，这对损伤脑的修复起重要作用。 这些脑区（如纹状体）还存在原位 NSC 样细胞，它们可以诱导分化为功能性神经元。

二、 神经干细胞的分化机制

在脑形成的过程中，NSC 经历了增殖分裂、分化和迁移不同发育阶段。 NSC 发育的不同阶段均受到内源性和外源性机制的调节。 内源性调控是指 NSC 受细胞自身的转录因子及其功能蛋白的调控。 外源性调控则是指 NSC 受所处微环境的调控，包括细胞因子、细胞间相互作用以及细胞外基质等。

参与 NSC 增殖和诱导分化的分子机制十分复杂，参与调节的因子繁多，而且这方面的研究进展又很快，新的因子不断发现。 归纳起来主要包括以下几大类调节因子。

（一）bHLH 转录调控因子家族

碱性螺旋-环-螺旋（basic helix-loop-helix，bHLH）是 NSC 分化过程中的重要转录调控因子，调节 NSC 向神经元分化。 bHLH 转录调控因子家族成员主要有 MASH、XASH、MATH/NEX、HES、NeuroD2-5、神经素 2（Ngn2）和神经素 3（Ngn3）等。 根据它们在神经分化过程中的作用先后，又可分为决定因子（determination factor）和分化因子（differentiation factor）。

1. 决定因子 主要包括 MASH-1、MATH-1、MATH-4A 和 Ngn。 MASH-1 决定神经前体细胞向成熟分化细胞的转化。 Ngn1 和 Ngn2 与 bHLH 蛋白形成二聚体，通过与带正电的 DNA 序列结合，启动特异基因表达，促进 NSC 向神经元分化。 Ngn1 能干扰 CBP/P300/Smad1 复合体与 GFAP 启动子结合，抑制 Jak/STAT 信号通路，促进 NSC 向神经元分化，同时抑制胶质细胞分化。 Mash1 基因的功能与 Ngn 存在互补性。

2. 分化因子 包括 MATH-2 和 NeuroD 等。 NeuroD2 在胚胎发育过程的较晚期才表达，促进神经前体细胞的早期分化反应。

（二）BMP 家族

骨形成蛋白在整个神经发育过程中均表达，促进神经细胞分化。 在 CNS 发育过程中，BMP 作用极其复杂。 总体来说，BMP 的直接作用是促进 NSC 向星形胶质细胞分化。

BMP 也通过对其他因子的调节来促进 NSC 向神经元分化。 在 CNS 发育不同时期以及不同区域，BMP 对 NSC 的分化调节效应也不同。 在发育晚期，位于腹侧区 BMP 抑制神经前体细胞分化为神经元及少突胶质细胞，促进分化为星形胶质细胞。 而相对发育早期，在室管膜区，BMP 上调 bHLH 转录因子家族中的成神经元基因的表达，如 Mash-1、Ngns、NeuroD、noggin 等，从而启动新皮质前体细胞向神经元分化。 另外，在少突胶质细胞分化中，BMP 与 Shh 一起调节转录因子 Olig2 的表达，从而抑制神经前体细胞向少突胶质细胞分化。 而 BMP 通过上调 Id1、Id3、Hes-5，抑制 bHLH 转录因子 Mash-1 和 Ngn 表达，诱导 NSC 向星形胶质细胞分化。

（三）Notch 信号系统

Notch 信号通路对 NSC 分化命运的调节起重要作用。 Notch 调节 NSC 分化方向，该机制的激活抑制 NSC 向神经元分化，促进向胶质细胞分化。 Notch 参与脑发育调节的不同环节，详见下文的相关内容。

（四）Wnt 家族

Wnt 家族蛋白是分泌型糖脂蛋白，已知有 29 种成员。 Wnt 信号通路在 NSC 的自我更新、增殖分裂、定向神经元分化、神经元成熟和突触的形成等神经发育过程起重要作用。 Wnt 信号通路分为经典 Wnt 信号通路和非经典 Wnt 信号通路。 经典 Wnt 信号通路依赖 β-连环蛋白的参与，亦称 Wnt/β-Cat（β-连环蛋白）信号通路。 非经典 Wnt 信号通路不依赖 β-连环蛋白的参与。 根据信号通路的分子不同，非经典 Wnt 信号通路又分为 Wnt-PCP（planar cell polarity）通路、Wnt-Ca^{2+} 通路、Wnt-RTK 通路和 Wnt-FZD（frizzled）通路。

Wnt/β-Cat 信号通路静息时，β-连环蛋白与一组蛋白形成复合体，包括 axin、糖原合成酶激酶（glycogen synthase kinase-3，GSK-3）、CK-1 和 APC。 当 Wnt/β-Cat 信号通路兴奋时，Wnt 蛋白与其受体 FZD 和 LRP5（低密度脂蛋白受体相关蛋白）结合，募集 axin 和 DVL（disheveled）蛋白，使原复合蛋白降解，β-连环蛋白从复合体游离下来并进入细胞核，激活 T 细胞因子/淋巴增强因子-1（T cell factor/lymphoid enhancer factor-1，TCF/LEF-1）相关转录因子，从而调节干细胞的分化。 Wnt/β-Cat 信号通路激活，促进 NSC 表达 Pax6，Ngn2 和 Thr2，使 NSC 分化为神经元祖细胞。 Wnt/β-Cat 对 NSC 的调节效应还受到脑内其他因子的影响，如存在 bFGF 时，β-连环蛋白促进 NSC 的增殖，而无 bFGF 时，β-连环蛋白则促进 NSC 分化。

在非经典 Wnt 信号通路中，Wnt-PCP 通路兴奋参与神经管、细胞形态学和神经细胞的极性形成。 Wnt-7a 通过 PCP 通路，调节皮质 NSC 的分裂方式，对 NSC 自我更新和维持细胞干性起重要作用。 其次，Wnt-7a-PCP 参与神经元的早期和成熟分化，促进神经突触的形成，为脑形态形成和发育起关键作用。 其他几条通路被认为与肿瘤、炎症反应和神经退行性病变有关。 另外，在成年神经发生中，神经前体细胞的增殖和分化也受到 Wnt 信号分子的调节。

（五）细胞因子和生长因子

细胞因子也参与 NSC 增殖、分化的调节。已知，表皮生长因子（EGF）和 bFGF 等促进 NSC 增殖和分化。在发育不同时期，NSC 对 EGF 和 bFGF 敏感性和反应性均不同。FGF 对 NSC 的分化调节呈浓度依赖性，低浓度 FGF 使 NSC 分化为神经元，高浓度 FGF 则使 NSC 向胶质细胞分化。

细胞因子白细胞介素（interleukin，IL）通过激活 JAK-STAT 信号传导途径，诱导 NSC 分化。已知 IL-6、IL-11、白血病抑制因子（LIF）、神经营养因子（neurotropic factor）、睫状神经营养因子（CNTF）、转化生长因子-α（TGF-α）、血小板源性生长因子（PDGF）等均可影响 NSC 分化的过程。NSC 的分化命运不仅受上述分子的调节，还受到 NSC 生存微环境的影响。影响 NSC 命运的微环境包括局部的神经细胞、基质细胞及细胞外基质等多种因素。

第五节　细胞分化归宿与神经元的发生

外胚层细胞分化成神经元和胶质细胞，这一过程依赖细胞间在时间和空间上以特定的方式进行相互作用而实现。在发育的不同时期，细胞内在特性不断发生变化，包括对外界信号的反应性发生改变。同时，发育中的细胞所处环境也在不断变化，包括局部的细胞种类和局部分泌的因子等。在内因和外因的作用下，神经板/神经管细胞最终分化为不同的神经细胞。

一、产生神经元区域的早期规划

早期步骤是产生一个原神经区，区内由获得产生神经前体细胞潜能的小簇细胞组成。这些细胞被诱导表达 bHLH 转录因子家族成员，如原神经基因 Ngn 和 NeuroD 等。Ngn 被认为是早期神经发生的活化子，该基因表达增加将扩大神经细胞分布区，并增加神经元细胞数。

二、Notch 信号机制

在原神经区内并不是所有的细胞都向神经元分化。向神经元的分化有多种信号系统参与，其中有典型意义的是旁抑制信号机制调控神经元发生。该机制中的关键蛋白是细胞表面分布的跨膜蛋白 notch 和跨膜蛋白的配体（如 delta）。最初，在原神经区内细胞表达的 notch 和 delta 是基本相同的。一旦随机地有一个细胞 delta 表达略有增加（如图 5-6 的绿色细胞），它将促进相邻细胞 notch 受体活化（如图 5-6 的灰蓝细胞），notch 胞质段脱落后入核对原神经基因进行调控，使得 delta（图 5-6 的灰蓝细胞）表达下调；这导致原本 delta 表达增加的细胞（图 5-6 的绿色细胞）notch 信号系统的活化减弱。由此，细胞之间产生局部反馈循环，每一次信号循环可放大相邻细胞之间 notch 信号水平的差异。

notch 信号级联调控过程包括：notch 胞质段激活了 bHLH 转录因子 hairless 抑制因子（suppress of hairless）表达，由它激活抑制性 bHLH 转录因子促分裂因子（enhancer of split）的表达，而促分裂因子抑制其他 bHLH 转录因子如 achaete-scute，由此抑制细胞表面的 delta 的表达。最终，notch 高活化细胞（图 5-6 的灰蓝细胞）向神经元分化的机制被抑制，转而向胶质细胞分化。那些 notch 信号不断减弱的细胞（图 5-6 的绿色细胞），细胞表面的 delta 不断增加；notch 信号减弱到一定阈值时激活 NeuroD 等 bHLH 表达，促进其向神经元分化。需要注意的是，抑制 notch 信号会产生更多神经元。这只是表现在局部神经元密度增高，而不会扩大神经元分布范围，原神经区也未见扩展。这一现象说明早期规划神经板的重要意义。

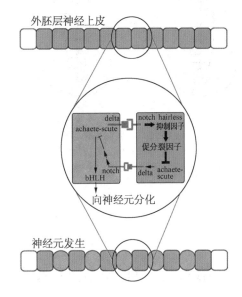

图 5-6 notch 旁抑制信号系统参与神经元发育作用示意图

三、Numb 蛋白

notch 介导的神经发生过程还受到 Numb 蛋白的调控。Numb 与 notch 结合，抑制 notch 介导的信号通路，促进细胞向神经元分化。有些神经前体细胞在进行非对称分裂时，只有一个细胞可以接受 Numb，这些表达 Numb 的细胞发展成为神经元。前面所述的 notch-delta 信号的旁抑制机制决定原神经区内细胞分化为神经元的概率是随机的。然而，神经前体细胞有丝分裂产生的子细胞内携带调节细胞命运蛋白 Numb 可决定细胞的分化方向和归宿。因此，有人认为 Numb-notch 激活是内源性神经元分化的决定机制。

四、神经发生与模式化机制磨合

bHLH 蛋白系统和 notch 信号系统控制的神经元发生机制产生原始神经细胞，而由

Shh/BMP 依赖的信号系统介导的模式化机制，共同参与调节向不同类型神经元分化。

脊椎动物 3 种不同的 bHLH 蛋白（Ngn、Mash-1 和 Math1）在脊髓 D-V 轴上围室周带表达分布互补，而不重叠。 不同的 notch 配基、delta 和 serrate/jagged 也相似地互补表达于室周的亚区中。 Shh/BMP 依赖的信号系统介导模式化，导致 D-V 轴在空间上限制不同区域表达 Pax3、Pax6、Pax7。 bHLH 蛋白与 notch 配基以及 Pax 基因一起控制发育中脊髓内神经元以及亚型的特性形成，其下游机制可能是通过一系列转录因子的相互作用来完成。 多种 Lim 的作用可能是下游机制的一环，如破坏 Isl 功能（一种 Lim 同源域蛋白），将导致不能产生脊髓的运动神经元（图 5-7）。

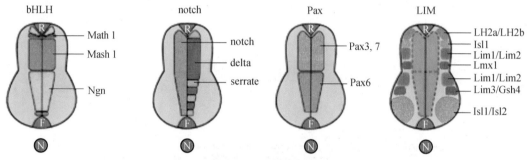

图 5-7　脊髓发育中室周带的背腹亚区形成和早期的神经模式化

注：在神经分化发生时，胚胎脊髓的室周带根据其背腹位的不同，表达不同的 bHLH 蛋白，如 notch 及其配基以及 Pax 基因。 最后受不同室周带信号的作用，神经元表达不同的 LIM 同源域基因。 如运动神经元表达 Isl1,2，背侧中间神经元表达 Isl1，背侧联合神经元表达 LH2a、2b。 神经元在这些基因控制下进一步分化。 R: 顶板；F: 底板；N: 脊索

第六节　神经元迁移

细胞的迁移是神经系统发育的重要事件，伴随整个神经系统的发育过程。 神经细胞迁移的意义一方面是决定特定细胞在相关功能脑区的定位；从发育的角度来看，神经细胞迁移又是分化所必需，在迁移过程中程序性地在不同的环境中获得信号，细化调控最终分化的神经元类型。

一、　神经细胞迁移形式

在神经管形成的早起，细胞有丝分裂增殖的过程就伴随细胞迁移，通常细胞处于 M 期时靠向室管膜，随着分裂进入 S 期则靠向缘层。 以后随着神经管体积的增大、结构的复杂化，神经细胞迁移的步骤包括前导突起（leading edge）延伸、核位移（nuclear translocation or nucleokinesis）、终止与定位、迁移尾端突起的退缩。 迁移主要呈现两种形式，即放射状方向迁移（radial immigration）和切线方向迁移（tangential immigration）。

1. 放射状方向迁移　这种迁移通常需要附着在胶质细胞上，例如大脑皮质的放射状胶质细胞、小脑的 Bergmann 细胞和视网膜的 Müller 细胞，因此也被称为亲胶质性迁移（gliophilic migration）。其次，这种细胞迁移时前部伸出的前导突起以后发育为树突，这种突起的生长也称为树突性生长（dendritic growth）。神经系统的细胞迁移大多是放射状方向迁移，形成大脑皮质的主要细胞层。大脑皮质的迁移还呈现先内后外（inside-out）模式，即后迁移的神经细胞需要跨过前面的细胞，在更外层定位。

2. 切线方向迁移　该类迁移倾向于附着在神经细胞及其突起表面，因此也称为亲神经性迁移（neuronophilic migration）。这些迁移神经细胞的前导突起大多以后发育为轴突。切线方向迁移在脑内也常见，例如前脑腹侧在胚胎期被称为神经节隆起（ganglionic eminence）向大脑皮质的迁移。有时，神经元迁移过程中会使用不同的模式，例如小脑颗粒细胞的迁移，由菱脑唇迁出的颗粒细胞以切线迁移模式先迁至小脑皮质，形成外颗粒层；随后，外颗粒层细胞以放射状迁移的方式，通过 Bergmann 细胞的协助，向小脑的深层迁移，形成内颗粒层，而外颗粒层消失。

二、神经细胞迁移的机制

1. 前导突起的生长　神经细胞迁移是前导突起向特定方向的延伸，与神经突起生长的机制类似（见下文），依赖于多种环境分子的诱导，以及细胞本身受体的表达和细胞内的相关调控系统。在树突性前导突起生长中需要一种肌动蛋白（actin）的结合蛋白 Filamin 参与。在家族性 X 染色体连锁脑室周皮质异位（Family X-linked periventricular heterotopias）疾病中有 Filamin 突变，导致室管膜周围的细胞不能通过放射状迁移模式向大脑皮质表层迁移，不能脱离室周带，在室周形成异常的皮质结构。

2. 迁移　神经细胞的迁移与神经突起生长的本质区别是包含有细胞核的胞体部位的移动。从一些遗传性疾病研究发现几种与该机制相关的蛋白，例如 I 型脑回异常（type 1 lissencephalies）病人中发现有 Lis1 基因突变，而在 X 性染色体连锁的 I 型脑回异常病人中发现了 XLIS（也称 doublecortin，DCX）基因突变。这两种蛋白都参与微管系统的调控，并且 Lis1 还涉及动力蛋白（dynein）的功能调节，因此通过微管系统推送核的移动，参与了神经细胞的迁移。

在迁移的延伸、爬行和尾端回缩过程中，涉及迁移神经元黏附分子与细胞外基质分子或相邻细胞上黏附分子的结合与解结合。细胞表面黏附分子的分布受胞吐和内吞机制的调控。在皮层放射状迁移中，由胶质细胞对神经元的迁移提供引导和支持，神经元表达的星触蛋白（astrotactin）为这种迁移所必需。另外一些分子也直接参与迁移中两类细胞的结合，例如神经元表达的神经调节蛋白（neuregulin）和胶质细胞的 ErbB4 的结合。

3. 终止　迁移的神经元终止信号系统损害也会导致神经元迁移位置的异常。大脑皮质表层的 Cajal-Retzius 细胞分泌蛋白 reelin 就可起终止信号的作用。向表层迁移的神经元，它们的受体 VLDLR/ApoER2 可以感受 reelin 信号，通过包括 Dab1 在内的信号最终影响黏附分子在细胞表面的分布和活性，诱导神经细胞脱离放射状神经胶质细胞提供的轨道而终止迁移。

reelin 突变失活会导致皮质神经元排列模式的颠倒。 这是因为前面的神经元一直滞留在胶质细胞轨道上，后到的神经元只能排列其后，从而不能形成正常的先内后外模式。 目前已发现 reelin 的基因多态性与许多神经系统疾病易感有关。 另外，脑表面的基膜分子中含有限制神经元迁移的基质分子 fukutin，该基因的突变可导致神经元迁移异常，甚至迁出软脑膜。

4. 神经元迁移的早期调控　前脑腹侧的神经节隆起部位早期表达 Dlx1/2 基因，对于该部位 GABA 能神经的发育有决定作用；同时，Dlx1/2 通过调控分子表达介导神经元切线方向迁移，例如上调排斥性分子 slit 的受体 robo，使得神经元感知神经节隆起部位的排斥信号，促进迁移。 因此，脑内的神经元迁移在发育早期就有了规划。

第七节　轴突生长机制

脑的功能运作需要神经元突起通过突触连接形成的网络。 神经突起延伸生长的功能部分称为生长锥。 神经元的极化机制长出轴突，随后生长锥到达其靶位形成突触。 生长锥的靶向性生长有 4 类（接触趋化、化学趋化、接触排斥、化学排斥）信号分子在其中参与主轴的调节。

一、轴突生长的导向

神经细胞伸出轴突至靶位有时需走相当远的距离，该过程有两个特征。 首先，轴突投射过程可以分为一系列短路程，每一短路程可能仅为几个微米的长度。 每一次短过程，神经轴突终止于一些特化细胞（称为轴突的中继靶或选择点），然后接受信息，选择和开始下一个阶段的轴突生长，如此重复向靶区伸展。 中继靶是由一小群称为引导站细胞组成。生长锥一旦与其接触就会减慢生长速度，而形态变得更为复杂具有活跃的伪足，这有利于生长锥感受周围的信息。 第二个特征是在不同的发育时期延伸方式不同。 当胚胎早期，第一批轴突生长时面对的是没有轴突的环境，而以后大多数新生轴突面对的是充满交错的早期投射轴突。 因此许多后发育的轴突常沿着已形成的原有轴突束延伸并在一些特定的选择点，由一个束道转向另一个。

发育中，靶细胞分泌可扩散的化学趋化物质并形成浓度梯度，远距离引导轴突；也有可扩散具远程作用的化学排斥物质如信号素（semaphorins），可推动突起向反方向生长。其次，轴突也能被近距离接触趋化，即通过与细胞表面和细胞外基质内非扩散性分子的直接接触。 多种非扩散性趋化分子可营造一种允许轴突生长附着的空间通道，而其中掺入的接触排斥性非扩散性分子，使得轴突行经空间产生选择性。 轴突的生长在接触趋化与排斥的所谓推拉双重力作用下，沿着一个特定的通道穿行。接触趋化过程对神经纤维的选择性成束也有相似的机制。轴突向前生长时与排斥物质接触后轴突可以转向，也可发生如生长锥的塌陷与回缩等更为剧烈的变化。

二、生长锥

生长锥是神经突起生长的前导运动结构，同时也是一个信号侦测和接收装置。它将环境中的引导线索转化为细胞内信号，以调节细胞骨架，从而决定神经突起的生长方向和速度。生长锥结构上主要有3个部分：①中心部分富含微管、线粒体和其他细胞器；②中心的前部边缘是生长锥的周边部，也称为幔状伪足（lamellipodium），其中有致密的由肌动蛋白组成的微丝纤维网，排列在中心部微管的前部，与指状伪足中的微丝结合在一起；③指状或丝状伪足（filopodium）是幔状伪足上伸出的突起，纵向排列有致密的微丝，在细胞膜上分布有不同类型的信号分子受体和黏附分子，它具有高度灵活的延展性，是生长锥的主要感觉结构。

生长锥在感受信息后，发生停止、前伸、转向、塌陷等反应。生长锥中的张力来源于肌球蛋白对受体耦合肌动蛋白的牵拉。如果伪足与附着物结合牢固，就形成了向前的推动。如果附着力不够，伪足就发生回缩。生长锥在前行的过程中，不断有向前的微丝解聚和聚合以提供新的结构支撑，由微管系统从细胞体转运来物质供给，而胞吐、内吞系统不仅提供了延伸时扩张的膜结构，并更新细胞膜上的受体和细胞黏附分子等功能分子。有研究认为，在有些情况下生长锥的延伸并不需要肌球蛋白的牵拉，例如BDNF诱导的神经突起的延伸。

神经突起的类型包括轴突和树突，它们生长的前导结构都是生长锥，当然长距离延伸的突起一般为轴突。神经元轴突的分化机制还不完全清楚，已知与神经元的极化机制相关联。一个神经元中，PI3K/AKT系统活性最强、GSK-3β活性弱的神经突起将分化为轴突；而由于PTEN的活性较强抑制了PI3K/AKT通路，进而使得GSK-3β激活的突起，将向树突分化。由于GSK-3β通过磷酸化调节微管关联蛋白，它的活性减弱将促进微管的组装和稳定。

另外一个参与轴突形成的系统涉及微丝。增加肌动蛋白解聚因子（actin-depolymerizing factor，ADF）家族的丝切蛋白（cofilin）的活性，可使微丝的稳定性下降，增加解聚和阻止微丝负端的肌动蛋白组装，促进神经突起的延伸并向轴突的分化。因此，几种参与微丝调节的系统都可涉及轴突的分化，例如RhoA-LIMK-丝切蛋白，Rac1、Cdc42-PAK-LIMK-丝切蛋白等。而细胞外的分子作用到神经突起可影响这些信号系统，也对轴突的分化产生影响。

三、引导轴突生长的配体和受体

1. 细胞黏附分子　细胞黏附分子(cell adhesion molecules，CAM)既可作配体也可以作为受体，免疫球蛋白超家族（IgCAM）和钙依赖黏附分子超家族在轴突寻找路径过程中起作用，其中许多成员能够介导同亲和附着（homophilic adhesion），即相同分子之间的附着；而有些成员也能作为异亲和附着（heterophilic adhesion），其配体或受体存在于细胞表面或细胞外基质中。

2. 受体酪氨酸激酶（RTK） 多种 RTK 有调节轴突生长或侵入靶区的作用。脊椎动物 RTK 的最大次家族为 Eph，对应的配体家族是 ephrin，它们都通过一个糖基磷脂酰肌醇（glycosyl phosphatidylinositol，GPI）结构或一个跨膜位点锚定于细胞膜上。有少部分 Eph 受体和配体之间有双向信号传递作用。ephrin 作为接触排斥分子通过对生长锥上 Eph 受体的作用，调节轴突的靶向引导、空间排列和成束。另外，FGF 受体和神经营养因子受体也属 RTK，有调节轴突生长或侵入靶区的作用；神经营养因子受体还在轴突的分支生长方面起调节作用。

3. 细胞外基质分子及其受体 细胞外基质分子（extracellular matrix molecules，ECM)种类很多，分别起到促进或抑制神经纤维的发芽和延长的作用。其中层粘连素（laminin）被认为是允许轴突长入的良好基质。ECM 分子的受体主要是整合素（integrins）、Ig 超家族成员和其他蛋白多糖分子。

4. 神经生长因子（netrin）及其受体 神经生长因子是一个小家族，氨基酸序列包含细胞外基质分子层粘连蛋白 γ 亚基的 N 端。它们能扩散，并通过与细胞表面或 ECM 相互作用调节其扩散的程度。其成员的主要作用是神经营养和通过化学趋向吸引轴突，但有的具有化学排斥的效应而排阻轴突生长。Ig 超家族中 DCC 子家族是神经生长因子介导亲和趋化作用的受体，而 Ig 超家族中的 UNC-5 介导神经生长因子家族 UNC-6 的排斥作用。

5. 信号素（semaphorin，Sema） Sema 是一个细胞表面蛋白和分泌蛋白的大家族，有一个细胞外的 500 个氨基酸左右的保守序列，主要作用是化学排斥，能诱导感觉神经生长锥塌陷，可远距离扩散介导脊髓内感觉神经投射的模式化。Sema I 也起接触排斥作用。Sema 还影响轴突的转向决定，以及突起分支的形成。

总之，在神经系统发育中，生长锥暴露于丰富的趋化信号及排斥信号的氛围之中，生长锥的复杂行为与对不同信号作出各种反应的能力有关，这些反应包括引导相关受体和配体表达及功能活性的改变、骨架系统的动态重塑，以及胞吐和内吞等。图 5-8 归纳了诱导生长锥靶向生长的分子机制。

四、轴突的束化

1. 把轴突拉到一起的分子 CAM 分子能调节细胞之间的黏附，也能调节轴突聚集到一起束化。Fas II 是 IgCAM 的下级成员。胚胎果蝇的 Fas II 阳性轴突，大部分束化为 3 个纵向轴突束。当 Fas II 突变失活，这些轴突就不再束化；而当 Fas II 异位表达时，许多轴突异常束化。

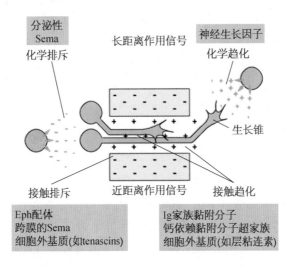

图 5-8　诱导生长锥的靶向性生长导向模式图

2. 把轴突推到一起的分子　CAM 分子介导的轴突延伸受环境的调节，Sema I 是一种以接触排斥方式使基质不利于轴突生长的因子，促使轴突相互结合而束化，在生长中相互依靠。另外，星形胶质细胞表达 Eph 受体的配体 AL-1，AL-1 作为排斥因子通过 Eph 受体促进大脑皮质神经元轴突束化。因此，轴突的束化是趋化与排斥因素共同作用的结果。

3. 去束化的分子　IgCAM 和 NCAM 上共价结合的唾液酸（polysialic acid，PSA）修饰是轴突去束化的调节机制。通常神经束到达靶区后，NCAM 末端上的 PSA 修饰增加。由于 PSA 链上富含的负电荷，所以 NCAM 在轴突上产生一个负电子云，干扰了 NCAM 与邻近 CAM 分子（如 L1/NgCAM）之间的黏附作用，使轴突与轴突之间分离，轴突离开神经束后去寻找靶位（图 5-9）。

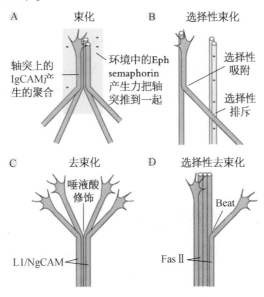

图 5-9　轴突纤维的束化与去束化模式

4. 选择性束化和去束化　选择性束化是指神经纤维选择地进入特定的神经纤维束向前延伸的过程。　神经纤维这种选择性束化通常需要具有互相结合和吸引的特异分子介导来完成。　例如，运动神经元纤维的束化与连接素（connectin）的表达及其相互作用有关。　同时，选择性束化过程还包括选择性避开机制，　这通常需要有排斥效应的分子来完成。　例如线虫的神经束外围有 Wnt5 的分布，其能阻止某些表达 derailed 的神经纤维进入神经束（图 5-9）。

选择性去束化是指从神经束上延伸出去的神经纤维在特定部位离开神经束向靶区延伸的过程。　其机制可涉及两个方面：①这个部位或靶区分泌特异的趋化因子，同时这些神经纤维的生长锥上也表达相应受体，并与这些因子结合，从而吸引神经纤维向靶区延伸；②在靶区特异分子的诱导下，神经纤维分泌排斥神经束的分子，促使神经纤维离开神经束。　例如，分泌型 Beat 蛋白具有抑制多种黏附分子的神经束化作用。　当运动神经纤维到达特定靶区时，部分神经纤维会分泌 Beat 蛋白，使这些神经纤维不再黏附于纤维束，离开纤维束向靶区延伸。

五、靶的选择

成束的轴突一旦到达靶区，去束化，生长锥侵入靶区，然后在那里形成一空间的投射模式，最后再进一步分化为合适的突触模式。　靶区侵入依据路径和靶位产生的信号，如松果体的神经支配，由靶区产生的神经营养因子 3（NT3）控制，而非洲蟾蜍的视神经轴突在顶盖的投射走一条由 FGF 梯度标记的通路。

1. 轴突在局部解剖学上的投射模式化　这方面最成功的研究是视觉系统的投射分布。视网膜上不同部位的节细胞投射到中脑顶盖的不同位置，这种形式的投射依靠顶盖的位置信息和轴突的辨认机制。　所谓的位置信息即诱导轴突生长的趋化因子和排斥因子在 A-P 轴和 M-L 轴上的梯度分布，依据趋化和排斥信息在空间每一点上形成特殊的信号汇总。这个汇总信号可由生长锥识别，作为定点投射的靶点。　不同生长锥表达不同类型的受体，表达量也存在差异，因此，它们的识别能力和反应性也各具特点。

2. 选择精确的靶位　视网膜来的轴突末梢在顶盖平面轴定位后，接着在顶盖中寻找对应的细胞层，这个过程由特异性信号的引导。　已知有神经生长因子、frizzled、连接蛋白和 Fas Ⅲ 等因子参与靶位的精确定位。

第八节　神经环路整合

CNS 神经信息的传递和功能活动是通过神经环路的活动而实现。　在发育过程中神经元之间形成突触，通过突触相互联系而整合成神经环路。　早期的环路形成由分子互相作用来引导，从初期环路形成至成熟，需要形成许多新的突触，同时有些早期突触需要被消退，建立较为稳定的和有功能的神经环路。

一、突触的形成

突触的生长锥与靶位形成接触后，突触前向突触后释放信号诱导突触后结构分化，突触后又逆向传递信号诱导突触前进一步作结构和功能调整。 神经肌接头的突触前和肌纤维突触后结构的成熟正是如此。 在神经肌接头突触形成的初期，运动神经元在不接触肌纤维的情况下，其生长锥处形成类似突触前的结构，包括突触囊泡形成、储存与释放递质ACh；在某些因子作用下，促进形成神经肌接头。 agrin 在该突触形成机制中发挥重要作用。 agrin 可与肌管表面的肌特异性激酶（muscle specific kinase，MuSK）、整合素等蛋白结合，使激活的 MuSK 固定在突触后，通过一系列的信号反应，激活缔合蛋白（rapsyn）表达，由它募集非突触部位的 ACh 受体（AChR）到突触后。

神经和肌纤维还可合成神经调节蛋白，分布到神经肌接头部位与突触后有酪氨酸激酶活性的 erbB 结合，激活的 erbB 进一步调控 AChR 基因表达。 另外，NCAM、神经营养因子、细胞外基质分子层粘连蛋白等在神经肌接头的分化成熟及维持中发挥重要作用。

在 CNS 中，突触的形成机制也包括 agrin-MuSK-缔合蛋白信号分子。 与神经肌接头形成相似，agrin 诱导受体聚集到突触后。 其次，agrin 还促进新的树突性生长锥的生长，参与树突棘分化和维持功能。 另外，agrin 通过调节 Na^+/K^+-ATP 酶活性影响树突棘的电活性，从多个方面调节突触结构和功能的形成。

此外，CNS 的突触形成中还包括 agrin 非依赖性突触形成机制。 已知神经营养因子、细胞黏附分子、细胞外基质分子等均参与突触的形成。 由于 CNS 的突触类型很多，突触形成机制也不尽相同，这导致突触形成机制的复杂性。

二、神经自发性冲动参与神经环路的早期形成

来自有关视觉系统发育的研究结果对神经环路形成的机制有重要的提示。 在感觉传入刺激的影响下，视觉相关神经局部环路也进行解剖学的重排和塑型。 虽然视觉的传入冲动对视觉发育并不是必需条件，但在视觉感受传入以前的早期塑型过程也是神经兴奋性依赖的。 在感光细胞成熟以前，神经节细胞能发出周期性动作电位，随着发育进展，节细胞分化为 on 和 off 细胞，形成不同的周期放电模式，这些放电模式对丘脑外侧膝状体的分层及亚层形成都有着指导性作用。 当然在神经系统的不同区域，其环路重塑机制有所差异。兴奋性依赖的环路重塑取决于不同的冲动波形输入，以及接受信号的突触后神经元对这种波形的感受和反应。 另外，有同步电活动的神经元更易形成突触联系。

谷氨酸和 GABA 分别是成熟脑内兴奋性和抑制性的神经递质。 在发育中，GABA 系统的分化发育较兴奋性的谷氨酸系统更早。 GABA 能突触是脑内最早形成的突触。 在发育早期，未成熟的神经元细胞膜上负责向内转运 Cl^- 的转运体 NKCC1 蛋白的表达很多，而向外转运 Cl^- 的转运体 KCC2 表达较少，导致细胞内 Cl^- 水平远高于细胞外。 当 GABA 受

体兴奋时，引起 Cl⁻ 外流，产生兴奋性突触后电位（EPSP）。 随着发育的进展， NKCC1 的表达逐渐减少，KCC2 表达增加，使得细胞内 Cl⁻ 低于细胞外，GABA 受体兴奋时，引起 Cl⁻ 内流产生抑制性突触后电位（IPSP）。 GABA 这种发育早期的兴奋效应提供了神经发育的需求，以后随兴奋性谷氨酸能神经递质系统的发育完备，谷氨酸和 GABA 受体系统共同参与突触的发育和可塑性。 神经元的兴奋促进神经营养因子释放，可激活 agrin 的突触后形成机制。

三、LTP 与神经营养因子（NT）参与突触可塑性

突触建立以后，突触的活动可以引起突触形态和功能的改变，这种变化称为突触可塑性（synaptic plasticity）。 已知，参与突触发育形成的许多因素均参与突触可塑性的调节。 当给神经元一定条件的刺激，引起突触后快速而持久的电活动增强，被称为长时程增强(LTP)。 LTP 可作为突触可塑性活动的标志之一。 在未出生时丘脑和皮质神经元之间的 LTP 明显，以后 LTP 逐渐减少，这既反应了皮质的成熟，也提示突触可塑性的下降。LTP 引起的突触可塑性一般需要 NMDA 受体的参与。

另外，NT 参与神经突触的可塑性。 它们有很强的促神经细胞分化、促进突触的发育、调节突触的结构和数量的作用。 NT 可作为突触顺向信号促进突触后结构形成，同时作为逆向信号 NT 可促进突触前神经元的发育和重塑。 参与突触可塑性调节 NT 的受体主要包括 trkB、trkC。

第九节　发育神经细胞的死亡

神经系统发育过程中一个引人关注的现象是，神经细胞分化和发育的同时伴随大量的神经细胞死亡。 发育过程中神经细胞的死亡是一种由细胞内特定的基因程序性地表达所引起。 由于发育中细胞的死亡是一个主动过程，受到程序性基因表达的启动调控，因此被称为程序性细胞死亡（programmed cell death，PCD），又称细胞凋亡（apoptosis）。 PCD 存在于神经发育的多个环节，从神经上皮到迁移后的有丝分裂后期细胞，从神经管的形成到神经元与靶区的匹配过程中都有 PCD 的发生。 发育过程中一些不能与靶区形成正确匹配和神经网络的神经元通过 PCD 的方式被清除。 因此，PCD 在神经系统发育中扮演了"雕塑"神经结构和功能的角色，保证神经系统的正常发育。

一、神经细胞存亡的环境

细胞的分化是指单个细胞发育成为一群特定细胞的过程，该过程包括细胞的生化反应和形态学变化。 细胞分化的方向将决定细胞的生存方式，而程序性细胞死亡或凋亡则决定发育过程中细胞的存亡。 决定细胞凋亡取决于两个主要方面。 ①细胞内在或自主选择调

节机制（intrinsic signal or autonomous specification）。在胚胎发育过程中，这类机制启动细胞自身的内在信号决定细胞的命运。②细胞外信号或条件选择性调节机制（extrinsic signal or conditional specification）。这类机制主要由邻近细胞发出各种信号决定细胞的命运。事实上，发育中所有细胞启动凋亡的过程两种机制同时存在。例如，脊髓前角运动神经元，该细胞的分化状态及其存活受到传出神经支配的靶细胞、传入神经以及邻近神经细胞的调节。若人为地破坏传入神经或靶细胞，均可导致脊髓前角运动神经元的数量减少。反之，增加传入神经兴奋性或靶细胞则可减少运动神经元的凋亡。由此可见，细胞的存亡决定细胞自身的条件和邻近的生存环境。然而，即使诱导细胞死亡是邻近环境发生变化所致，就单个细胞而言，导致凋亡还是通过启动细胞自身的内在基因和蛋白表达而发生。因此，人们对神经细胞凋亡的内在调节机制开展了研究。

二、发育中神经细胞死亡的机制

（一）神经营养因子与神经元死亡

早在 20 世纪 40 年代，意大利学者 Rita Levi-Montalcini 发现神经生长因子（nerve growth factor，NGF），并提出 NGF 缺乏介导发育中神经元的死亡过程。在发育过程中，NGF 具有促进神经分化和存活的作用。在交感神经培养实验中，若去除 NGF 后 24 小时内细胞发生凋亡。在发育脑内，靶细胞或邻近胶质细胞分泌的神经营养因子和细胞因子等促进支配神经元的分化和存活，当靶细胞或邻近胶质细胞不能提供足够神经营养因子时，支配靶细胞的神经元发生死亡。

1. 神经营养因子及其受体 神经营养因子（neurotrophic factors，NTF）包括 NGF、脑源性神经营养因子（BDNF）、神经营养素（neurotrophins， NT）NT3 和 NT4/5 等。

NTF 与 RTK 作高亲和力结合发挥作用。这些受体分为 trkA、trkB 和 trkC。NGF 主要与 trkA 结合，BDNF 和 NT4/5 主要与 trkB 结合，而 NT3 则优先结合于 trkC。NTF 与相应受体结合后形成二聚体后被激活，引起受体胞内部分磷酸化，从而激活胞内信号转导通路，调节神经细胞的分化、存活和突触可塑性等功能（详见第四章图 4-3 和图 4-4）。神经营养素类还可与低亲和力 p75NTR 受体等结合。

2. 神经营养因子与神经元死亡 NTF 对神经元的存活至关重要，抑制 NTF 及其受体表达可引起神经元死亡。如 NGF 或 trkA 基因突变的小鼠体内交感神经节缺少，NT3 基因缺失小鼠的交感神经元数大量减少。在 CNS 中，除上述 NTF 参与外，TGF-β、IL-6 及肝细胞生长因子也参与神经元凋亡的调控。

NGF 的剥夺可启动神经元的凋亡程序。最初认为，NGF 是通过对神经元"营养"作用使细胞存活下来。现在了解到，NGF 是通过抑制神经元凋亡过程而实现。在交感神经元培养液中加入 NGF 使细胞存活，反之，撤离 NGF 导致交感神经元死亡。若在撤离 NGF 培养液中加入蛋白质合成抑制剂，则细胞死亡现象消失。这提示 NGF 通过抑制细胞的主动死亡过程使神经细胞存活。另外，p75 和 Fas 等死亡受体也介导了 NGF 介导的凋亡。

（二）神经元凋亡的机制

细胞凋亡存在于脑发育的不同阶段。 细胞凋亡是发育中一个主动过程，也是维持发育内环境稳定的重要过程。 在细胞凋亡的过程中，细胞内发生了一系列生化反应和形态学变化，包括细胞内蛋白酶的合成和启动特异的信号通路，导致细胞核内 DNA 断裂和染色质浓缩、细胞枯萎、凋亡小体形成以及细胞吞噬等过程。 发育中的细胞凋亡没有炎症反应的参与，没有细胞膜破坏，这与细胞坏死明显不同。 凋亡受基因调控，通过激活或动员细胞内一连串的级联反应，最终导致细胞死亡。 参与神经细胞凋亡的调节基因很多，主要包括 bcl-2 家族基因和 caspases 家族基因等。

神经细胞的凋亡现象最早是在发育过程中发现的，以后发现损伤脑内同样存在凋亡。目前已知的凋亡调节信号通路主要是在脑损伤等病理模型上研究获得。 因此，关于神经细胞凋亡的调节因子及相关信号通路，将在本书第十三章详细介绍。 需要说明的是，损伤脑与发育脑的凋亡机制有何异同还有待阐明。

（朱粹青　孙凤艳　邓徐徐）

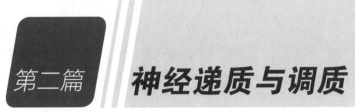

第二篇　神经递质与调质

第六章 兴奋性氨基酸类递质

第一节 谷氨酸能神经元的分布及纤维联系

谷氨酸在哺乳动物的中枢神经系统（CNS）广泛分布，是 CNS 中含量最丰富的一种氨基酸，在人类大脑皮质中高达 $9 \sim 11\,\mu mol/g$。谷氨酸对大脑皮质神经细胞具有强烈的兴奋性作用。作为组成人体生化代谢的氨基酸之一，谷氨酸在脑中参与蛋白质、多肽以及脂肪酸的合成，还参与三羧酸循环（TCA），因此难以区别其代谢作用与递质作用。直到 1971 年，Wofsey 等人用放射性同位素标记方法，在大鼠脑和脊髓的突触体中发现了谷氨酸的高亲和力摄取系统，研究表明谷氨酸储存于突触囊泡，为 Ca^{2+} 依赖性释放。此外，脑内存在谷氨酸受体，并相继发现谷氨酸受体激动剂及拮抗剂。大量功能研究支持谷氨酸是 CNS 中重要的兴奋性神经递质。除了谷氨酸外，天冬氨酸也被发现存在于 CNS，对神经元具有兴奋性作用，本章节不作详细介绍。

一、谷氨酸能神经元的分布

谷氨酸在 CNS 分布不均匀，以大脑皮质、小脑和纹状体的含量最高，脑干和下丘脑的含量较低。在脊髓中，谷氨酸含量明显低于脑内，却存在特异性的分布，其中背根含量高于腹根，背部灰质含量高于腹部灰质。

二、谷氨酸能神经元的纤维联系

1. 大脑皮质的传出性联系 在大脑皮质，谷氨酸能神经元发出的纤维投射至中脑、基底神经节、脑桥等脑区，形成多条投射通路，主要包括：①皮质－纹状体投射，新皮质的纤维投射终止于对侧纹状体；②皮质-伏隔核投射：额皮质的少量纤维终止于伏隔核；③皮质－丘脑投射，皮质发出的神经纤维投射于对侧丘脑内侧核、腹后核、网状核和同侧的外侧膝状体；④皮质－中脑被盖投射；⑤视皮质投射到中脑上丘；⑥皮质－黑质投射，额皮质的纤维终止于黑质；⑦皮质－脑桥投射（图 6-1）。

2. 与海马有关的神经联系 海马富含谷氨酸能神经投射的传入与传出纤维。其中，传入纤维包括嗅皮质的纤维，通过海马下脚终止于海马分子层的颗粒细胞；来自内侧隔核、斜角带核的纤维，直接传入至海马 CA_1、CA_2、CA_3 的锥体细胞。海马的传出纤维大部分发自锥体细胞，少数发自海马多形细胞层的神经元，组成穹窿，终止于外侧隔核、伏隔核、斜角带核、终纹床核和下丘脑乳头体。局部投射由齿状回颗粒细胞发出的轴突穿过多形细胞层进入海马皮质，与海马的 CA_1、CA_2、CA_3 锥体细胞形成突触。 海马另有部分纤维投射至同侧和对侧的海马下脚等处，形成海马回路（图 6-1）。

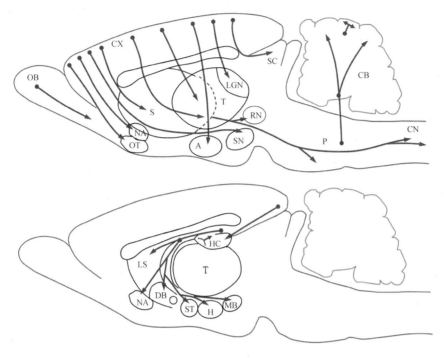

图 6-1　哺乳动物脑内谷氨酸能神经通路

注：上图和下图分别表示皮质传出联系以及海马传出与传入联系。 A：杏仁核；CB：小脑；CN：楔核；CX：大脑皮质；DB：斜带核；HC：海马；H：下丘脑；LGN：外侧膝状体；LS：外侧中隔；MB：乳头体；NA：伏隔核；OB：嗅球；OT：嗅结节；P：脑桥；RN：红核；S：纹状体；SC：上丘；SN：黑质；ST：终纹床核；T：丘脑（引自：Fagg 等. 1983）

3. 其他　嗅球发出的纤维经外侧嗅束止于前梨状皮质；下橄榄核的纤维投射至小脑浦肯野细胞；小脑颗粒细胞发出的纤维终止于浦肯野细胞的树突（图 6-1）。

第二节　谷氨酸的生物转换

一、生物合成和储存

谷氨酸是组成蛋白质的 20 种氨基酸之一，在脑内有其合成的酶系统。 目前已知谷氨酸在脑内的合成主要有以下两条途径。

（1）作为三羧酸循环的一个分支：由 α-酮戊二酸在转氨酶的作用下生成谷氨酸，而这种转氨作用需要维生素 B_6 作为催化剂。 该途径合成所需的时间较长，由于三羧酸循环存在于线粒体中，合成的谷氨酸需要进行运输，因此主要跟代谢作用有关（图 6-2）。

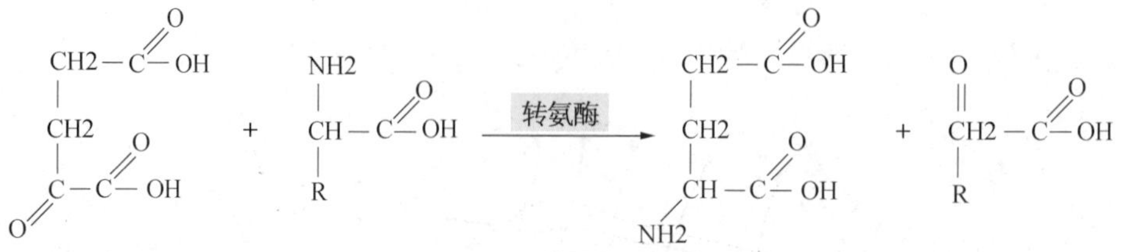

图 6-2　α-酮戊二酸经转氨作用生成谷氨酸

（2）谷氨酰胺在谷氨酰胺酶的作用下水解生成谷氨酸：谷氨酰胺酶可以由胞体运输到突触末梢，因此可以在突触末梢内合成谷氨酸。 该途径是谷氨酸递质合成的主要途径（图 6-3）。

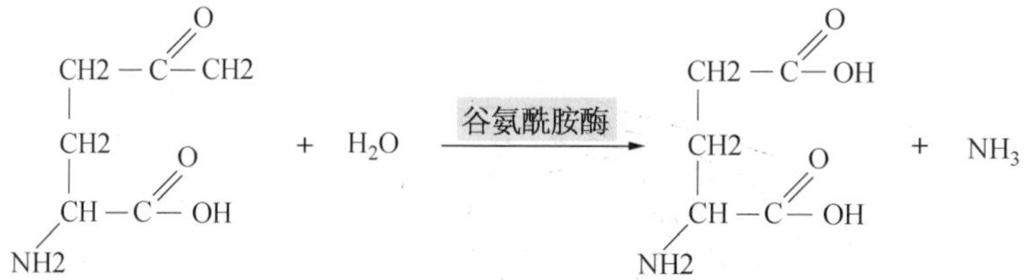

图 6-3　谷氨酰胺经水解作用生成谷氨酸

谷氨酸储存在 CNS 的突触囊泡中，囊泡型谷氨酸转运体（vesicular glutamate transporters，vGluT）依赖 ATP，具有逆浓度梯度的主动转运作用，负责在突触囊泡富集谷氨酸。 目前已经克隆得到 3 种 vGluTs：vGluT1、vGluT2 和 vGluT3。 其中，vGluT1 mRNA 主要分布于大脑皮质、海马及小脑皮质；vGluT2 主要分布于丘脑、脑干以及小脑的一些深部核团；对 vGluT3 的研究相对较少，它在谷氨酸能神经元和非谷氨酸能神经元上均有分布。

二、失活

突触囊泡内的谷氨酸释放到突触间隙后必须被迅速清除，清除的主要方式是重摄取（reuptake）。 根据海马放射自显影的实验结果，^{3}H-谷氨酸被摄入神经元以及神经胶质细胞，被重摄取的谷氨酸一部分被囊泡摄取、存储再利用，另一部分在胶质细胞内被酶解失活。

（一）重摄取

谷氨酸的重摄取是通过突触前膜以及神经胶质细胞上的高亲和力谷氨酸转运体（glutamate transporters，GluT）或称兴奋性氨基酸转运体（excitatory amino acid transporters，EAAT）来完成的。 谷氨酸转运体向细胞内转运一分子谷氨酸的同时伴随着 3 个 Na^+ 和 1 个 H^+ 进入细胞内，以及一个 K^+ 运出细胞外，由此产生内向电流。 自 1992 年以来，先后克隆 5 种 EAAT（EAAT1～5）。 这 5 种 EAAT 都是糖蛋白（表 6-1），由 500～600 个氨基酸残基组成，有 50 %～56 %同源性。 它们的分子结构特征：①相似的疏水模式（8 或 10 个跨膜片段）；②胞内部分有多个磷酸化位点；③胞外有多个糖基化位点；④N 端和 C 端都在细胞内，在 C 端有一大的疏水区，这与其他神经递质转运蛋白不同；⑤在胞质区或跨膜区含有一段保守的 7 肽序列——AA（I/Q）FIAQ，可能与底物结合有关。 EAAT1～2 是胶质型谷氨酸转运体，而 EAAT3～4 则是神经元型谷氨酸转运体。 EAAT1 主要分布于小脑、海马、大脑皮质和纹状体等；EAAT2 主要分布于大脑新皮质、海马和纹状体，是脑内主要的谷氨酸重摄取转运体；EAAT3 主要分布于海马的锥体细胞及神经元的树突等，其主要作用是维持谷氨酸浓度；EAAT4 主要分布于小脑浦肯野细胞的树突和树突棘；EAAT5 主要分布于视网膜（光感受器、双极细胞、无长突细胞和 Müller 胶质细胞）。 除高亲和转运谷氨酸外，EAAT4～5 还具谷氨酸门控 Cl^- 通道功能。

表 6-1 谷氨酸转运体的分类及其特征

特 征	EAAT1	EAAT2	EAAT3	EAAT4	EAAT5
氨基酸残基数	542	574	524	564	560
Km 值(μM)	77	2	15	3.3	64
分布细胞类型	神经胶质细胞	神经胶质细胞	神经元	神经元	神经元，神经胶质细胞
CNS 分布	较局限	广泛	广泛	小脑	视网膜

vGluT 和 EAAT 均参与谷氨酸递质的转运，但它们在分布、与谷氨酸的亲和力以及功能上具有显著的差别（表 6-2）。

表 6-2 囊泡型谷氨酸转运体与谷氨酸转运体的比较

特 征	vGluT	GluT
分布部位	突触前囊泡膜	细胞质膜
亲和性(Km 值)	1.6 mmol/L	2～20 μmol/L
Na^+ 依赖性	无	有
Cl^- 依赖性	有	无
专一性	L-Glu	Glu、Asp 等
生理功能	将谷氨酸摄入囊泡	降低细胞外谷氨酸浓度

（二）谷氨酸的代谢

被神经胶质细胞摄取的谷氨酸经过谷氨酰胺合成酶的作用生成谷氨酰胺，由谷氨酰胺转运体运出胶质细胞。 谷氨酰胺进一步被谷氨酸能神经元摄取，而后在突触前神经末梢经谷氨酰胺酶作用生成谷氨酸（图 6-4），形成神经元和胶质细胞之间的"谷氨酸-谷氨酰胺循环"（glutamate-glutamine cycle）。

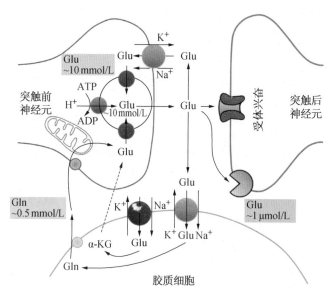

图 6-4　谷氨酸的生物转换示意图

第三节　谷氨酸受体

谷氨酸受体包括离子型谷氨酸受体（ionotropic glutamate receptors，iGluR）和代谢型谷氨酸受体（metabotropic glutamate receptors，mGluR）两个大家族（图 6-5）。iGluR 是配体门控离子通道复合物。根据配体的特性可分为 3 种类型：α-氨基-3-羟基-5-甲基-4-异噁唑丙酸（α-amino-3-hydroxy-5-methyl-4-isoxazolepropionic acid，AMPA）受体、海人藻酸（kainate，KA）受体和 N-甲基-D-天冬氨酸（N-methyl-D-aspartate，NMDA）受体。这 3 种受体由不同的基因家族编码，形成各自的亚基。AMPA 受体与 KA 受体兴奋引起 Na^+ 内流和 K^+ 外流；而 NMDA 受体兴奋引起 Na^+ 和 Ca^{2+} 内流以及 K^+ 外流。近来的研究表明 AMPA 兴奋也可引起 Ca^{2+} 内流。

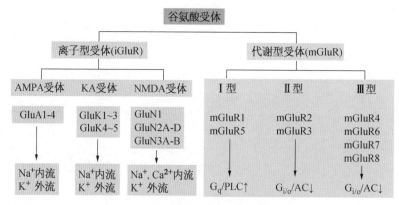

图 6-5　谷氨酸受体的分类

mGluR 属于 G 蛋白偶联受体超家族，与 G 蛋白偶联并介导受体激活的生物学效应。已克隆 8 种 mGluR（mGluR1～8）。 根据序列的同源性、激动剂药理学特性和所介导的信号转导途径，将 mGluR 分为 3 种类型：Ⅰ型，包括 mGluR1 和 mGluR5；Ⅱ型，包括 mGluR2 和 mGluR3；Ⅲ型，包括 mGluR4、mGluR6、mGluR7、mGluR8。

一、离子型谷氨酸受体

（一）AMPA 受体

谷氨酸是 AMPA 受体的内源性激动剂，蛋白磷酸化是 AMPA 受体的主要调节形式。

1. AMPA 受体的分布和化学结构　AMPA 受体广泛分布于 CNS 中，参与兴奋性突触后电位（EPSP）的快反应。 已发现 4 种 AMPA 受体亚基（GluA1～4），由各自的基因编码。 GluA 亚基的二级结构具有以下特征（图 6-6）：①N 端位于细胞外；②C 端位于细胞内，具有 N-乙基马来酰亚胺 - 敏感因子（N-ethyl maleimide-sensitive factor，NSF）和 PDZ 蛋白结合位点；③具有 3 个完整的跨膜区（TM1、TM3 和 TM4）；④TM3 与 TM4 之间形成一个胞外环，与胞外 N 端共同组成配体结合部位；⑤TM2 在膜内形成一个折环（reentrant loop），其 1/4 的疏水片段呈发夹状，构成离子通道的内壁；⑥编码 TM3 与 TM4 之间胞外部分的外显子存在 Flip/Flop 可变剪接（alternative splicing），形成不同的变异体。 AMPA 受体是同源性（homomeric）或者异源性（heteromeric）四聚体复合物。

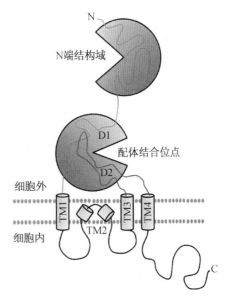

GluA2 决定 AMPA 受体对 Ca^{2+} 的通透性。 缺乏 GluA2 亚基的 AMPA 受体对 Ca^{2+} 具有很高的通透性，而 GluA2 与其他 3 种亚基形成的 AMPA 受体则对 Ca^{2+} 的通透性很低。 这种性质是由 GluA2 的单个氨基酸残基（即 Q/R 位点）所决定。 在 GluA1、GluA3 和 GluA4，此位点均为谷氨酰胺（Q），而在 GluA2 则为精氨酸（R），精氨酸残基的正电特性使其能够阻断 Ca^{2+} 通过。 GluA2 中 Q/R 位点的变化是由 RNA 编辑（RNA editing）作用所致，CAG 密码子编码 Q，其中的腺苷（A）被转换为肌苷（I），而在翻译过程中 CIG 密码子编码 R。 GluA2 的 Q/R 位点还影响 AMPA 受体的单通道传导（single channel conductance）特性以及受体复合物对多胺（包括内源性多胺）及蜘蛛毒素阻断的敏感性。

图 6-6　AMPA 受体模式图

蛋白磷酸化调节 AMPA 受体的活性。 AMPA 受体亚基 GluA1 可被蛋白丝氨酸-苏氨酸激酶（protein serine-threonine kinase）磷酸化，这些激酶包括 PKA、PKC 和 Ca^{2+}/CaMK。 它们均可通过磷酸化 GluA1 细胞内 C 端的不同残基而使该受体活化产生的电流增加。 这种调节可能是参与学习记忆的突触可塑性的一种活性依赖形式。

2. AMPA 受体的调节剂

（1）激动剂：AMPA 受体的内源性激动剂是谷氨酸，而 AMPA 是 AMPA 受体的选择性激动剂。 AMPA 受体激动剂的作用强度为 AMPA＞谷氨酸＞海人藻酸。 激动剂的选择性仅是相对的。

（2）拮抗剂：目前已发现多种 AMPA 受体的竞争性拮抗剂，其中最突出的是 6-硝基-7- 硫氨基苯并（f）喹喔啉-2,3-二酮（NBQX）。 它是一种特异性 AMPA 受体竞争拮抗剂，对其他受体无拮抗作用或作用很弱。 另外，6-氰基-7-硝基喹喔啉-2,3-二酮（CNQX）、二硝基喹酮（DNQX）等均可选择性阻断 AMPA 诱发的反应。 苯二氮䓬类药物如 GYK153655 等是 AMPA 受体的非竞争性抑制剂。

（3）失敏抑制剂：AMPA 可使 AMPA 受体在几毫秒内失敏。 利尿药环噻嗪（cyclothiazide）能够选择性地阻断 AMPA 受体失敏，但不影响 KA 受体。

（二）KA 受体

谷氨酸亦是 KA 受体的内源性激动剂，与 AMPA 受体相似，该受体的活性由蛋白磷酸化调节。

1. KA 受体的分布和化学结构 KA 受体主要分布于海马 CA3 区、皮质和脊髓的 C 纤维。 KA 受体由 5 种亚基（GluK1～5）。 形成同源或异源四聚体。 放射配体研究发现，哺乳类细胞表达的 GluK1、GLuK2 或 GluK3 同源性受体与 $[^3H]$-KA 结合的亲和力为 80～100 nmol/L。 这类受体与之前在大脑膜片中确定的低亲和力 KA 结合位点相一致。 而同源性 GluK4 结合 KA 的亲和力为 4 nmol/L，与大脑的高亲和力 KA 结合位点相符。 由于 GluK4 和 GluK5 缺乏功能性通道，在单独表达时并无活性。 因此，它们可能作为调节亚基，协调 KA 受体的作用。

KA 受体的结构特性与 AMPA 受体类似。 N 端位于胞外；跨膜区 TM3 与 TM4 之间的胞外环和 N 端含有配体结合部位；在 TM1 与 TM3 之间是 TM2，形成一个折环，构成离子通道的内壁。 KA 受体亚基 GluK1 和 GluK2 中也存在经 RNA 编辑产生的 Q/R 位点，但 GluK3 中没有发现。 在 GluK2 的 TM1 区还存在另外两个编辑位点，即异亮氨酸/缬氨酸位点（I/V 位点）和酪氨酸/半胱氨酸位点（Y/C 位点）。

蛋白磷酸化同样调节 KA 受体的活性。 GluK2 可被 PKA 在 Ser684 磷酸化，使具有 GluK2 的受体反应性增加。

2. KA 受体的调节剂

（1）激动剂：KA 受体的内源性激动剂是谷氨酸，而 KA 是 KA 受体的选择性激动剂。 KA 受体激动剂的作用强度为 KA＞谷氨酸＞AMPA。

（2）拮抗剂：CNQX、DNQX 可选择性阻断 KA 诱发的反应，但不能区分反应是 AMPA 还是 KA 诱发的。

（3）失敏抑制剂：KA 可使 KA 受体快速失敏。而凝集素（lectin）、刀豆球蛋白 A（concanavalin A，ConA）可能通过与受体表面的糖链相互作用，不可逆地抑制 KA 受体失敏，但对 AMPA 受体的作用不明显。据此，AMPA 受体与 KA 受体的选择性失敏抑制剂可有效地将这两种受体区分。

（三）NMDA 受体

NMDA 受体的生理特性使其具备重要的整合能力，在许多复杂的生理反应（如调节神经系统发育、参与学习记忆的形成等）中发挥关键性作用。NMDA 受体的生物学特性包括：①与 NMDA 受体偶联的离子通道被 Mg^{2+} 以电压依赖方式阻断，因此 NMDA 受体表现出与其他配体门控性离子通道不一样的特点，即受配体和膜电位双重调节。②NMDA 受体需要甘氨酸作为协同激动剂（co-agonist），具有双配体门控特点。③NMDA受体的单位电导值为 40～50 pS，开放时间约为 2 毫秒，但呈簇状开放，时程达 70～90 毫秒。因此相比于 AMPA 受体，NMDA 受体介导的反应要缓慢得多，有利于突触后神经元进行时间整合。④NMDA 受体对 Ca^{2+} 有较大的通透性，Ca^{2+} 是重要的胞内第二信使，能够激活多种酶，通过不同的信号转导系统产生各种复杂的生理反应。⑤NMDA 受体具有变构调节位点等。

1. NMDA 受体的分布和化学结构　NMDA 受体广泛分布于 CNS，以海马及皮质中最多，纹状体次之。NMDA 受体有 3 种亚基（GluN1～3）。GluN1 存在 8 种剪接体；GluN2 有 4 种类型，即 GluN2A～D；GluN3 包括 GluN3A 和 GluN3B。NMDA 受体由 2 个 GluN1 亚基和 2 个 GluN2 亚基组成或由 2 个 GluN1 亚基、1 个 GluN2 亚基和 1 个 GluN3 亚基组成的异四聚体。有研究证明，GluN1 单独表达就能表现 NMDA 受体所有的药理学特性，但其通道活性较弱；而单独表达 GluN2 则无 NDMA 受体活性。当两个亚基共表达，其活性较单独表达 GluN1 高 100 倍以上。因此，GluN1 被认为是组成 NMDA 受体的必需亚基；而 GluN2 是 NMDA 受体的调节性亚基。NMDA 受体亚基的 N 端具有一个长的胞外片断，C 端在胞内，结构与 AMPA 受体非常相似，几个亚基共同围绕离子通道，与 N 型胆碱受体一样，同属配体门控离子通道受体。NMDA 受体兴奋时，引起 EPSP，胞内 Ca^{2+} 浓度升高可激活胞内信号通路。

NMDA 受体受许多内源性物质的调控。这些物质分别作用于 NMDA 受体的不同部位，以不同的机制和效应调控 NMDA 受体的活性（表 6-3）。其中，甘氨酸和多胺与 NMDA 受体上的相应位点结合可以正性调节受体的兴奋性作用。另外，在许多生理和病理情况下，NMDA 受体可以发生修饰改变，如受体的磷酸化对 NMDA 受体通道产生显著的影响。

表 6-3　内源性和外源性物质对 NMDA 受体的调节作用

内源性物质	单通道电导	通道开放时间	通道开放频率	电压依赖性
Mg^{2+}	−	↓↓	↓	强
Zn^{2+}	↓	↓	↓	弱
甘氨酸	−	−	↑↑	无
H^+	−	−	↓↓	无
非竞争性拮抗剂	−	↓	↓	强
多胺　增强作用	−	−	↑	无
抑制作用	↓	↓		有
氧化剂	−	−	↓	无

2. NMDA 受体的调节剂

（1）激动剂：NMDA 受体激动剂是短链二羧基氨基酸，内源性激动剂有谷氨酸、天冬氨酸、高半胱氨酸和喹啉酸等。NMDA 是人工合成的选择性激动剂。谷氨酸作用于传统结合位点，是哺乳类脑中最强的内源性激动剂；NMDA 的作用比谷氨酸弱 30 倍。

（2）拮抗剂：NMDA 受体的拮抗剂分为竞争性拮抗剂和非竞争性拮抗剂。其中竞争性拮抗剂是通过与谷氨酸竞争结合位点从而阻断其作用。按其拮抗作用的强弱次序排列如下：2-氨基-5-膦酰基庚酸（2-amino-5-phosphonoheptanoic acid，AP-5）、2-氨基-7-膦酰基庚酸（2-amino-7-phosphonoheptanoic acid，AP-7）、β-D-天冬氨酰基氨基甲基膦酸（β-D-aspartyl aminomethyl phosphonic acid，ASP-AM）、β-D-谷氨酰基氨基甲基膦酸（β-D-glutamyl aminomethyl phosphonic acid，Glu-AMP）、γ-D-谷氨酰甘氨酸（γ-D-glutamyl glycine，γ-DGG）、D-α 氨基己二酸（D-α-amino-adipic acid，D-αAA）等。非竞争性拮抗剂大多通过作用于离子通道而发挥作用，如 MK-801 和苯环利啶（PCP）等。这类药物结合于 Mg^{2+} 结合位点或附近，阻断 NMDA 受体通道而行使拮抗效应。

二、代谢型谷氨酸受体

（一）代谢型谷氨酸受体的化学结构

mGLuR 是一类与 G 蛋白偶联的谷氨酸受体。mGLuR 的序列除具备 7 个特征性跨膜区外，和其他各种 G 蛋白偶联受体之间同源性低，独立构成一个 G 蛋白偶联受体家族。mGLuR 的 N 端位于细胞外，有 500 多个氨基酸残基，有谷氨酸结合位点；第 1 和第 3 胞内环高度保守，在 G 蛋白激活过程中发挥重要作用。8 种 mGLuR 可进一步分为 I 型、II 型和III型。I 型（mGluR1 和 mGluR5）主要通过 G_q 蛋白激活 PLC 水解膜磷脂酰肌醇产生胞内 IP3 和 DAG，进一步引起胞内 Ca^{2+} 的变化而发挥作用；II 型（mGluR2 和 mGluR3）以及III型（mGluR4、mGluR6、mGluR7 和 mGluR8）主要通过 G_i 抑制 AC、调节 K^+ 与 Ca^{2+} 通道而发挥作用。mGluR 功能的发挥需要 Homer 蛋白，该蛋白在神经元内合成。Homer 蛋白可以将 mGluR1a、mGluR5b 的 C 端与内质网上 Ryanodine 受体和 IP3 受体相联系，从而调节 I 型 mGluR 的生物学效应。

（二）代谢型谷氨酸受体的调节剂

1. 激动剂　mGluR 的内源性激动剂仍然是谷氨酸，mGluR 的选择性激动剂有 2-氨基-4-磷酰基丁酸（2-amino-4-phosphonobutyrate，L-AP4）、2-（2,3-二羧基环丙基）甘氨酸 [2-（2,3-dicarboxycyclopropyl）glycine，DCG-IV]、反式-1-氨基环戊烷-1,3-二羧酸（trans-1-aminocyclopentane-1,3-dicarboxylate，t-ACPD）等。

2. 拮抗剂　mGluR 的竞争性拮抗剂有针对 I 型受体的 4-羧基苯基甘氨酸（4-carboxy-phenyl-glycine，4CPG）、α-甲基 4-羧基苯基甘氨酸（α-methy-4-carbosy-pheny-glycine，MCPG）和针对 II 型受体的 MCCG、PCCG-4，以及针对 III 型受体的 MAP4（表 6-4）。

随着研究的深入，谷氨酸受体亚型的激动剂和拮抗剂陆续被发现，详见表 6-4。

表 6-4　谷氨酸受体的激动剂和拮抗剂

分　类	基因家族	激动剂	拮抗剂
离子型			
AMPA 受体	GluA1	谷氨酸	CNQX
	GluA2	AMPA	NBQX
	GluA3	KA	GYK153655
	GluA4	5-氟尿嘧啶	
KA 受体	GluK1	（s）谷氨酸	CNQX
	GluK2	KA	LY294486
	GluK3	ATPA	
	GluK4		
	GluK5		
NMDA 受体	GluN1	谷氨酸	D-AP5，D-APV
	GluN2A	天冬氨酸	2R-CPPene
	GluN2B	NMDA	MK-801
	GluN2C		氯胺酮
	GluN2D		苯环利啶
	GluN3A		
	GluN3B		
代谢型			
I 型	mGluR1	1S, 3R-ACPD	AIDA
	mGluR5	DHPC	CBPG
II 型	mGluR2	1S, 3R-ACPD	EGLU
	mGluR3	DCG-IV, APDC	PCCG-4
III 型	mGluR4	L-AP4	MAP4
	mGluR6	1S, 3R-ACPD	MPPG
	mGluR7		
	mGluR8		

第四节 谷氨酸的中枢神经功能

谷氨酸作为 CNS 含量最丰富的一种氨基酸类神经递质，是 CNS 发挥兴奋性作用的最主要递质。 谷氨酸与神经可塑性密切相关，是学习与记忆形成的重要基础。

一、兴奋性突触传递

突触前膜释放的谷氨酸与突触后膜上的 iGluR 受体相互作用，介导快速的兴奋性传递。 在多数 CNS 突触，谷氨酸与 AMPA 和 NMDA 受体结合后开放突触后阳离子通道，产生兴奋性突触后电流（EPSC），使神经元去极化。 后者达到一定阈值即发放动作电位，整个过程仅持续数十毫秒。 在各类 CNS 神经元记录到的 EPSC 都包含两种成分：快速 AMPA 成分和缓慢 NMDA 成分（图 6-7）。 AMPA 受体介导的电流快速产生与衰退；而 NMDA 受体介导的突触反应则较缓慢，有利于突触后神经元进行时间上和空间上的整合。 研究发现介导这两种成分的受体动力学有显著差别：NMDA 受体对谷氨酸的亲和力很高（$K_d = 3 \sim 8$ nmol/L）且解离较慢，引起 NMDA 受体通道的反复开放；而 AMPA 受体对谷氨酸的亲和力很低（$K_d = 200$ nmol/L），解离却很迅速，加上 AMPA 受体激活后迅速进入失敏状态，使其介导的电流反应迅速衰减。

AMPA 受体与 NMDA 受体位于多数兴奋性突触，每个突触 AMPA 受体与 NMDA 受体的数量差异很大，某些突触仅含有 NMDA 受体或 AMPA 受体。 多数 CNS 区域仅存在少量的 KA 受体。 KA 受体在脑内兴奋性突触传递中的作用不大，可能在神经系统发育中起一定的调节作用。

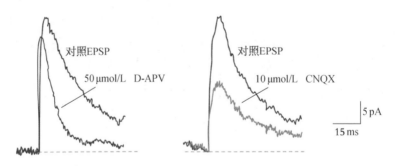

图 6-7 兴奋性突触后电流中的 AMPA 成分和 NMDA 成分

注：D-APV 和 CNQX 分别是 NMDA 受体和 AMPA 受体的拮抗剂。 EPSC 的快速 AMPA 成分和缓慢 NMDA 成分显示在左图和右图中（引自：Nestler 等. 2001）

二、介导突触前抑制

在许多 CNS 区域，Ⅱ型和Ⅲ型 mGluR 位于神经元突触前末梢。 mGluR 激动剂对突触前受体兴奋后能够阻断谷氨酸能和 GABA 能突触传递。 在海马，Ⅱ 型 mGluR 激动剂 DCG-IV 可阻断 CA1 区锥体神经元产生的 EPSP，在大脑新皮质也可见类似现象。 而在谢弗侧支（Schaeffer collateral axons）和 CA1 锥体细胞间的突触传递功能可被 Ⅲ 型 mGluR 激动剂 L-AP4 减弱。 激活 mGluR 能够减少神经递质释放，这可能与突触前末梢上的电压门控 Ca^{2+} 通道受抑制有关。 已发现在一些谷氨酸能突触，mGluR 激动剂可抑制电压门控的 P/Q 型 Ca^{2+} 通道，从而抑制神经递质释放。 因此，mGluR 很可能对多种谷氨酸能神经末梢发挥抑制性自身受体（autoreceptors）功能（图 6-8）。

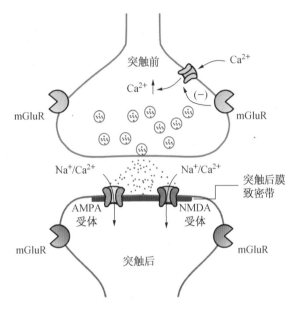

图 6-8　中枢神经系统兴奋性突触传递模式图

三、神经元可塑性

NMDA 受体对二价阳离子特别是 Ca^{2+} 高通透性对细胞功能具有重要意义。 通常，在一些调节机制的作用下（如储存在细胞器内），细胞内 Ca^{2+} 浓度大约维持在 100 nmol/L，NMDA 受体通道开放可使细胞内 Ca^{2+} 浓度短暂升高，达到 mmol/L 水平，激活突触后神经元内多种 Ca^{2+} 依赖性酶，包括 CaMK、钙调磷酸酶、PKC、PLA2、PLC、NOS 和一些蛋白酶，触发一系列生化改变，导致突触强度变化，参与神经系统发育和突触形成，并与神经元可塑性密切相关。

激活 NMDA 受体引起功能持久的突触可塑性（synaptic plasticity）改变。 在哺乳类 CNS 中发现多种形式的突触可塑性，但最为确定的是海马谢弗侧支和 CA1 锥体神经元之间兴奋性突触反应的长时程增强（LTP）和长时程抑制（LDP）。 LTP 与 LTD 反映突触传递效能的持久变化，在体内持续时间可达数周。 LTP 和 LTD 均需要突触后 NMDA 受体的激活以及细胞内 Ca^{2+} 浓度的升高；Ca^{2+} 信号能够进一步激活蛋白激酶或蛋白磷酸酶，参与 LTP 的 Ca^{2+} 依赖性蛋白激酶包括 CaMK Ⅱ 和 PKC，而 LTD 则可能与钙调磷酸酶的优先活化有关。 目前认为 LTP 与 LTD 对突触强度的双向控制是某些学习与记忆形成的机制。

四、神经元毒性

谷氨酸能神经传递在神经元毒性机制中起关键作用。 脑卒中、颅脑损伤和癫痫等疾病引起的脑组织缺血和缺氧以及低血糖均使神经元能量代谢发生障碍，抑制细胞膜 Na^+/K^+-ATP 酶活性，使细胞外 K^+ 浓度明显升高，而 Na^+ 浓度相应降低，导致神经元去极化，引起突触囊泡释放谷氨酸。 细胞外高 K^+ 还能逆转高亲和性谷氨酸转运体的活性，将谷氨酸由突触前末梢胞质内转运至细胞外，引起所谓"不依赖 Ca^{2+} 的非囊泡性释放"，此时细胞外液中谷氨酸浓度高达 $500\,\mu mol/L$，进一步引起兴奋性毒性。 在缺血性脑损伤动物模型中，阻断谷氨酸能神经传递功能的药物具有神经保护作用。

（黄　芳　孙凤艳）

第七章　抑制性氨基酸类递质

γ-氨基丁酸（γ-amino-butyric acid，GABA）和甘氨酸（glycine）是 CNS 中最主要的抑制性递质。GABA 在 CNS 中分布非常广泛，存在于大脑的所有区域，而甘氨酸作为神经递质主要存在于脊髓和脑干。

第一节　γ-氨基丁酸

GABA 的发现已有 100 多年的历史。在 20 世纪 50 年代，已发现 GABA 存在于脑内，功能研究确认 GABA 是 CNS 的抑制性递质，在控制神经兴奋性与信息加工、神经可塑性与神经网络同步化等方面发挥着重要的作用。但在神经系统的发育过程中，GABA 是最主要的兴奋性递质，在一定程度上调控细胞增殖、神经母细胞的迁移和树突成熟。

一、GABA 的分布及纤维投射

在脑内 GABA 的含量比单胺类递质高出 1 000 倍以上，有 20%～30% 的突触以 GABA 为递质。GABA 主要分布于皮质、海马、纹状体、内侧隔核、伏隔核、斜角带、中脑网状结构、黑质、顶盖前区、下丘脑的乳头区、弓状核、脑干中缝核、前庭内侧核、孤束核、脊髓后角的 Ⅰ～Ⅲ 层、中央管周围灰质和前角的背内侧部，以及小脑皮质（包括浦肯野细胞、高尔基细胞、星状和篮状细胞）。

采用 GABA 合成酶-谷氨酸脱羧酶（glutamic acid decarboxylase，GAD）免疫组织化学染色和逆向示踪技术可以观察脑内 GABA 能神经元投射。这些纤维投射包括：①纹状体-黑质投射；②纹状体-苍白球投射；③小脑-前庭外侧核投射；④黑质-丘脑、黑质-上丘投射；⑤隔核、斜角带核-海马和内嗅区投射；⑥下丘脑乳头体-新皮质投射；⑦弓状核-正中隆起投射；⑧丘脑底部-苍白球投射。除此之外，在大脑皮质、小脑皮质、纹状体、丘脑和脊髓等部位的 GABA 能神经元及其纤维还可自成局部环路。

二、GABA 的生物转换

（一）生物合成和储存

1. 生物合成　脑内的 GABA 由谷氨酸脱羧而成。人脑内谷氨酸的含量极高，约为 GABA 的 4 倍，因此 GABA 前体的供应极为丰富。

　　GABA 的合成酶为 GAD，该酶主要存在于脑的灰质中。 大部分脑区中 GAD 的分布与 GABA 相平行。 GAD 合成后，被转运至轴突的末梢。 在神经末梢，GAD 或以游离的形式存在于胞质中，或以膜结合的形式与突触囊泡紧密联系在一起。 GAD 有两种同工酶：GAD65 和 GAD67（按照分子量的大小命名）。 人 GAD65 和 GAD67 分别由基因GAD2 和 GAD1 编码，分别由 585 个和 594 个氨基酸残基组成。 在 GAD67 缺陷小鼠的脑中 GABA 水平显著降低，缺陷小鼠在出生后很快死亡；而在 GAD65 缺陷小鼠的脑中GABA 的水平仅稍微下降，缺陷小鼠表现出自发惊厥，对化学致痫药物的敏感性也大大增加。 由此可见，脑内绝大部分的 GABA 由 GAD67 合成，而 GAD65 能够快速合成GABA，填补突触囊泡以备释放之用。 GAD 需要磷酸吡哆醛（pyridoxal-5'-phosphate，PLP）作为辅酶（图 7-1）。 3-巯基丙酸（3-mercaptopropionic acid，3-MP）和烯丙基甘氨酸（allylglycine）是 GAD 的竞争性抑制剂。 能作用于 PLP 的酰肼类化合物（hydrazides）也是 GAD 的抑制剂。 GAD 抑制剂通过减少脑内 GABA 的含量，引发实验动物惊厥。 可见 GABA 是控制大脑兴奋性的重要因素。

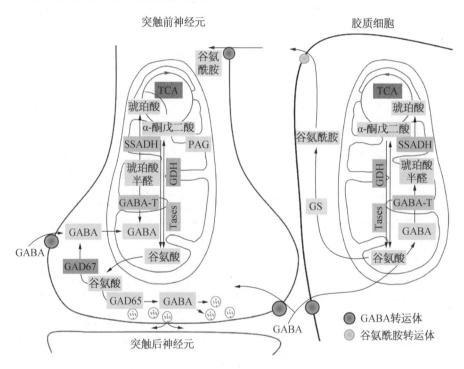

图 7-1　γ-氨基丁酸的生物合成和代谢酶系

　　注：GAD：谷氨酸脱羧酶；PLP：磷酸吡哆醛；GABA-T：γ-氨基丁酸转氨酶；SSADH：琥珀酸半醛脱氢酶；SSAR：琥珀酸半醛还原酶；GS：谷氨酰胺合成酶；PAG：谷氨酰胺酶。 其中 GAD 和 PAG 仅存在于神经元内，而其他酶则在神经元和胶质细胞中均有分布。 TCA：三羧酸循环；Tases：转氨酶；GDH：谷氨酸脱氢酶

　　2. 储存　在神经末梢，GABA 被储存在突触囊泡内。 胞质中 GABA 的浓度仅数个毫摩尔/升，而在突触囊泡内，GABA 的浓度高达数百毫摩尔/升。 囊泡内 GABA 的富集通过囊泡型 GABA 转运体（vesicular GABA transporter，VGAT）的主动运输来实现。 人 VGAT 由 525

个氨基酸残基组成，有 10 个跨膜区（TM）。利用 H^+ 泵产生的质子电化学梯度，VGAT 可将胞质中的 GABA 转运至突触囊泡内。此外，VGAT 还可以转运甘氨酸。

（二）失活

1. 重摄取　GABA 从突触囊泡释放后，首先作用于突触前或突触后膜上的受体。随后细胞外的 GABA 主要通过 Na^+、Cl^- 依赖的高亲和力摄取系统被转运至 GABA 能神经元和神经胶质细胞中，以维持胞外 GABA 的低浓度。小鼠 GABA 转运体（GABA transporters，GAT）有 4 种（GAT-1 ～ GAT-4）。从氨基酸序列上看，这 4 种转运蛋白之间存在近 50% 的同源性。小鼠 GAT-1 由 599 个氨基酸残基组成，有 12 个跨膜区。在转运 GABA 时，2 个 Na^+、1 个 Cl^- 伴随同时进入细胞（图 7-2）。GAT-2 既转运GABA，又转运甜菜碱（betaine）。从分布上来看，GAT-1 在脑内广泛存在，主要表达在神经元上，在胶质细胞上也有少量的表达；GAT-2 和 GAT-3 以外周组织如肝、肾表达为主，而在脑内表达很低，大部分位于脑膜上；GAT-4 在脑内的丰度不及 GAT-1，主要表达在胶质细胞上，少量表达在神经元上。GAT的主要功能是摄取细胞外的 GABA。一些GABA 类似物可以抑制 GAT 的功能，如四氢烟酸、β-丙氨酸、DABA、ACHC、4,5,6,7-四氢异噁唑 [4,5-c]-吡啶酮-3-醇（THPO）、哌啶酸（nipecotic acid）及哌啶酸衍生物噻加宾（tiagabine）等。

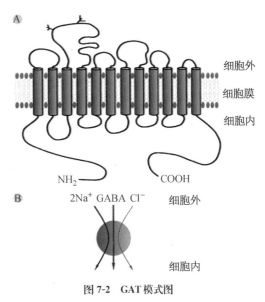

图 7-2　GAT 模式图

注：A. GAT N 端与 C 端位于细胞内，细胞外的大环上有糖基化位点，有 12 个跨膜区；B. GAT的化学计量（stoichiometry），转运 GABA 时，2 个 Na^+、1 个 Cl^- 同时进入细胞

2. γ-氨基丁酸的代谢　GABA 一旦被摄入神经末梢或胶质细胞内被进一步代谢分解。首先经由 GABA 转氨酶（GABA transaminase，GABA-T）脱氨基生成琥珀酸半醛（succinic semialdehyde，SSA）。脱去的氨基主要被 α-酮戊二酸接受，重新合成谷氨酸。琥珀酸半醛经琥珀酸半醛脱氢酶（SSA dehydrogenase，SSADH）氧化生成琥珀酸，进入三羧酸循环，或者经琥珀酸半醛还原酶（SSA reductase，SSAR）还原为羟基丁酸。GABA 的这种合成和分解途径又称为 GABA代谢旁路（GABA-shunt），是三羧酸循环中 α-酮戊二酸到琥珀酸代谢的一条旁路。由于神经胶质细胞中不存在 GAD，谷氨酸经谷氨酰胺合成酶（glutamine synthetase）转变为谷氨酰胺，再由谷氨酰胺转运蛋白运出胶质细胞。在神经元内谷氨酰胺经谷氨酰胺酶（glutaminase）转变为谷氨酸，成为 GABA 合成的前体。GABA-T 和 SSADH 存在于线粒体中。GABA-T 的抑制剂有氨氧乙酸（aminooxyacetic acid，AOAA）、Gabaculine、2-丙基戊酸（valproate）、氨己烯酸（γ-vinyl GABA，vigabatrin）等，因氨己烯酸能够不可

逆地作用于 GABA-T，抑制 GABA 降解，从而提高 GABA 的神经抑制效应，由此成为临床抗惊厥药物。

三、GABA 受体

GABA 通过其受体发挥作用，GABA 受体分为 3 类：$GABA_A$、$GABA_B$ 和 $GABA_C$。$GABA_A$ 受体和 $GABA_C$ 受体属于离子型受体，激活后成为 Cl^-、HCO_3^- 的通道。$GABA_B$ 受体属于代谢型受体，其功能是调节腺苷环化酶的活性、抑制突触前递质的释放和使突触后神经元超极化。

（一）$GABA_A$ 受体和调节剂

1. 受体的结构 $GABA_A$ 受体是 CNS 中分布最广泛的 GABA 受体。$GABA_A$ 受体存在高度的异质性。目前已克隆了 10 多种 $GABA_A$ 受体亚基（如 $\alpha1$-6、$\beta1$-3、$\gamma1$-3、δ、ε、π、θ 等）。$GABA_A$ 受体属于半胱氨酸环配体门控离子通道（Cys-loop ligand-gated ion channels）超家族，由 5 个亚基组成，一般包括 2 个 α 亚基、2 个 β 亚基和另 1 个亚基（γ、δ 或 ε 等），各种亚基的使用频率见表 7-1。2 个 α 亚基能够结合 2 个 GABA 分子（图 7-3）。一些细胞内蛋白，如桥尾蛋白（gephyrin）、$GABA_A$ 受体相关蛋白（$GABA_A$ receptor-associated protein，GABARAP）等，对 $GABA_A$ 受体的运输（trafficking）、聚集（clustering）及功能具有重要的调节作用。不同组合的 $GABA_A$ 受体在 CNS 呈现分布上的不同和对配体敏感性的差异。每个亚基有 450～550 个氨基酸残基，形成含有 4 个跨膜 α-螺旋（TM1～TM4）结构，其中第二个跨膜区（TM2）构成 Cl^- 通道的内壁。$GABA_A$ 受体上具有多个结合和调节位点，如 GABA 位点、苯二氮䓬类位点、巴比妥类药物位点、印防己毒素位点、神经甾体位点、乙醇位点等。

表 7-1　$GABA_A$ 受体的组成、丰度、分布、药理学特性及部分生物学效应

亚基组成	丰度与分布	药理学特性（对苯二氮䓬类敏感性）	生物学效应
$\alpha1\beta2\gamma2$	主要亚基（60%），突触和突触外	敏感	具有调节镇静和抗惊厥活性
$\alpha2\beta3\gamma2$	少数亚基（15%～20%），突触	敏感	具有调节抗焦虑活性
$\alpha3\beta n^*\gamma2$	少数亚基（10%～15%）	敏感	
$\alpha5\beta1,3\gamma2$	少于 5%，突触外（大脑皮质、海马、嗅球）	敏感	具有调节时空记忆功能
$\alpha4\beta n^*\delta$	少于 5%，突触外	不敏感，但对低浓度乙醇敏感	
$\alpha4\beta n^*\gamma$	少于 5%，突触外	不敏感	
$\alpha6\beta n^*\delta$	少数亚基，突触外（仅存在于小脑）	不敏感，但对低浓度乙醇敏感	
$\alpha6\beta2,3\gamma2$	少于 5%，突触（仅存在于小脑）	不敏感	
其他	少于 5%		

* βn 表示 $\beta_{1\sim3}$ 任意组合

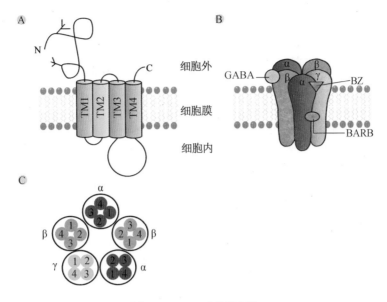

图 7-3　GABA$_A$ 受体模式图

注：A. GABA$_A$ 受体亚基的跨膜示意图，蛋白的 N 端与 C 端位于细胞外，N 端上有糖基化位点。 在细胞内第三与第四跨膜螺旋之间的大环上有磷酸化位点。 B. GABA$_A$ 受体五聚体示意图。 C. 显示 5 个亚单位的第二跨膜螺旋共同构成了 Cl$^-$ 通道。 BZ：苯二氮䓬类；BARB：巴比妥类药物。 此外，GABA$_A$ 受体还有印防己毒素、神经甾体、乙醇等结合位点

2. 受体的作用　GABA$_A$ 受体是一种配体门控离子通道受体，受体激活时开放 Cl$^-$ 通道，Cl$^-$ 的流动方向取决于细胞内外 Cl$^-$ 的浓度。 在大多数成熟的神经元中，K$^+$/Cl$^-$ 同向转运体 KCC2，可以将 Cl$^-$ 运出细胞，维持细胞内低浓度的 Cl$^-$。 因此，Cl$^-$ 的平衡电位（E$_{Cl}$）低于细胞膜电位（V$_m$）。 GABA$_A$ 受体激活后，细胞外 Cl$^-$ 内流，引起突触后膜超极化，由此产生快速抑制性突触后电位（IPSP）。 然而，在 CNS 发育过程中和出生后早期，未成熟神经元的细胞膜上表达 Na$^+$/K$^+$/Cl$^-$ 同向转运体 NKCC1 水平较高，而 KCC2 表达较弱，因而细胞内聚集了高浓度 Cl$^-$。 当 GABA$_A$ 受体激活后，细胞内 Cl$^-$ 外流，引起突触后膜去极化，产生一种兴奋性作用（图 7-4）。 GABA 的兴奋性效应在突触形成、神经系统可塑性等方面具有重要作用。 GABA 从突触前神经末梢释放后，部分溢出至突触外，还有部分突触外的 GABA 来自于神经胶质细胞的胞吐及渗出等。 GABA 与突触外受体（extrasynaptic receptors）作用，产生一种基础性抑制效应（tonic inhibitory effect），也称为突触外抑制（图 7-5）。 GABA 的突触外受体包括 GABA$_A$ 受体和 GABA$_B$ 受体。 α4βδ 和 α6βδ 是突触外 GABA$_A$ 受体的主要类型。 研究还发现突触外 α4β3δ 和 α6β3δ 受体与乙醇作用有关。 位于突触前神经元的 GABA$_A$ 受体还具有调节递质释放的作用。

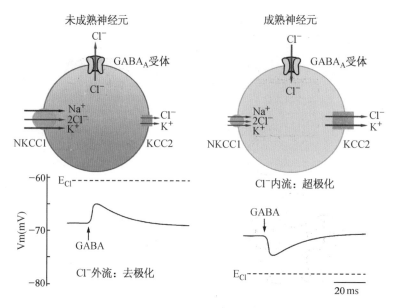

图7-4　Cl⁻浓度与GABA_A受体的效应

注：未成熟神经元的细胞膜上高表达 NKCC1，而 KCC2 表达较弱。当 GABA_A 受体激活后，细胞内 Cl⁻ 外流，引起突触后膜去极化，产生一种兴奋性作用；在成熟的神经元中，KCC2 表达增加，而 NKCC1 表达减少，GABA_A 受体激活后，细胞外 Cl⁻ 内流，产生 IPSP

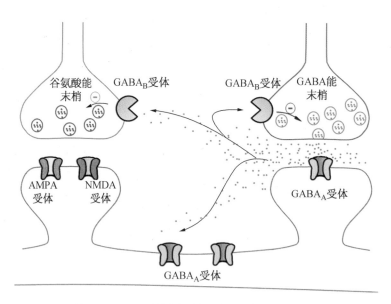

图7-5　GABA 受体突触外抑制与突触前作用示意图

注：GABA 释放后，作用于突触后膜上的 GABA 受体，以及突触前膜上的 GABA_B 受体，抑制 GABA 的释放。在一些情况下，GABA 可以通过扩散溢出突触间隙，激活突触外受体和邻近神经末梢上的 GABA_B 受体，起到基础性抑制和抑制其他递质释放的效应，图中示意抑制兴奋性谷氨酸的释放

3. 受体的调节剂　GABA_A 受体选择性激动剂包括蝇蕈醇（muscimol）、4,5,6,7-四氢异噁唑［5,4-*c*］-吡啶酮-3-醇（THIP）。蝇蕈醇是一种极强的 GABA_A 受体激动剂，比 GABA 的作用强 10 倍以上。但其毒性较大，大剂量的蝇蕈醇可影响其他递质的释放。

THIP 的毒性较蝇蕈醇低，具有镇痛作用。其镇痛作用的强度与吗啡相近，但不能为纳洛酮（naloxone）所拮抗，说明其镇痛效果不是通过阿片受体实现的，而是通过 $GABA_A$ 受体来完成的。蝇蕈醇和 THIP 对 $GABA_B$ 受体的亲和力极弱。

$GABA_A$ 受体的拮抗剂包括荷包牡丹碱（bicuculline）、印防己毒素（picrotoxin）等。荷包牡丹碱作用于受体的 GABA 识别位点，从而选择性地阻断 $GABA_A$ 受体。印防己毒素则直接作用于 Cl^- 通道，使之关闭，是 $GABA_A$ 受体的非竞争性拮抗剂，因其阻断了 GABA 的传递，故有 CNS 的兴奋作用，甚至惊厥。$GABA_A$ 受体的功能受到丝氨酸-苏氨酸类激酶 PKC 和 PKA 的调节，通常 PKC 能抑制 $GABA_A$ 受体的功能，而 PKA 对 $GABA_A$ 受体的调节作用更复杂，视 $GABA_A$ 受体的亚基组成而定。

（二）$GABA_B$ 受体和调节剂

1. 受体的结构 $GABA_B$ 受体是一种 $G_{i/o}$ 蛋白偶联的受体，在突触前膜能通过抑制 Ca^{2+} 通道影响递质的释放；在突触后膜上可通过激活 K^+ 通道，从而使突触后神经元超极化（图 7-6）。在中枢和周围神经系统都存在 $GABA_B$ 受体。人 $GABA_B$ 受体包括 $GABA_BR_1$（包括 $GABA_BR_{1a}$、$GABA_BR_{1b}$、$GABA_BR_{1c}$ 等）和 $GABA_BR_2$。$GABA_BR_{1a}$ 与 $GABA_BR_{1b}$ 在细胞内定位不同且具有不同的功能特性，当 $GABA_BR_1$ 与 $GABA_BR_2$ 形成异二聚体时 $GABA_B$ 受体才具有完整的功能。$GABA_BR_1$ 的胞外部分具有 GABA 结合位点，而 $GABA_BR_2$ 的胞外部分无 GABA 结合位点，但存在调节剂结合位点。$GABA_BR_2$ 的胞内部分与 G 蛋白偶联，激活后影响 K^+ 通道或 Ca^{2+} 通道的开放与关闭。

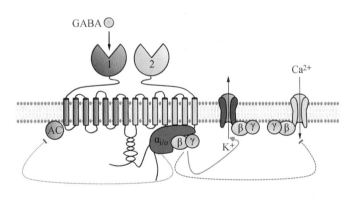

图 7-6 $GABA_B$ 受体模式图

注：$GABA_B$ 受体是由 $GABA_BR_1$ 和 $GABA_BR_2$ 通过胞质内 C 端的盘绕区域（coiled region）形成的异二聚体。蛋白的 N 端很大，并且位于细胞外，$GABA_BR_1$ 的胞外部分具有 GABA 结合位点。$GABA_BR_2$ 的胞内部分与 G 蛋白偶联，激活后，α 亚基能抑制腺苷环化酶的活性，β/γ 亚基可打开 K^+ 通道。在突触前，β/γ 亚基还能抑制 Ca^{2+} 通道

2. 受体的作用

（1）突触前抑制递质的释放：$GABA_B$ 受体分布在脑神经元、脊髓的初级神经元和交感神经末梢上。$GABA_B$ 受体激活后，通过 $G_{i/o}$ 蛋白介导减少 Ca^{2+} 内流，从而减少兴奋性递质（如谷氨酸等）的释放，产生突触前抑制作用。而存在于 GABA 能神经末梢上的

GABA$_B$ 受体，作为一种自身受体，对 GABA 的释放具有调节作用（图 7-6）。

（2）突触后抑制：突触后 GABA$_B$ 受体激活后，同样通过 G$_{i/o}$ 蛋白介导打开 K$^+$ 通道，使突触后膜超极化，引发一种缓慢的抑制性突触后电位。 GABA$_A$ 受体和 GABA$_B$ 受体均参与突触后抑制，通过不同的机制协同调制突触后功能。

3. 受体的调节剂 氯苯氨丁酸（baclofen, p-chlorophenyl GABA）是 GABA$_B$ 受体的选择性激动剂。 而 GABA$_B$ 受体的拮抗剂包括 3-氨基丙磺酸（3-aminopropane sulfonic acid，3APS）、5-氨基戊酸（5-amino valeric acid，5AVA）、法克罗芬（phaclofen）等。

（三）GABA$_C$ 受体和调节剂

1. 受体的结构 GABA$_C$ 受体也是一种配体门控离子通道受体，其结构以及离子的通透性与 GABA$_A$ 受体相似，受体激活时开放 Cl$^-$ 通道，Cl$^-$ 的流动方向则取决于细胞内外 Cl$^-$ 的分布。 已克隆 3 个 GABA$_C$ 受体亚基：ρ1、ρ2 和 ρ3。 通常 GABA$_C$ 受体由 5 个相同或不同的 ρ 亚基组成，而 ρ 亚基与 γ 亚基也可形成有功能的 GABA$_C$ 受体。 GABA$_C$ 受体与 GABA$_A$ 受体不同之处在于：①对 GABA 有更高的亲和力（约比 GABA$_A$ 受体敏感 7～40 倍）；②通道开放较慢而持久；③不易脱敏。 GABA$_C$ 受体主要存在于视网膜和视觉通路，参与视觉功能的调控。 该受体也在脑内的一些区域中表达，如海马、脊髓、上丘、垂体。 目前还有一种观点，将 GABA$_C$ 受体视为 GABA$_A$ 受体的一种亚型。

2. 受体的调节剂 GABA$_C$ 受体选择性激动剂包括反式-4-氨基巴豆酸（trans-4-aminocrotonic acid，TACA）、蝇蕈醇、顺式-4-氨基巴豆酸（cis-4-aminocrotonic acid，CACA）等。 GABA$_C$ 受体的拮抗剂包括 3-氨基膦酸（3-aminopropyl phosphonic acid，3-APA）、3-氨基亚膦酸（3-aminopropyl phosphonous acid，3-APPA）等。

四、GABA 在中枢的生理功能

1. 抗焦虑作用 GABA 的抗焦虑作用与地西泮（苯二氮䓬类）结合位点相关。 GABA 作用于 GABA$_A$ 受体，打开 Cl$^-$ 通道，但又迅速恢复到关闭状态。 巴比妥类药物能够作用于 Cl$^-$ 通道，延长 Cl$^-$ 通道开放的时间，而苯二氮䓬类药物则能增加 GABA$_A$ 受体打开 Cl$^-$ 通道的频率，因而使用巴比妥类和苯二氮䓬类药物均具有抗焦虑作用。

2. 对垂体激素的作用 GABA 对腺垂体和神经垂体的功能具有调节作用。 GABA 能通过下丘脑-腺垂体系统影响各种垂体激素的释放，如通过下丘脑促性腺激素释放因子，使催乳素（PRL）和黄体生成素（LH）的分泌增加；通过抑制下丘脑促肾上腺皮质激素释放因子（CRF）和促甲状腺素释放因子（TRH）的释放，导致促肾上腺皮质激素（ACTH）和促甲状腺素（TSH）分泌减少。 近年的研究发现，GABA 对下丘脑-神经垂体系统可能还存在抑制作用。

3. 与镇痛的关系 GABA 具有镇痛作用。 GABA$_A$ 受体激动剂 THIP、GABA$_B$ 受体激动剂氯苯氨丁酸及 GABA-T 抑制剂 AOAA 等通过脑室或鞘内注射，均能产生镇痛作用。

4. 对摄食的影响 GABA 能够抑制下丘脑摄食中枢,从而抑制动物摄食。

5. 与惊厥的关系 凡是能降低脑内 GABA 能神经传递功能的药物,如 GABA 合成阻断剂(3-巯基丙酸)、GABA$_A$ 受体拮抗剂(荷包牡丹碱、印防己毒素)等都能使动物产生惊厥;反之,提高 GABA 能神经传递的药物,如 GABA 受体激动剂、GABA 转运体抑制剂、GABA-T 抑制剂均可产生抑制效应,减轻动物的惊厥。

6. 与肌痉挛的关系 肌痉挛的发生与中枢 GABA 能神经传递功能的低下有关,GABA$_B$ 受体激动剂如氯苯氨丁酸可减轻肌痉挛。

7. 对大脑发育的作用 在神经系统的发育过程中,未成熟神经元上的 GABA$_A$ 受体激活后,细胞内 Cl$^-$ 外流,引起一种兴奋性作用。 这种 GABA 的兴奋性效应发生在突触形成之前。 GABA$_A$ 受体介导的去极化能够间接地激活电压门控钙通道(VGCC),增加细胞内 Ca^{2+} 浓度。 对于神经母细胞迁移、树突成熟、突触形成等,GABA 还具有营养性作用。 另外,GABA 对神经系统的可塑性、神经网络的建立等也有重要作用,并与成年脑的神经再生相关。

8. 与认知的关系 海马的锥体细胞上表达多种 GABA$_A$ 受体,其中具有 α5 亚基的 GABA$_A$ 受体位于树突的突触外部分。 α5 亚基缺陷小鼠因 IPSP 的减弱而表现学习与记忆的增强。

9. 与精神性疾病的关系 GABA 能系统的异常与多种精神性疾病有关,如精神分裂症(schizophrenia)、自闭症(autism)、抑郁症(depression)、焦虑症(anxiety)以及药物成瘾(drug addiction)等。

10. 参与视觉通路信息的传递和调控 主要由 GABA$_C$ 受体参与。

第二节 甘 氨 酸

甘氨酸在 CNS 广泛分布。 作为共激动剂,甘氨酸是 NMDA 受体激活所必需的,而其抑制性递质的功能则主要体现在脊髓和脑干。

一、 甘氨酸的分布

脊髓中的甘氨酸含量,灰质高于白质,前角高于后角,而背根和腹根的含量很低。 脑桥和延脑的甘氨酸含量非常高。

二、 甘氨酸的生物转换

甘氨酸可以在线粒体内合成。 合成途径:一是在辅酶四氢叶酸(tetrahydrofolate,FH$_4$)的催化下,丝氨酸经丝氨酸羟甲基转移酶(serine hydroxymethy transferase,SHMT)作用生成甘氨酸。 另一途径是乙醛酸(glyoxylate)经丙氨酸 - 乙醛酸转氨酶或

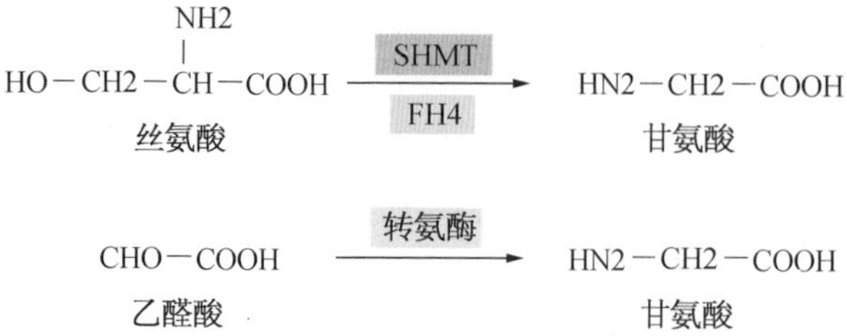

$$HO-CH2-\underset{\underset{NH2}{|}}{CH}-COOH \xrightarrow[FH4]{SHMT} HN2-CH2-COOH$$

丝氨酸　　　　　　　　　　　　　　　　甘氨酸

$$CHO-COOH \xrightarrow{转氨酶} HN2-CH2-COOH$$

乙醛酸　　　　　　　　　　　　甘氨酸

图 7-7　甘氨酸的合成

甘氨酸转氨酶的作用生成甘氨酸（图 7-7）。 在胶质细胞内，SHMT 偶联甘氨酸断裂系统（glycine cleavage system，GCS），将甘氨酸再转变为丝氨酸。 甘氨酸合成后，通过 VIAAT 的作用被储存在突触囊泡中。

甘氨酸的摄取依赖于甘氨酸转运体（GlyT）。 与 GAT 相似，GlyT 包含 12 个跨膜区，N 端与 C 端位于细胞内，蛋白的转运活性依赖于 Na^+ 和 Cl^-。 已经克隆了两类甘氨酸转运体：GlyT1（包括 1a、1b、1c 等）和 GlyT2（包括 2a、2b）。 GlyT2 的特别之处在于其胞内 N 端的长度超过 200 个氨基酸残基。 GlyT1b 转运甘氨酸时，2 个 Na^+、1 个 Cl^- 同时进入细胞；GlyT2a 转运甘氨酸时，3 个 Na^+、1 个 Cl^- 同时进入细胞内，而 GlyT2b 不具有转运甘氨酸的能力。 GlyT2 在神经元上表达，而 GlyT1 则主要在胶质细胞上，它们共同调控甘氨酸能神经元胞外的甘氨酸水平。 此外，GlyT1 还能通过控制谷氨酸能神经元胞外甘氨酸的浓度，影响 NMDA 受体的活性。 肌氨酸和一些脂溶性衍生物都是 GlyT1 的抑制剂，但对 GlyT2a 没有作用。

三、甘氨酸受体

1. 受体的结构　甘氨酸受体（GlyR）属于半胱氨酸环配体门控离子通道。 在 CNS 中主要分布于脊髓和脑干。 GlyR 由 α、β 亚基组成的五聚体，5 个亚基共同组成 Cl^-、HCO_3^- 通道（图 7-8），细胞内桥尾蛋白（gephyrin）参与甘氨酸受体的聚合过程。 新生期，GlyR 是 α 亚基组成的同聚性五聚体；成年后，GlyR 转型成为由 α 和 β 亚基共同组成的异聚性五聚体。 已经克隆到 4 个 α 亚基（$α_{1\sim4}$）和 1 个 β 亚基。 α 亚基和 β 亚基约分别由 420 和 470 个氨基酸残基组成。 与 GABA 相似，在未成熟的神经元上，甘氨酸受体激活后，开放 Cl^- 通道，细胞内 Cl^- 外流，引起突触后膜去极化，产生一种兴奋性作用。 而在成熟神经元中，甘氨酸受体激活后，细胞外 Cl^- 内流，引发突触后膜超极化，产生 IPSP。

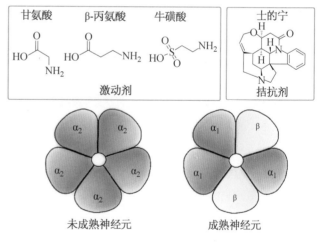

图 7-8　甘氨酸受体及其调节剂

注：甘氨酸受体是同聚性（未成熟神经元上）或异聚性（成熟神经元上）五聚体，中间是 Cl^- 通道

2. 受体的调节剂 除甘氨酸外，甘氨酸受体的激动剂还有丙氨酸、丝氨酸、牛磺酸等。 士的宁（strychnine）、印防己毒素是甘氨酸受体的拮抗剂。 士的宁作用强，且特异性高。 GlyR 受抑制后，可以引起强烈的肌痉挛。

（黄 芳 杨玉芳）

第八章　单胺类神经递质

去甲肾上腺素（norepinephrine，NE；或 noradrenaline，NA）、肾上腺素（epinephrine，E；或 adrenaline，AD）、多巴胺（dopamine，DA）及 5-羟色胺（5-hydroxytryptamine，5-HT；或 serotonin）属于单胺（monoamine）类神经递质，它们的分子结构上都有单个氨基，在脑内的神经元胞体分布、神经纤维投射及生物转换过程也极为相似，共同参与运动、情绪、认知等脑高级功能的调控。

NE、E 和 DA 有 β-苯乙胺的基本结构，且在苯环的 3、4 碳位上有羟基，属儿茶酚胺（catecholamine，CA）类化合物。5-HT 由吲哚和乙二胺组成，属吲哚胺（indolamine）类化合物。

第一节　单胺类神经元在脑内的分布及神经纤维投射通路

单胺类神经元的胞体在特定脑区聚集成簇，其发出的神经纤维则广泛投射于脑及脊髓，并形成交互神经支配，共同构成脑内单胺递质的弥散性调节系统（图 8-1 及表 8-1）。

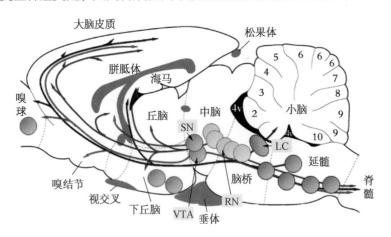

图 8-1　单胺类神经元在脑内的分布及神经纤维投射

注：蓝色圆圈为 NE 能神经元的胞体群；红色圆圈为 DA 能神经元的胞体群；绿色圆圈为 5-HT 能神经元的胞体群。SN：黑质；VTA：腹侧背盖区；LC：蓝斑复合体；RN：中缝核群

表 8-1　单胺类递质神经元胞体在脑内的分布定位

递　质	核　团	分　布
NE	A1、A3、A5、A7	脑桥和延髓的外侧被盖区
	A2	延髓背侧区
	A4、A6	蓝斑下核复合体和蓝斑
DA	A8	红核后区
	A9	黑质致密部（少部分位于黑质网状部）
	A10	腹侧被盖区
	A11	乳头丘脑束的内侧
	A12	下丘脑弓状核外侧大细胞部
	A13	乳头丘脑束的腹内侧
	A14	下丘脑室周灰质内
	A15	下丘脑室周灰质内
	A16	嗅球
	A17	视网膜
5-HT	B1	主要位于中缝苍白核内
	B2	主要位于中缝隐核内
	B3	脑桥和延髓的交界处，大部分位于中缝大核内
	B4	第 IV 脑室底灰质内
	B5	中缝脑桥核内
	B6	脑桥吻端中缝两侧，中央上核及其邻近区
	B7	大部分在中缝背核
	B8	中央上核内
	B9	下丘被盖部内

一、CA 能神经元的分布与纤维投射

儿茶酚胺（CA）能神经元在脑内聚集成 10 余个细胞群（A1～A17），其中，A1～A7 是 NE 能神经元的胞体聚集区域，A8～A17 是 DA 能神经元的胞体聚集区域。

（一）NE 能神经元胞体分布及纤维投射

NE 能神经元的胞体主要集中在脑干的蓝斑核和外侧被盖核。蓝斑核内聚集了脑内 50％ 以上的 NE 能神经元（人类的蓝斑核约有 12 500 个 NE 能神经元，大鼠每侧蓝斑约有 1 500 个 NE 能神经元），位于蓝斑及蓝斑下核的 NE 能神经元（A4 及 A6）发出神经纤维形成被盖背束，上行经脑桥的腹侧和内侧前脑束投射到丘脑（前核、腹侧核、外侧核、内外侧膝状体及外侧缰核），或投射到下丘脑、海马、杏仁核、隔核及大脑皮质的广泛区域。蓝斑发出的神经纤维也可进入小脑，投射到中央核群及小脑皮质，或者下行进入脊髓。

A1、A3、A5 及 A7 位于延髓和脑桥的外侧被盖核，A2 位于延髓背侧，其发出的纤维形成 NE 能神经元的上行腹侧束系统，可投射到前额叶皮质区，或通过小脑上脚的腹侧进入中脑，投射到第三脑室背侧周围、中脑网状结构及下丘脑范围，或下行投射到脊髓。

（二）DA 能神经元胞体分布及纤维投射

成人脑中约有 40 万个 DA 能神经元，其胞体聚集为 10 个细胞群，即 A8～A17。 半数以上的 DA 能神经元胞体位于中脑的 A8～A10，其中以 A9 的黑质致密带和 A10 的腹侧被盖区最多。 其余的则分布在丘脑（A11～A14）、端脑（A15、A16）及视网膜（A17）。

脑内主要有 4 条 DA 能神经元的纤维投射通路：①黑质-纹状体通路，源自 A9（及部分 A8 和 A10）的神经纤维投射到纹状体的尾壳核；②中脑-边缘-皮质通路，源自 A10（及部分 A9）的神经纤维投射到伏隔核、杏仁核、嗅结节、前额叶皮质、前扣带皮质等；③结节漏斗通路，源自 A12、A14 等的神经纤维投射于漏斗和垂体前叶；④下行投射到脑干和脊髓，形成下丘脊髓束。

二、5-HT 能神经元胞体分布及纤维投射

5-HT 能神经元的胞体集中分布在脑干中线附近，聚集为 9 个细胞群（即 B1～B9），形成脑干的中缝核群。 其中，B1～B4 位于延髓，为尾侧核群，B5～B9 在脑桥和中脑，为喙侧核群，主要包括中缝背核和中央上核。

5-HT 神经元的纤维投射至脑和脊髓的广泛区域，其上行腹侧束主要源自 B6 和 B8，之后并入内侧前脑束，与源自蓝斑的 NE 能神经纤维共同组成上行网状激活系统，上行支配脑的几乎所有区域，包括黑质、纹状体、伏隔核、丘脑、下丘脑、杏仁核、海马、隔核、扣带皮质、额叶皮质、顶叶皮质和枕叶皮质等。 其上行背侧束则主要源自 B3、B5 和 B7，投射到中脑导水管周围灰质和下丘脑后区。 B5 和 B6 还可发出纤维经小脑中脚进入小脑，终止于小脑皮质中央核群。 5-HT 的下行纤维束主要源自 B1～B3，B3 发出的神经纤维可直接投射至脊髓后角， B1 和 B2 发出的神经纤维则可投射至脊髓前角和中间外侧核。 5-HT 的下行投射通路主要参与运动、痛觉以及自主功能的调制。

第二节　中枢单胺类神经递质的生物转换

一、生物合成

（一）合成过程

NE 及 DA 的生物合成过程相似。 在酪氨酸羟化酶（tyrosine hydroxylase，TH）的催化下，神经元胞质中的左旋酪氨酸（L-tyrosine，L-Tyr）被羟基化为左旋多巴（levodopa，L-DOPA），随后，左旋芳香族氨基酸脱羧酶（aromatic L-amino acid decarboxylase，AADC）催化 L-DOPA 的脱羧反应，形成 DA。 在 DA 能神经元中，合成的 DA 随后被摄入囊泡内储存，而在 NE 能神经元中， DA 可在囊泡内多巴胺 β 羟化酶（dopamine β hydroxylase，DβH）的催化下再次羟基化，最终形成 NE（图 8-2A）。

5-HT 的生物合成以神经元胞质中的左旋色氨酸（L-tryptophan，L-Trp）为前体，在色氨酸羟化酶（tryptophan hydroxylase，TPH）的催化下形成 5-羟色氨酸（5-hydroxytryptophan，5-HTP），然后在 AADC 的催化下脱羧形成 5-HT（图 8-2B）。

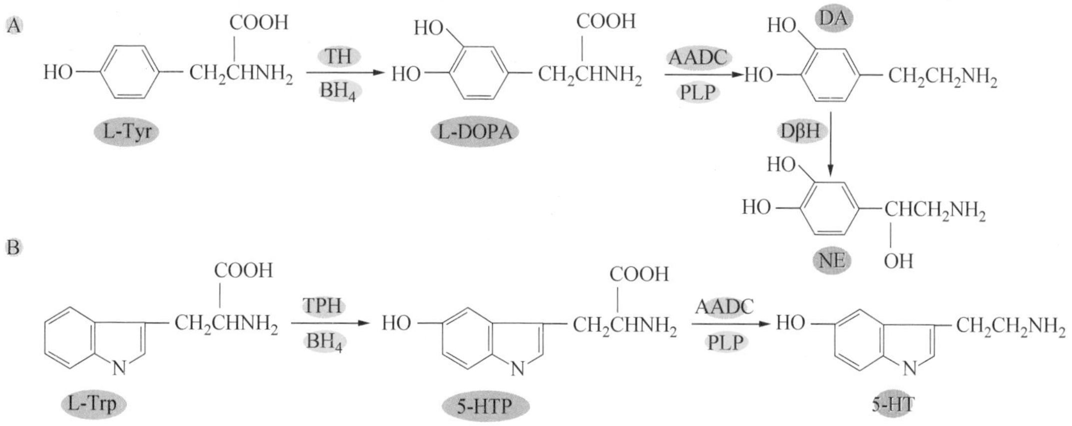

图 8-2　单胺类递质的生物合成过程

注：DA 及 5-HT 在神经元的胞质内合成，DA 进入 NE 能神经元的囊泡中进一步合成 NE。绿色为合成所需催化酶，黄色为合成所需辅酶，浅蓝色为合成所需底物或者中间产物

（二）影响合成的因素

1. 底物水平的影响　脑内 L-Tyr 的浓度很高，在生理条件下约有 80% 的 TH 分子被 L-Tyr 饱和，因此，外源补充 L-Tyr 并不能显著促进中枢 CA 的合成。L-DOPA 是 CA 类递质合成的中间产物，也是 AADC 的底物。由于 AADC 催化活性高，脑内 L-DOPA 的含量极低，外源补充 L-DOPA 可以显著增加脑内 CA 的合成水平，现为帕金森病的临床治疗药物。

L-Trp 是 5-HT 合成的底物。生理条件下，TPH 对 Trp 的亲和常数 Km（50 μmol/L）远大于脑内 Trp 的浓度（10～30 μmol/L），补充 Trp 的含量可以显著促进脑内 5-HT 的合成（脑内 Trp 水平增加 1 倍能使 5-HT 含量升高 20%～30%）。Trp 是非必需氨基酸，血浆中游离的 Trp 可依赖于内皮细胞膜上氨基酸转运体（large neutral amino acids transporter，System L 或 LAT）的主动转运进入脑内。由于 LAT 还可转运其他 LNAA（如苯丙氨酸、亮氨酸、异亮氨酸、缬氨酸等），因此，血浆中 LNAA 的增减可直接影响 Trp 的转运，进而影响 5-HT 的合成。碳水化合物通过刺激胰岛素的分泌而促进血浆中其他的 LNAA 被吸收到外周组织中，增加 Trp 在血浆中的相对浓度，间接促进其转运入脑，因此，高碳水化合物的饮食可增加脑内 5-HT 的含量。电刺激、应激以及某些药物如水杨酸钠、吲哚美辛（消炎痛）等能与 Trp 竞争血浆蛋白的结合位点，增加血浆中游离型 Trp 的含量，亦可促进其向中枢的转运。5-HTP 是 5-HT 合成的中间产物，饮食中补充 5-HTP 也可以显著提高脑内 5-HT 的水平。

2. 合成酶活性及水平的影响

（1） TH：为依赖于吡啶的单加氧酶，与苯丙氨酸羟化酶（phenylalnine hydroxylase）和 TPH 同属于芳香族氨基酸羟化酶（aromatic amino acid hydroxylase）家族，以四氢蝶呤（tetrahydrobiopterin，BH_4）为辅酶，Fe^{2+} 和 O_2 为辅因子。 TH 是 CA 类递质合成中的限速酶，其在神经元内含量较少，合成速度及催化活性均弱于 AADC，且仅催化 L-tyr 羟基化，具有较强的底物专一性。

TH 蛋白为同源四聚体，每个亚基均含有 3 个结构域，其调节结构域为 N 端的约 150 个氨基酸残基，含多个 Ser 位点，通过磷酸化和去磷酸化调节酶活性；其催化域为酶蛋白中间 300 个氨基酸残基，含有可与底物及 BH_4 结合的活性部位，其中的两个 His 残基和一个 Glu 残基可与 Fe^{2+} 形成非共价结合；其 C 端为一个短 α-螺旋结构，帮助亚基聚合为四聚体（图 8-3）。 人 TH 基因有 4 个可变剪切位点，分别对应于 $hTH_{1\sim4}$ 的四种 TH 蛋白。

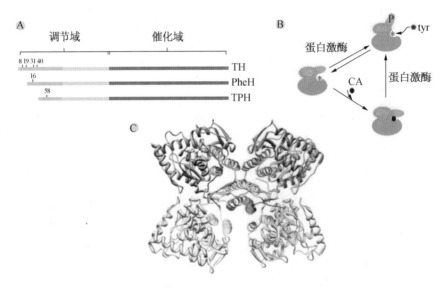

图 8-3 TH 的结构与作用模式图

注：TH 与 PheH、TPH 同属于芳香族氨基酸羟化酶家族，其 N 端含数个 Ser 残基（图 A）。 TH 可能具有 3 种构象（图 B）。 当调节域的 Ser 残基被蛋白激酶磷酸化后，TH 构象转成活化态，促进底物 tyr 与活性中心（红色＊）的结合。 当 NE 或者 DA 等底物分子与活性中心结合时，TH 构象改变为抑制态，阻止 tyr 的结合，蛋白激酶可解除底物抑制。 图 C 示 TH 亚基通过 C 端的 α-螺旋聚合为四聚体。 图 A 及 B 中，蓝色代表催化结构域，黄色代表调节结构域中的保守序列，绿色代表调节结构域中的可变序列。 ＊：TH 的活性中心；TH：酪氨酸羟化酶；PheH：苯丙氨酸羟化酶；TPH：色氨酸羟化酶

蛋白激酶/磷酸酶可快速调节 TH 的酶活性。 已发现 N 端的多个位点（Ser^8，Ser^{19}，Ser^{31}，Ser^{40}）可被 PKA、PKC、Cdk5、ERK1/2、CaMKII、MAPKAPK-2 等蛋白激酶磷酸化，通过改变 TH 的构象而活化 TH（表 8-2）。 这些磷酸化位点中，Ser^{40} 的磷酸化可增加 TH 与 BH_4 的亲和力，降低与 CA 的亲和力（如，与 DA 的亲和力下降约 300 倍），从而解除 CA 类分子对 TH 的底物抑制（CA 的结合位点可能与 BH_4 的结合位点重合，而与底物 L-tyr 的结合位点不同）。 其余位点的磷酸化则可能并不直接影响 TH 的酶动力学

特性，而是调控 Ser^{40} 的磷酸化水平，例如有实验发现 Ser^{19} 被 CaMKII 磷酸化可促进该激酶对 Ser^{40} 的磷酸化，而且 Ser^{19} 位点仅在 TH 与 14-3-3 蛋白形成复合体时才能被磷酸化，提示 TH 的多个 Ser 位点对 TH 活性的调控机制复杂。

表 8-2　蛋白激酶对 TH 的磷酸化及活性的影响

激　酶	Ser 位点	作　用
PKA	40	减轻 CA 类分子对 TH 的负反馈抑制
ERK1/2	31（少部分 8）	增加 TH 活性
MAPKAPK-2	40（少部分 19）	减轻 CA 类分子对 TH 的负反馈抑制
Cdk5	31	尚不清楚
CaMKII	19（少部分 40）	增加 TH 活性
PRAK	19	增加 TH 活性

近来实验还发现，在超氧化物或者 NO 存在时，TH 的数个 tyr 位点和 Cys 位点可分别被硝基化和巯基化修饰。

长期慢性应激或者药物干预可导致 TH 的含量变化。 TH 基因转录启动子中含有 CRE、GRE、AP-1 和 NF-κB 的结合位点，在神经元胞体中，TH 基因可在表观遗传、转录或翻译的多个层面受到调控。

TH 蛋白在神经元胞体内可与多种蛋白形成复合体，包括 14-3-3、α-synuclein、PP2A、AADC、VMAT 等，推测与 TH 蛋白在胞体内的定位、去磷酸化、合成 DA 等活动相关。

TH 活性也可被工具药抑制。 α-甲基（对位）酪氨酸（α-methyl-p-tyrosine）是底物 L-tyr 的结构类似物，可在几个步骤上干扰合成：①与底物 L-tyr 竞争 TH 的结合位点，减少 CA 的合成。 ②被 TH 催化产生 α-甲基多巴，为 L-DOPA 的类似物，并可被 AADC 催化，形成"伪递质"。 因此，该抑制剂可引起脑内 CA 的耗竭。

（2）TPH：是影响 5-HT 合成的限速酶，特异性存在于 5-HT 能神经元内，含量较少，催化活性相对较低。 TPH 与 TH 同属于芳香族氨基酸羟化酶家族，以 BH_4 为辅酶，Fe^{2+} 和 O_2 为辅因子。

TPH 基因位于不同的染色体上，分别形成 TPH1 和 TPH2 蛋白。 人 TPH1 和 TPH2 蛋白的氨基酸序列有 ～71% 的同源性，在 N 端的调节域上有较大差异。 TPH1 主要在外周神经系统及松果体中表达，参与外周 5-HT 的合成，而 TPH2 在中缝核和腹侧被盖核的 5-HT 能神经元中含量丰富，是脑内 5-HT 的主要合成酶。

TPH 活性或者含量的变化显著影响 5-HT 的合成。 与 TH 相似，TPH 的 N 端有 Ser 位点，可被 PKA、CaMKII 等激酶磷酸化，活化 TPH；而长期慢性应激或者药物干预则可导致 TPH 的含量变化。 研究发现，TPH2 基因与抑郁症、自杀、双向情感障碍等精神疾病密切相关，抑郁症患者中缝背核中 TPH2 的含量有明显升高。 由于 TPH 是对氧不稳定的酶，NO 或其他氧自由基均可能使其失活，因此氧化环境的变化可极大影响其催化活性。

常用的 TPH 抑制剂有对氯苯丙氨酸（para-chlorophenylalanine，pCPA）。 6-氟色氨酸（6-fluotryptophan)和对氯苯丙胺（p-chloroamphetamine，PCA）也是 TPH 的抑制剂。PCA 的作用可维持 4 个月以上，除抑制 TPH 外，还可被重摄取入 5-HT 能神经末梢，促进5-HT的释放，并抑制其重摄取，使末梢内 5-HT 逐渐耗竭。

（3）AADC：多巴脱羧酶与 5-羟色氨酸脱羧酶均属于 AADC。 AADC 广泛存在于CNS 中，以磷酸吡哆醛（pyridoxal-5-phosphate-monohydrate，PLP，维生素 B6）为辅酶，催化左旋芳香族氨基酸脱羧基。 AADC 在神经元胞质内含量多，酶活性高，其催化的脱羧反应速度远快于 L-DOPA 或者 5-HTP 生成速度，故 CNS 内源性的 L-DOPA 及 5-HTP 含量极少。

AADC 缺乏会使单胺类递质的合成下降，导致运动和认知障碍等严重的神经代谢疾病。 DOPA 或者 5-HTP 的结构类似物可竞争性抑制 AADC 的活性。 AADC 的不可逆抑制剂有 α-氟甲基多巴（α-fluoromethyl dopa）、α-氟甲基对位酪氨酸（α-fluoromethyl-p-tyrosine）和 α-二氟甲基多巴（α-difluoromethyl dopa）等，其可逆性抑制剂有 α-甲基多巴（α-methyl dopa）、苄丝肼（carbidopa）等。

（4）DβH：特异性存在于 NE 能和 E 能神经元的囊泡内，催化囊泡内的 DA 合成NE。 DβH 底物专一性较低，为含 Cu^{2+} 的蛋白质，需要维生素 C 和富马酸（fumaric acid）作为辅因子。 能与 Cu^{2+} 结合的药物如双硫醒（disulfiram，antabuse）可抑制此酶的活性。

二、储存

（一）单胺类递质的囊泡

单胺类神经递质在神经元胞质中合成后，绝大多数被囊泡摄入并储存，以避免其游离在胞质内被线粒体膜上的单胺氧化酶（monoamine oxidase，MAO）降解。

储存单胺类递质的囊泡在电镜下呈致密中心，按其大小可分为大囊泡和小囊泡，大囊泡多在轴突和末梢，而小囊泡几乎全部集中于末梢（即突触囊泡）。 单胺递质的囊泡内除含有相应的神经递质外，还有嗜铬颗粒蛋白、ATP、神经肽以及 H^+、Mg^{2+}、Cl^-、Ca^{2+} 等物质。 此外，NE 囊泡含有 DβH 和少量 DA，无 D-NE，而 DA 囊泡中有少量 L-NE 或 D-NE。

（二）囊泡单胺转运体的主动摄取

囊泡内单胺递质的浓度远高于胞质，胞质内游离的单胺类递质可被囊泡膜上的囊泡单胺转运体（vesicular monoamine transporter，VMAT）逆浓度梯度主动摄取。

VMAT 属于主要协同转运蛋白超家族（major facilitator superfamily，MFS）及溶质载体转运亚家族（solute carrier family of transporters，SLC），与 VAChT 同为 SLC18 转运蛋白。 哺乳动物中有两类 VMAT，$VMAT_1$（SLC18A1）主要表达在外周交感神经系统、

肾上腺嗜铬细胞以及肠内分泌/旁分泌细胞中，而 VMAT$_2$（SLC18A2）则在外周及中枢中都有表达，是脑内影响单胺类递质储存释放的关键蛋白，VMAT$_2$ 缺失小鼠缺少摄食行为，出生后很快死亡。

VMAT 含 12 个跨膜域（transmembrane domain，TMD），其肽链的 C 端及 N 端均在胞质中（图 8-4）。研究发现，VMAT 在 TMD 1-2 之间的腔内环较大，有 3～4 个 N-糖基化修饰位点。其 Cys^{117}（TMD 1-2 间）与 Cys^{324}（TMD 7-8 间）可形成二硫键，以稳定结构及调节转运效能。TMD 1 及 TMD 10 的 Asp 突变则影响 VMAT 的转运活性。TMD 5-8 和 TMD 9-12 可能参与了 VMAT 与底物及药物的识别，Cys^{439} 的突变可极大削弱抑制剂二氢丁苯那嗪（dihydrotetrabenazine）与 VMAT 的结合。VMAT$_2$ 的 C 端磷酸化位点参与调控其在胞浆及囊泡膜间的运输，以及在突触囊泡或者大囊泡上的分选。

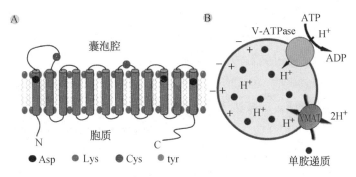

图 8-4 VMAT 的二级结构及转运模式图

注：VMAT 为 12 次跨膜的多肽链，N 和 C 端在胞质中。图 A 示较为重要的氨基酸残基，Cys 残基（红色）间可形成二硫键，TMD 1 和 10 的 Asp 残基（蓝色）是转运活性所必需，Lys 残基（绿色）间可形成离子对，TMD 11 的 tyr 残基（浅蓝色）和 TMD 12 的 Asp 残基（深蓝色）参与 VMAT 与底物分子的结合。图 B 示囊泡膜上 VMAT 的主动转运依赖于 V-ATPase，每摄入 1 分子单胺递质需排出 2 分子 H$^+$

与 ACh 的囊泡摄取类似，VMAT 的主动摄取也依赖于囊泡膜上的 V-ATPase（vacuolar H$^+$-ATPase）。V-ATPase 通过水解 ATP 的能量主动摄入 H$^+$ 进入囊泡腔，形成囊泡膜内外的 H$^+$ 电化学梯度（$\Delta\mu$H$^+$）。在 $\Delta\mu$H$^+$ 的驱动下，VMAT 每摄入 1 分子带正电的单胺类递质，即反向转运出 2 分子的 H$^+$。近来研究发现，VMAT 的主动转运可能主要依赖于 $\Delta\mu$H$^+$ 中的化学梯度（ΔpH），而非 H$^+$ 电势（$\Delta\psi$）。

VMAT 对单胺类递质的亲和性依次为：5-HT＞DA、NE＞＞组胺。除单胺外，某些神经毒剂也可作为底物被 VMAT 摄入，如 VMAT$_2$ 可摄取胞质中的 MPP$^+$，从而抑制其对线粒体的损伤，保护 DA 能神经元。

利血平（reserpine）及四苯嗪（tetrabenazine，TBZ）是经典且常见的 VMAT 抑制剂。利血平是 VMAT 的不可逆抑制剂，不仅阻断 VMAT 的摄取，也促使囊泡中的递质逐渐外溢，导致神经元内单胺递质的不可逆耗竭。TBZ 则特异性抑制 VMAT$_2$（对 VMAT$_2$ 的 IC50 为 0.3，对 VMAT$_1$ 的为 3.0），其抑制作用可逆，且不受 pH 的影响，目前已被 FDA 批准作为治疗 Huntington 疾病的药物。虽然 TBZ 与利血平在 VMAT 的结合位点不同，但可相互影响彼此与 VMAT 的结合。 VMAT 的抑制剂还有 GBR 12909 和 12935、酮色林、胺碘酮等，杀虫剂七氯（heptachlor）也可抑制 VMAT 的活性。 苯丙胺类成瘾药物，如甲基苯丙胺（methamphetamine，METH，俗称冰毒）和 3,4-亚甲基二氧甲基苯丙胺（methylenen dioxy methamphetamine，MDMA，为摇头丸 Ecstasy 的主要成分），也可下调 VMAT 的囊泡摄取能力，并通过与 VMAT 的作用促进单胺类递质从囊泡中外溢。

近来还发现，VMAT$_2$ 的 N 端、C 端及第 3 胞内环的胞质部分可与 TH 及 AADC 结合形成复合体，提示 CA 的合成可在突触囊泡膜上进行，合成后直接被转运进入囊泡储存。

三、释放

单胺类递质的释放有两种形式：非囊泡介导的释放以及囊泡介导的胞裂外排（exocytosis）。 在神经元的突触末梢，当神经冲动到来时，囊泡膜与突触前膜融合并释放出内含物到突触间隙，通过突触传递的形式在神经元间传递信息。 胞质中的单胺递质则可通过非囊泡介导的形式释放（如细胞膜上的单胺转运体可能兼具通道性质，在特定情况下，胞质中的单胺递质可通过单胺转运体外排出神经元）。

神经冲动可引起递质的释放。 除此之外，单胺递质的释放还受自身受体、异源受体（heteroreceptors）以及某些药物的调节。 α$_2$ 受体、D$_2$ 受体、5-HT$_{1B/1D}$受体均为自身受体，激活后可负反馈抑制递质的合成及释放。 苯丙胺类药物可被摄入单胺神经元内，促进递质的非囊泡释放。

四、清除

突触间隙单胺类递质的去路有：①被突触前膜重新摄取（reuptake）；②被突触后膜摄取；③被酶降解（enzyme degradation）；④逸漏入血。 重摄取回突触前胞质的单胺大多被 VMAT 摄入囊泡，游离在胞质中的则被酶降解。

（一）重摄取

重摄取是 CNS 中单胺类递质失活的主要方式。 单胺能神经元细胞膜上有特异性的递质转运体，可快速摄取释放到突触间隙的单胺类递质回到突触前胞质中，以维持递质传递的稳态。

1. 单胺类递质转运体（以下简称单胺转运体）的基本结构与功能 NE 转运体（norepinephrine transporter，NET）、DA 转运体（dopamine transporter，DAT）、5-HT 转运体（serotonin transporter，5-HTT 或 SERT）与 GABA 及 Gly 转运体同属于 SLC6（solute carrier 6）基因家族，在结构及药理性质上具有许多共性（表 8-3，图 8-5）。

表 8-3　单胺转运体的基本特性

	NET	DAT	SERT
基因	SLC6A2（45 kb）	SLC6A3（64 kb）	SLC6A4（24 kb）
染色体位置（人）	16	5	17
外显子	14	15	13
内含子	？	14	？
剪切体	3	？	？
氨基酸残基数	617	620	630
转运（底物/Na^+/Cl^-）	1/1/1	1/2/1	1/1/1/1 K^+（out）

（改自 Kristensen AS，et al. SLC6 neurotransmitter transporters：structure，function，and regulation. Pharmacol Rev，2011，63：585-640）

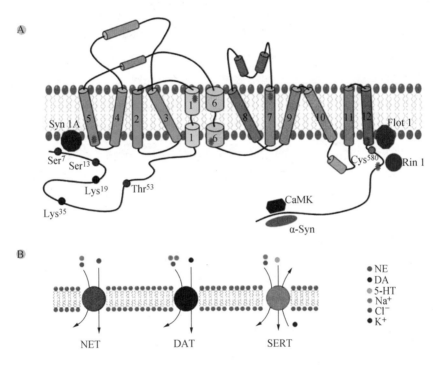

图 8-5　DAT 的二级结构及单胺转运体的转运模式

注：图 A 示根据 Leu 转运体的晶体结构模拟的 DAT 二级结构。 TMD 1、3、6 和 8 构成的通道参与转运活动。 N 端含有多个磷酸化（如 Ser^7、Ser^{13}、Thr^{53}）和泛素化（如 Lys^{19} 和 Lys^{35}）修饰位点，C 端近 TMD 12 的 Cys^{580} 则可被棕榈酰化，帮助 DAT 在细胞膜上的定位。 DAT 可结合许多功能蛋白，从而影响转运性能。 图 B 示单胺转运体每转运 1 分子递质，需协同共转运 1～2 分子 Na^+ 和 1 分子 Cl^-，SERT 还需反向共转运 1 分子 K^+

单胺转运体分布在突触及突触外的细胞膜上，以单体或寡聚体的形式存在。

单胺转运体的氨基酸序列高度同源（DAT 与 NET 约为 66%，SERT 与 NET 或 DAT 约为 48%），TMD 区域的保守性最高，N 端及 C 端的保守性则较低。 其二级结构均为 12 次跨膜，TMD 3-4 间的第 2 胞外环较大，含 2～4 个 N-糖基化位点，与转运体的稳定性有密切关系。 C 端及 N 端均游离在胞质内，有数个可磷酸化位点。

单胺转运体对递质的转运活动依赖于 Na^+/Cl^- 共转运。 依靠 Na^+/K^+ ATPase 维持的跨膜离子梯度，单胺转运体逆浓度梯度摄入单胺类递质，并同向共转运 Cl^- 和 Na^+，SERT 还反向共转运 K^+。 由于 DA 与 NE 的结构相似，且 DAT 与 NET 高度同源，DAT 或 NET 也可转运少部分 NE 或者 DA。 在纹状体和伏隔核等 DAT 高表达脑区，DA 的重摄取主要依靠 DAT；在前额叶皮质等 DAT 含量较低而 NE 投射纤维丰富的脑区，DA 的重摄取很大程度上依赖于 NET。

单胺转运体的磷酸化/去磷酸化修饰可影响其对递质的重摄取能力，并改变其在细胞膜/胞质之间的转运活动。 DAT 胞质保守序列中含多种磷酸化位点（如 Ser^7 为 PKC 作用位点，Thr^{62}、Ser^{591}、Thr^{612} 为 PI-3K 的作用位点，Ser^{13} 和 Thr^{595} 为 ERK1/2 的作用位点，等），NET 及 SERT 也含有多个磷酸化位点。 胞外递质浓度的变化、底物的摄入、或者转运体抑制剂的占位均可以影响其磷酸化水平，从而快速调节其重摄取能力。

单胺转运体的活性与分布也受到其他胞质结合蛋白的调节。 以 DAT 为例，目前研究发现 syntaxin 1A（Syn 1A）可结合 N 端的 1～33 位氨基酸残基，D_2 受体可结合 N 端的 1～15 位氨基酸残基，CaMK 可结合 C 端的 612～617 位氨基酸残基，α-synuclein（α-Syn）可结合 C 端的 606～620 位氨基酸残基，Rin1 可结合在 C 端的 FREK 基序（587～590），脂阀蛋白 Flot1 也可与 DAT 的 C 端结合。 长期慢性应激或药物也可影响单胺转运体的转录及翻译水平。

2. 单胺转运体是药物作用的重要靶点　突触间隙的单胺递质主要通过单胺转运体被重摄取，对转运体功能的调节可直接影响脑内单胺递质的信号传递水平。 因此，单胺转运体也是一系列抗抑郁药、抗精神病药或者成瘾药物、神经毒剂的干预靶点。

（1）单胺转运体抑制剂：单胺转运体的抑制剂可减少转运体对细胞外单胺类递质的重摄取，从而加强单胺类递质的作用，在抑郁症、精神分裂症等神经精神疾病的治疗中发挥作用。 现已开发出一系列单胺转运体的抑制剂用于临床。

1）三环类抗抑郁药（tricyclic antidepressants，TCA）：TCA 可作为 NET 及 SERT 的底物，是最早被开发的重摄取抑制剂，许多抗抑郁药如丙咪嗪（imipramine）、去甲丙咪嗪（desipramine）、氯米帕明（clomipramine）、阿米替林（amitriptyline）、去甲替林（nortriptyline）、和马普替林（maprotiline）等均属此类。 TCA 进入体内后，可经酶促反应脱去甲基成为对重摄取抑制作用更大的活性代谢产物，该代谢产物还可继续代谢为羟基代谢产物（如羟基-丙咪嗪、10-羟基-去甲替林等），进一步抑制重摄取，因此 TCA 对单胺类递质膜摄取的抑制作用非常持久。 TCA 的选择性较差，在抑制 NET 及 SERT 的同时也拮抗 M-胆碱受体，副作用明显。

2）选择性单胺重摄取抑制剂：5-HT 重摄取抑制剂（selective serotonin-reuptake

inhibitors，SSRI）是最早被开发出来的一类特异性抑制 SERT 的药物，目前的一线抗抑郁药如氟西汀（fluoxetine）、帕罗西汀（paroxetine）、西酞普兰（citalopram）、舍曲林（sertraline）、氟伏沙明（fluvoxamine）等均为 SSRI。 随后开发出的特异性 NET 抑制剂（selective noradrenaline-reuptake inhibitors，NRI），包括瑞波西汀（reboxetine）、阿托西汀（atomoxetine）等也已被用于临床治疗。

3）能同时抑制两类以上转运体的抑制剂：例如 SERT/NET 抑制剂（如度洛西汀）、NET/DAT 抑制剂（NDRI，如诺米芬新、安非拉酮等）以及 NET/DAT/SERT 抑制剂（如特索芬辛）。

有些选择性强的单胺转运体抑制剂还可被用于在体成像的研究中，常用的有标记 SERT 的 MADAM 及 DASB、标记 DAT 的 FECNT，以及标记 NET 的 MeNER。

（2）成瘾药物及神经毒剂：许多常用的成瘾药物及神经毒剂也是单胺转运体的底物，可被摄入神经元胞质中，产生成瘾或者神经毒性作用。

苯丙胺类兴奋剂（amphetamine-type stimulans，ATS）为中枢兴奋药以及抗抑郁药，包括苯丙胺、MDMA、METH、哌甲酯（methylphenidate，利他灵）等，是单胺转运体的底物，可竞争性抑制单胺递质的重摄取，使突触间隙的递质水平增高。 其次，当 ATS 进入胞质后，一方面促使胞质内的单胺类递质与转运体结合，继而被释放到细胞外；另一方面还可作用于 VMAT，使囊泡内的单胺递质大量外溢。 此外，胞质内高浓度的 ATS 也可抑制线粒体膜上的 MAO 对递质的降解，增加胞质内的递质浓度，并通过转运体的"逆转运"作用将递质排出。 因此，ATS 可大幅度增加细胞外的单胺类递质水平，从而增强其介导的递质信号传递。 此外，也有研究发现，长期摄入高剂量的 MDMA 还具有神经毒性，在大鼠脑内损毁 5-HT 能神经元末梢，引发 SERT 及 5-HT 水平的降低，在小鼠脑内则造成 DAT 及 DA 水平的下降。

可卡因也可与单胺转运体结合，抑制重摄取。 研究发现，可卡因与单胺递质在转运体上的结合位点不同，可别构抑制转运体的正常功能。 针对可卡因结合位点开发的药物，可以在不影响重摄取的同时治疗可卡因成瘾。

6-羟基多巴胺（6-hydroxydopamine，6-OHDA）可被 DAT 及 NET 选择性摄入 CA 能神经末梢，继而攻击线粒体呼吸链，在数天内损毁神经末梢。 其不易通过血脑屏障，且化学性能不稳定，一般采用脑核团定点注射的方式来损毁中枢 CA 能神经元末梢。

MPTP（1-methyl-4-phenyl-1，2，3，6-tetrahydropyridine）可选择性损毁 DA 能神经元。 外周注射的 MPTP 可以穿过血脑屏障进入脑内，继而被胶质细胞内的 MAO-B 降解形成 MPP^+。 MPP^+ 是 DAT 的底物，可被摄入 DA 能神经元胞质，进而攻击线粒体，引起 DA 能神经元的退变。 $VMAT_2$ 可摄取胞质中的 MPP^+，从而抑制其对线粒体的损伤。因此，$DAT/VMAT_2$ 的比例可以影响 MPTP 的毒性效应。

5，6-双羟色胺（5，6-dihydroxytryptamine，5，6-DHT）和 5，7-双色胺（5，7-dihydroxytryptamine，5，7-DHT）是 SERT 的底物，可选择性损毁 5-HT 能神经末梢。

（二）酶降解

单胺类递质可通过酶蛋白的降解作用而被最终清除。细胞外的递质如未被及时重摄取，或者胞质内的递质如未被及时摄入囊泡，即可能被降解代谢为小分子，丧失生理功能。

1. 单胺氧化酶（monoamine oxidase，MAO） MAO 为黄素蛋白，可催化单胺类递质脱氨基生成醛，醛代谢物可很快经醛还原酶还原为醇，或被氧化成酸。MAO 广泛存在于神经和非神经组织中，神经元胞质内的 MAO 位于线粒体外膜。已发现两类同分异构体，脑内的 MAO-A 主要在 NE 能及 DA 能神经元中表达，MAO-B 则主要表达在 5-HT 能神经元、组胺能神经元及胶质细胞中。在体内，MAO-A 对 5-HT 和 NE 有较大的亲和力，MAO-B 则主要降解 DA 和苯乙胺。

抑制 MAO 可以增强单胺类递质的信号传递。许多 MAO 抑制剂（monoamine oxidase inhibitors，MAOIs）也是临床常用的治疗抑郁症、帕金森病及阿尔茨海默症的药物。目前临床药物中吗氯贝胺为可逆性的选择性 MAO-A 抑制剂，司来吉兰和雷沙吉兰为选择性 MAO-B 抑制剂，非异烟肼类衍生物反苯环丙胺为不可逆的非选择性 MAOI。

2. 儿茶酚胺氧位甲基移位酶（catechol-O-methyl transferase，COMT） COMT 可将甲基从 S-腺苷甲硫氨酸转移到儿茶酚苯环的 m-羟基上，形成 3-甲氧基-4-羟基衍生物。CA 类递质的降解代谢由 COMT 与 MAO 共同完成。

COMT 主要位于平滑肌、内皮细胞、胶质细胞上，在神经组织中则主要存在于突触，特别是突触后膜上。中枢的 COMT 多以膜结合形式位于神经元的细胞膜，近来在脑内的胶质细胞中也发现存在可溶型 COMT。COMT 抑制剂也是临床常用药物，其中，恩他卡朋和托卡朋是强效的 COMT 抑制剂，且毒性较弱，近年来已被用于治疗帕金森病。

COMT 基因存在多态性，其中研究较多的 Val^{158} Met 突变可降低 COMT 的活性，Val^{158} 较多的患者，其与前额叶皮质功能相关的记忆与执行功能较弱，而 Met^{158} 比较多的患者，该能力则较强。由于前额叶皮质的 COMT 含量丰富，而 DAT 表达较弱，因此，该区域的 COMT 变化可极大影响 DA 的作用。

3. 单胺类递质的降解过程 CA 类递质降解代谢包括 MAO 催化的去氨基（deamination），以及 COMT 催化的儿茶酚胺侧链氧位甲基化（O-methylation）。胞质中的 CA 首先被线粒体外膜上的 MAO 降解，代谢产物在神经元外可被 COMT 进一步降解；在细胞外液中的 CA 则先被 COMT 降解，其代谢中间产物可进一步被 MAO 降解（图 8-6）。

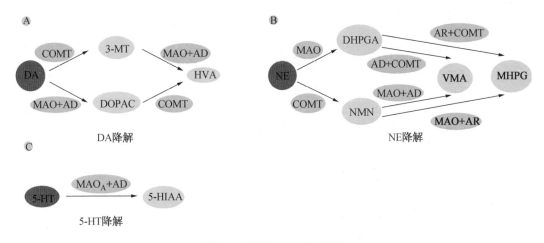

图 8-6 单胺递质的酶降解过程

脑内 NE 的代谢终产物主要是 3-甲氧基-4-羟苯乙二醇（3-methoxy-4-hydroxyphenyl glycol，MHPG），外周 NE 的最终代谢产物是 3-甲氧基-4-羟苯乙醇酸或称香草扁桃酸（venilly mandelic acid，VMA）。 CNS 神经元内 DA 的代谢终产物主要为 DOPAC（3,4-dihydroxy-phenylacetic acid），其含量变化可作为 DA 能神经元活动的指标之一，阻止 DA 的重摄取可导致 DOPAC 的含量显著下降。 DOPAC 转运到细胞外后可被 COMT 代谢为高香草酸（homovanillic acid，HVA）。 细胞外液中的 DA 则先被 COMT 转化为 3-甲氧基酪氨酸（3-MT），再被 MAO 代谢为 HVA（图 8-7）。

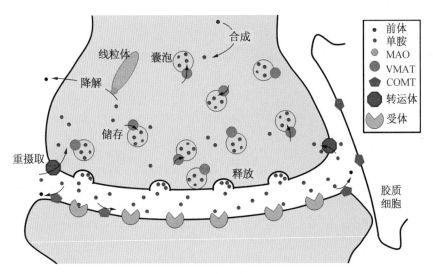

图 8-7 单胺类递质的生物转换模式图

5-HT 的代谢酶主要是 MAO-A。 MAO-A 可使 5-HT 氧化脱氨成为 5-羟吲哚乙醛，然后经醛脱氢酶快速氧化成 5-羟吲哚乙酸（5-hydroxyindole acetic acid，5-HIAA）。 脑脊液、血及尿液中的 5-HIAA 水平可作为中枢 5-HT 能神经元活动的指标之一。

第三节　中枢单胺类神经递质的受体及介导的信号通路

除 5-HT$_3$ 受体为离子通道型受体外，单胺类递质的受体均属于 G 蛋白偶联受体（GPCR），为 7 次跨膜的多肽链，N 端在细胞外，有糖基化位点；C 端在细胞内。

一、DA 受体

（一）DA 受体类型及分布

目前已克隆的 5 种 DA 受体可分为 D$_1$ 和 D$_2$ 受体家族，D$_1$ 受体家族含 D$_1$ 和 D$_5$ 受体，D$_2$ 受体家族含 D$_2$、D$_3$ 和 D$_4$ 受体（表 8-4）。

表 8-4　DA 受体亚型的基本特性

特　性	D$_1$ 受体家族		D$_2$ 受体家族		
	D$_1$	D$_5$	D$_{2S}$/ D$_{2L}$	D$_3$	D$_4$
基因	DRD$_1$	DRD$_5$	DRD$_2$	DRD$_3$	DRD$_4$
染色体定位（人）	5q35.1	4p16.1	11q23.1	3q13.3	11p15.5
氨基酸数目	446（大鼠）446（人）	475（大鼠）477（人）	415/444（大鼠）414/443（人）	446（大鼠）400（人）	385（大鼠）387（人）
TMD 同源性	80%		D2/D3：75%		D2/D4：54%
内含子数目	无	无	6	5	3
外显子数目	1	1	7	6	5
假基因数目	无	无	无	无	DRD5P1，DRD5P2
剪切体	无	无	有（D$_{2S}$，D$_{2L}$）	有（无功能）	有（第 3 胞内环有含 16 个氨基酸的重复序列，已发现 2～11 次重复）
偶联 G 蛋白	G α$_{s/olf}$	G α$_{s/q}$	G α$_{i/o}$	G α$_{i/o}$	G α$_{i/o}$
信号转导	激活 AC，cAMP ↑ 激活 PLC，IP3↑，[Ca^{2+}]$_i$↑		抑制 AC，cAMP↓ 激活 PLC，IP3↑ GIRK 通道活性↑、L/N-Ca^{2+} 通道活性↓		
选择性激动剂	A68930△ SKF-81297 SKF-38393* 非诺多泮	A68930△	喹吡罗△ 溴隐亭 阿扑吗啡* 罗替戈汀	喹吡罗△ 溴隐亭* 阿扑吗啡* PD 128907 罗皮尼罗	喹吡罗△ 阿扑吗啡* PD 168077* A412997
选择性拮抗剂	SKF-83556△ SCH-23390△ 依考匹泮△ 氟哌噻醇	SKF-83556△ SCH-23390△ 依考匹泮△	氟哌啶醇△ 利培酮 雷氯比利 舒必利 布南色林	氟哌啶醇△ 那法道曲 SB 277011-A S33084 哌罗匹隆	氟哌啶醇△ L745870 哌罗匹隆 索奈哌唑 L741742

注：* 部分激动剂；△ 受体家族激动剂/拮抗剂（改编自：Dopamine receptors. IUPHAR/BPS Guide to PHARMACOLOGY，http://www.guidetopharmacology.org/GRAC/FamilyDisplayForward? familyld=20）

DA 受体亚型高度同源，N 端氨基酸序列保守性较强，C 端序列的变异度较大。 D_1 受体家族的第 3 胞内环较短，C 端肽链较长，而 D_2 受体家族则正好相反，C 端肽链很短，而第 3 胞内环很长。 根据第 3 胞内环肽链氨基酸数目的多少，D_2 受体又分为长型（D_{2L}）和短型（D_{2S}，少 29 个氨基酸）。

DA 受体的 7 个 TMD 在细胞膜上形成"底物结合袋"（binding pocket）的三级结构（图 8-8A），TMD 1 与 TMD 7 靠拢，第 1～2 胞外环之间有二硫键，帮助稳定 DA 构象。DA 等配体的结合位点在 TMD 内，近来研究发现，DA 的$-NH_3^+$端可与 TMD 3 中的两个 Asp 残基结合；DA 的两个羟基可与 TMD 5 中的两个 Ser 残基结合； TMD 5 及 TMD 6 中的 Phe 残基可与 DA 的苯环静电相吸；TMD 3 及 TMD 6 的 Phe^{108}、Phe^{208}、Try^{284} 还可以围绕 DA 与 Asp 残基的离子键形成保护。

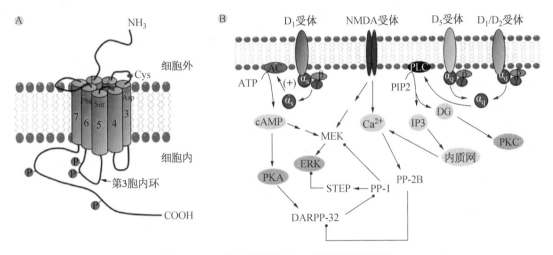

图 8-8　DA 受体拓扑结构及 D_1 受体家族信号通路

注：图 A 为 DA 受体的 7 跨膜结构，两个 Cys 残基（红色圆圈）可形成二硫键，稳定构象。 图 B 为 D_1 受体家族介导的信号通路。 NMDA 受体介导的信号通路与 D_1 受体信号通路有交联

DA 受体在神经系统中分布广泛，不仅存在于 DA 能神经元上，也作为异源受体存在于非 DA 能神经元上。 D_1 与 D_2 受体是脑内主要的 DA 受体亚型，在大多数脑区共存，它们在纹状体、伏隔核、嗅结节含量丰富，纹状体中 D_1 受体含量是 D_2 受体的 4 倍，其中 GABA 能神经元上 D_1 受体较多，而在脑啡肽能神经元和 ACh 能神经元上则多为 D_2 受体。在黑质、嗅球、杏仁核、额叶皮质、海马、丘脑、下丘脑、小脑等区域也有 D_1 与 D_2 受体的分布。 D_3 受体主要集中在中脑边缘系统中，如伏隔核、嗅结节、卡耶哈氏岛（islands of Calleja）等部位。 D_4 受体在脑内的含量最低，在额叶皮质、杏仁核、海马、下丘脑、苍白球、黑质网状核、以及丘脑中有分布。 D_5 受体在许多脑区有较低表达，如前额叶皮质、运动前区、扣带回、黑质、下丘脑、海马、齿状回等。

DA 受体在突触的前后膜都有分布，D_1 和 D_5 主要在突触后，D_2 与 D_3 在突触前及突触后均有，其中 D_{2S} 多分布在突触前，而 D_{2L} 主要分布在突触后。 D_2 与 D_3 是 DA 的自身受体，激活后可抑制神经元放电、降低 DA 的合成和释放，它们对受体激动剂的敏感性远高

于突触后受体，因此，低剂量激动剂优先激动自身受体，增大剂量时可同时激动突触后受体。

（二）DA 受体介导的信号通路

DA 受体属于 GPCR，当受体激活后，其偶联的 G 蛋白解离为 Gα-GTP 以及 G$\beta\gamma$，分别介导下游信号。 激活的受体可被 GRK 磷酸化，继而招募 β-抑制蛋白（β-arrestin），阻断受体与 G 蛋白的相互作用，使受体脱敏失活并促进受体内吞。 β-抑制蛋白还可作为衔接蛋白支撑多种信号分子传递信号，如诱导 MAPK、c-Src、Mdm2、N-乙基马来酰亚胺敏感因子、Akt 等信号蛋白的支架化，进一步引发 β-抑制蛋白介导的 G 蛋白非依赖的信号通路（图 8-8B）。

1. Gα-GTP 介导的信号通路 D$_1$ 受体家族与 G$\alpha_{s/olf}$ 蛋白偶联，受体激动后解离的 G$\alpha_{s/olf}$-GTP 可活化 AC，促进 ATP 形成 cAMP，进而激活 cAMP 依赖的蛋白激酶 PKA，催化 PKA 下游蛋白的磷酸化，引起下游分子/离子通道的变化。

PKA 的底物之一 DA 和 cAMP 调节磷酸蛋白（dopamine and cAMP-regulated phosphoprotein，DARPP-32）是体内调节 D$_1$ 受体功能的重要因子，主要表达在中型多棘神经元，在脑内的分布与 D$_1$ 受体平行。 PKA 可磷酸化其 Thr^{34} 位点，p-Thr^{34}-DARPP-32 则抑制蛋白磷酸酶 1（PP-1）的活性，减少 PP-1 去磷酸化作用对 D$_1$ 受体信号的终止，因此 p-Thr^{34}-DARPP-32 可以增强 D$_1$ 受体的生理效应，放大 D$_1$ 受体的作用。 CDK5 可磷酸化其 Thr^{75} 位点，p-Thr^{75} 反过来抑制 PKA，对抗 p-Thr^{34} 对 PP-1 的抑制，从而阻断 D$_1$ 受体的生理效应。 这种抑制作用又可被 PP-2A 对抗。 酪蛋白激酶（casein kinase 1，CK1）可磷酸化其 Ser^{137} 位点，而 CK2 则可磷酸化 Ser$^{97/102}$ 位点。 研究发现，CK1 还能下调 p-Thr^{34} 水平，而 CK2 则加强 p-Thr^{34} 的水平。 DARPP-32 缺失或者其 Thr^{34} 突变的小鼠对于可卡因等药物的反应性下降。

DA 受体介导的信号除通过 cAMP/PKA/DARPP-32 进行传递外，也可通过依赖 cAMP 的其他下游蛋白发挥作用，例如 Epac1 和 Epac2 蛋白也可能参与 D$_1$ 受体介导的突触重塑过程。

D$_5$ 及 D$_1$/D$_2$ 受体异二聚体也可通过 Gα_q-GTP 蛋白激活 PLC，水解 PIP2 成为 IP3 和 DG，IP3 继而促使内质网释放 Ca^{2+}，DG 则进一步激活 PKC，活化 CDK5 等下游蛋白。

D$_2$ 受体家族与 G$\alpha_{i/o}$ 蛋白偶联，受体激活后解离的 G$\alpha_{i/o}$-GTP 可抑制 AC，降低 cAMP 的生成，进而抑制 PKA 以及 PKA 下游信号通路。 与 D$_1$ 受体相反，D$_2$ 受体的激活降低了 p-Thr^{34}-DARPP-32 的磷酸化水平，从而减弱 D$_2$ 受体的作用。

2. G$\beta\gamma$ 介导的信号通路 G$\beta\gamma$ 亚基也可以影响 D$_1$ 受体信号通路中 AC 的活化过程（有研究发现起作用的可能是 $\alpha_s\beta_1\gamma_7$ 三聚体）。 在 D$_2$ 受体介导的信号转导中，G$\beta\gamma$ 可激活 PLC 信号通路，通过 IP3 增加胞质 Ca^{2+} 浓度，或者降低细胞膜上 L-Ca^{2+} 通道以及 N-Ca^{2+} 通道的活性，限制电压依赖的 Ca^{2+} 内流，提示 D$_2$ 受体的激活对于钙通道的调节作用复杂。 G$\beta\gamma$ 还可通过激活 G 蛋白偶联的内向整流 K$^+$ 通道（GIRK），抑制神经元的活动

（图 8-9）。

3. MAPK 信号通路 DA 受体的信号通路也包括了 MAPK 途径。 D_1 受体激活后可导致 ERK 的磷酸化，引发 ERK 信号通路，而 D_2 受体家族（尤其是 D_3）的激活则抑制 ERK 通路。 研究发现，ERK 可能是 DA 和 Glu 信号的整合分子，受到 D_1 受体和 NMDA 受体的双重调控： NMDA 受体拮抗剂 MK-801 可阻断 D_1 受体对 ERK 的激活；D_1 受体失活时，NMDA 受体通过 MEK 活化 ERK 的作用可被纹状体富集酪氨酸磷酸酶（striatal-enriched tyrosine phosphatase，SETP）对抗，而当 D_1 受体激活时，通过 PKA/DARPP-32 信号通路抑制 PP-1，取消了 SETP 对 ERK 的抑制，从而导致最终 ERK 的活化。 由于 ERK 是调节 CREB、Zif268 和 c-Fos 的激活以及组蛋白 H3 磷酸化的关键信号分子，因此对 ERK 的抑制可以显著影响 DA 类抗精神病药物的短期和长期效应。

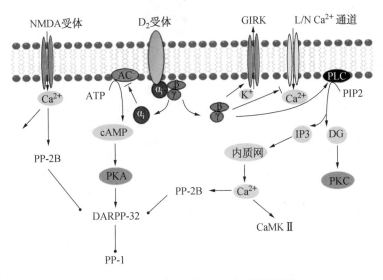

图 8-9 D_2 受体家族依赖于 G 蛋白的信号通路

注：Gβγ 亚基可激活 PLC 或直接影响离子通道的活性

4. β-抑制蛋白 2/Akt/GSK-3β 通路 研究发现，GRK/β-抑制蛋白使细胞膜上的受体脱敏内吞后，β-抑制蛋白 2 还可介导 DA 对 cAMP 非依赖的 Akt/GSK-3β 信号通路的调节：激活 D_2 受体或者 D_3 受体导致 Akt、β-抑制蛋白 2 和 PP2A 蛋白复合体的形成，促进 PP2A 对 PKC 的去磷酸化。 有研究表明，DA 类精神兴奋性药物或者 DA 受体激动剂可促进 Akt 失活，并伴随 GSK-3β 的活化；而激活 Akt 或者敲除 GSK-3β 则使 DA 依赖的运动能力显著下降。 D_2 受体和 D_3 受体可能通过该通路共同发挥作用（图 8-10）。

5. 与离子通道的直接作用 DA 受体激活后还可直接影响离子通道的活性。 研究发现，D_1 受体的第 2 胞内环可与 N-Ca^{2+} 通道 $Cav_{2.2}$ 的 C 端相互作用，促进 $Cav_{2.2}$ 的内吞。 D_1 受体的 C 端与 NMDA 受体或者 PSD-95 蛋白的相互作用，在学习记忆中发挥重要作用。 D_2 受体与 NR2B 也可相互作用，下调 NMDA 介导的电流。 D_5 受体的 C 端与 GABA-A 受体 γ2 亚基的相互作用也可下调 GABA-A 受体介导的全细胞电流。

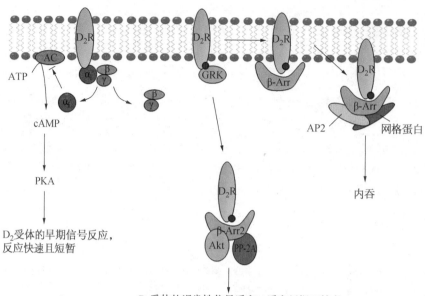

图 8-10　D_2 受体家族介导的早期及迟发性信号反应

注：D_2 受体家族介导的信号通路包括 G 蛋白依赖和非依赖信号通路。 通过 G 蛋白的介导，D_2 受体激活后可产生快速而短暂的信号反应，活化的受体招募 GRK/β-抑制蛋白（β-Arr），继而发生网格蛋白依赖的内吞。 活化的 D_2 受体还能招募 β-抑制蛋白 2、Akt 和 PP2A，Akt 继而被 PP2A 去磷酸化，通过 GSK-3β 信号通路产生缓慢而持久的信号反应

（三）影响 DA 受体信号转导的因素

RGS 家族蛋白是 G 蛋白介导的信号通路的主要调节蛋白，可通过其 RH 同源域与 $G_{i/o}$ 以及 G_q 的 Gα-GTP 结合，促进 GTP 水解，终止 GPCR 信号通路。 已有研究证实，RGS9-2 和 RGS7 在纹状体中含量丰富，可调节 D_2 受体信号；Par-4 可通过与 D_2 受体第 3 胞内环的结合影响 D_2 的信号转导。 当 Par-4 与 D_2 受体的结合下降时，其依赖 cAMP 的信号转导降低。

GRK/β-抑制蛋白可促使细胞膜上 GPCR 的脱敏及内吞，终止受体介导的信号转导。 研究发现，GRK2 促进 D_1 受体、D_2 受体及 D_3 受体的脱敏，GRK3 促进 D_3 受体的脱敏，GRK4 参与 D_1 受体和 D_3 受体信号的调节，GRK5 调节 D_1 受体和 D_2 受体的信号转导。 GRK6 在纹状体的 GABA 能及胆碱能中间神经元中有高表达，其缺失可导致机体对 DA 类精神激动药物或者 DA 受体激动剂的反应增强。 β-抑制蛋白 1 参与对 D_1 受体和 D_2 受体信号的调节，β-抑制蛋白 2 参与对 D_1 受体、D_2 受体及 D_3 受体信号的调节。

PKC 可引起 D_2 受体和 D_3 受体的脱敏及内吞，且 D_{2S} 与 D_{2L} 由于磷酸化位点及假基因位点的差异，对于 PKC 引起脱敏的反应性也有差异。

DA 受体不同亚型组成的异聚体有着不同的信号效应。 例如，D_1/D_2 受体在边缘系统以及基底节环路的突触前有较多表达，它们与 $Gα_q$ 结合，促进胞内钙释放；D_2/D_4 受体促进 ERK 的活化，D_4 受体重复序列的数目影响异源二聚体的形成，$D_{4.7}$ 受体更多可能形成同

聚体，而 $D_{4.2}$ 受体及 $D_{4.4}$ 受体则较多形成异聚体；D_1/D_3 受体中 D_3 的激活可增强 D_1 受体对激动剂的亲和性，加强 D_1 受体介导的行为反应；D_2/D_3 受体中 D_3 过量表达可使 D_2 受体激动剂部分转为拮抗剂；D_2/D_5 受体与 $G\alpha_q$ 偶联，也导致胞内钙的释放以及胞外钙的内流。

DA 受体还可与其他受体形成异聚体，如 A_1/D_1、A_2/D_2、$A_2/D_2/mGlu_5$、$D_1/NMDA$、$D_2/NMDA$、$D_2/5HT_{2A}$、D_1/H_3，D_2/H_3 等，异源受体的激活也可不同程度影响 DA 受体介导的信号转导。

二、NE 受体
（一）NE 受体类型及分布

NE 受体（adrenergic receptors，adrenoceptors，AR）也属于 GPCR，7 次跨膜；N 端较短，有两个糖基化位点；C 端较长，含丰富的 Ser 和 Thr 残基，是可磷酸化位点。目前已克隆出 9 种 AR 亚型，可归为 α_1（α_{1A}、α_{1B}、α_{1D}）、α_2（α_{2A}、α_{2B}、α_{2C}）及 β（β_1、β_2、β_3）3 类。3 类受体偶联不同的 G 蛋白，受体之间的氨基酸序列同源性约 33% ~ 40%，而每类受体内部亚型的同源性约 45% ~ 55%。近来对于 β_1、β_2 受体的结构解析揭示了 AR 构象随配体结合而改变的动态变化。

AR 基因编码区及非编码区存在大量的突变，包括单核苷酸突变以及插入/敲除突变，部分突变可引起氨基酸序列甚至受体功能的改变，形成功能变异体（表 8-5）。

脑内 AR 主要是 α_1 与 β_1，脊髓内以 α_2 占多数。放射自显影显示，新皮质的 β 受体约 60% 为 β_1，小脑中以 β_2 为主。脑内 α_{2A} 受体是主要的自身受体，蓝斑核内的突触前 α_{2A} 受体激动能抑制蓝斑神经元的放电活动，位于神经末梢的 α_{2A} 受体激动则可以抑制 NE 的释放。β 受体也可以分布在突触前，易化 NE 的释放。

（二）NE 受体介导的信号通路

与 DA 受体的信号通路相似，AR 也通过 G 蛋白依赖及非依赖 G 蛋白的信号通路发挥效应。受体被激活后，G 蛋白解离，$G\alpha$ 蛋白进一步通过 cAMP 或者 PLC 引发下游信号分子的变化。另一方面，AR 活化后，也可被 PKA、PKC 和 GRK 磷酸化，招募 β-抑制蛋白，促使受体的脱敏和内吞。而通过 β-抑制蛋白的介导，也可以激活 MAPK 信号通路。

α_1 受体与 $G_{q/11}$ 偶联，当受体被激活时，$G\alpha_q$-GTP 进一步激活 PLC，产生 IP3 及 DG，继而通过 IP3 促进内质网释放 Ca^{2+}，使细胞内 Ca^{2+} 浓度上升；DG 则进一步激活 PKC，调控细胞的功能。

α_2 受体与 $G_{i/o}$ 偶联，被激活后通过 $G\alpha_i$-GTP 抑制 AC 的活性，减少 cAMP 的生成，降低 PKA 的活性。$G\beta\gamma$ 也可激活 GIRK 促进 K^+ 外流，或者抑制电压门控 Ca^{2+} 通道，降低 Ca^{2+} 内流。$G\beta\gamma$ 还可以激活 MAPK 信号通路。

β 受体与 G_s 偶联，被激活后增加 AC 的活性，促进 cAMP 的合成，激活 PKA 及 PKA 介导的信号通路。

表 8-5　NE 受体亚型的基本特性

特　性	α1 受体			α2 受体			β 受体		
	α1A	α1B	α1D	α2A	α2B	α2C	β1	β2	β3
基因	ADRA1A	ADRA1B	ADRA1C	ADRA2A	ADRA2B	ADRA2C	ADRB1	ADRB2	ADRB3
染色体定位（人）	8p21-p11.2	5q23-q32	20p13	10q24-q26	2p13-q13	4p16	10q24-q26	5q31-q32	8p12-p11.2
氨基酸数目（人）	466	519	572	450	450	461	477	413	408
常见功能变异体	Ser^{154} Ala Arg^{166} Lys Ile^{200} Ser Gly^{247} Arg Arg^{347} Cys Glu^{465} Asp	尚不清楚	尚不清楚	Asn^{266} Lys	Glu^{301} ○ Glu^{303}	Gly^{322} ○ Pro^{325}	Ser^{49} Gly Arg^{389} Gly	Cys^{-19} Arg Gly^{16} Arg Gln^{27} Glu Thr^{164} Ile	Trp^{64} Arg Ser^{165} Pro Ser^{257} Pre Thr^{265} Met
偶联 G 蛋白	G α q/11			G α i/o			G αs，部分 β2 及 β3 也结合 G αi		
信号转导	激活 PLC，IP3↑，DG↑，影响 Ca²⁺ 通道			抑制 AC，cAMP↓，K⁺ 通道↓，Ca²⁺ 通道↓，Ca²⁺ 通道↑			激活 AC，cAMP↑		
中枢分布	嗅球 下丘脑 脑干 脊髓	大脑皮质 丘脑 松果体 中缝核 脊髓	嗅球 大脑皮质 海马 下丘脑	大脑皮质 蓝斑 下丘脑 脊髓	丘脑	嗅球 皮质 海马 纹状体 脊髓	大脑皮质 松果体 脊髓	嗅球 梨状皮质 海马 小脑皮质 脊髓	
激动剂	A61603* 苯肾上腺素 美速苊新命 达布扎琼	苯肾上腺素	—	可乐定△ 安普尼定 溴莫尼定 GBZ	右旋美托咪啶 溴莫尼定△ 肌法新 GBZ	右旋美托咪啶 溴莫尼定△ GBZ	异丙（去甲） 肾上腺素 心得乐△ Ro 363 扎布特罗△	丙卡特罗* 净特罗* 心得乐△ 福莫特罗△	卡拉洛尔 BRL 37344 CGP 12177△ CL316243
拮抗剂	S(+)-niguldipine* WB4101 哌唑嗪☆ 阿呋唑嗪	酚妥拉明 哌唑嗪☆ 坦索洛新 多沙唑嗪	哌唑嗪☆ 坦索洛新 多沙唑嗪 酚妥拉明☆	育亨宾 BRL 44408	育亨宾 苯氧苯扎明 咪洛克生 妥拉唑啉	育亨宾 JP1302 米氮平 妥拉唑啉	卡维地洛 左西他洛尔 CGP 20712A 倍他洛尔	普萘洛尔 噻吗洛尔☆ 卡维地洛 ICI 118551☆	卡维地洛 布拉洛尔* 普萘洛尔 L 748328

注：* 选择性激动剂或拮抗剂；△ 部分激动剂；○ 缺失突变；☆ 反向激动剂（改编自：Adrenoceptors. IUPHAR/BPS Guide to PHARMACOLOGY，http://www.guidetopharmacology. org/GRAC/FamilyDisplayForward? familyId=4）

近来也有研究发现，β_2、β_3 可以结合 Gi 蛋白，而 α_{1A} 受体也可以通过 Gi 蛋白依赖的信号通路介导 MAPK 以及 PI3K 的活化。

（三）NE 受体的选择性激动剂和拮抗剂

NE 受体的激动剂与拮抗剂为数甚多，其中有些已成为临床治疗药物。现将迄今已知的部分 NE 受体选择性激动剂和拮抗剂列于表 8-5。

三、5-HT 受体

（一）5-HT 受体分类

5-HT 受体家族非常庞大，迄今已克隆出 14 种不同的亚型。根据国际药理学会受体命名协会（NC-IUPHAR）的分类原则，5-HT 受体归为 GPCR 和配体门控离子通道型受体两大家族，7 个亚型，分别为 5-HT$_{1-7}$受体（表 8-6）。除 5-HT$_3$ 受体为离子通道型受体外，其余受体均属于 GPCR。现已在多类 5-HT 受体 mRNA 上发现可变剪切。

表 8-6　5-HT 受体亚型的基本特性

受体	亚型/亚基	受体类别/信号通路	染色体定位（人）	氨基酸数目（人）
5-HT$_1$	5-HT$_{1A}$ *	偶联 G$_{i/o}$，抑制 AC	5q11.1-q13	422
	5-HT$_{1B}$ *		6q13	390
	5-HT$_{1D}$ *		1p34.3-p36.3	377
	5-ht$_{1e}$		6q14-q15	365
	5-HT$_{1F}$		3p12	366
5-HT$_2$	5-HT$_{2A}$	偶联 G$_{q/11}$，激活 PLC	13q14-q21	471
	5-HT$_{2B}$		2q36.3-q37.1	481
	5-HT$_{2C}$		Xq24	458
5-HT$_3$	5-HT$_{3A}$	配体门控阳离子通道	11q23.1	484
	5-HT$_{3B}$		11q23.1	441
	5-HT$_{3C}$		3q27.1	447
	5-HT$_{3D}$		3q27.1	279
	5-HT$_{3E}$		3q27.1	—
5-HT$_4$	—	偶联 G$_s$，激活 AC	5q31-q33	387
5-HT$_5$	5-ht$_{5a}$	偶联 G$_{i/o}$，抑制 AC	7q36.1	357
	5-ht$_{5b}$	?	2q14.1	—
5-HT$_6$	5-HT$_6$	偶联 G$_s$，激活 AC	1p35-p36	440
5-HT$_7$	5-HT$_7$	偶联 G$_s$，激活 AC	10q21-q24	479

注：* 自身受体。 5-ht$_{1e}$、5-ht$_{5a}$、5-ht$_{5b}$小写字母表示该重组受体功能尚待阐明

（二）5-HT 受体分布、信号通路及功能特性

1. 5-HT$_1$ 受体　5-HT$_1$ 受体家族有 5 种亚型，氨基酸序列同源性约 40% ～ 63%。该类受体均偶联 G$_{i/o}$蛋白，抑制 AC 活性，减少 cAMP 的生成，并可激活钾通道和失活钙通道。也有报道该受体激活可调节 PLC、PKC 和 ERK/MAPK 的活性。

（1）5-HT$_{1A}$受体：广泛分布于脑内，在海马、扣带皮质、内嗅皮质、隔核、中缝核等脑区含量丰富，丘脑中含量较少。中缝核中的 5-HT$_{1A}$受体大多位于 5-HT 能神经元的胞

体和树突，是突触前的自身受体，激活后可抑制 5-HT 能神经元放电，并减少 5-HT 的合成。 其余脑区中的则多为突触后受体，激活后可通过 GIRK 产生神经元超极化，还可易化 ACh、NE 等递质的释放，降低脑内谷氨酸的水平。

5-HT$_{1A}$受体参与调控运动、交配行为、痛知觉、情绪活动等多种生理功能。 激活该受体可缓解焦虑症状，促进摄食；而该基因敲除小鼠则出现焦虑感增加、对抗抑郁、认知受损等表征。

（2）5-HT$_{1B}$受体：主要位于黑质、基底神经节、纹状体及额叶皮质，在脑血管中也有分布，参与调控血管的舒缩。 突触前的 5-HT$_{1B}$是自身受体，位于 5-HT 能神经元的末梢，激活后可抑制神经元活动，减少递质释放。 5-HT$_{1B}$也是 GABA、ACh、谷氨酸等的异源受体，位于这些神经元的末梢，受体激活后可促进 DA 的释放、抑制 GABA、谷氨酸及 NE 的释放。 5-HT$_{1B}$受体可能参与药物成瘾机制，基因缺失小鼠出现攻击行为上升、焦虑感下降、学习能力提高、对可卡因反应性增强等复杂表征。

（3）5-HT$_{1D}$受体：与 5-HT$_{1B}$受体有约 63％的同源性，其在脑内的表达水平较低，分布密度低于 5-HT$_{1B}$，在大鼠脑内主要分布在基底节（尤其是黑质、苍白球和尾壳核）、海马及皮质中，在人脑内则分布在基底节（黑质、苍白球）、中脑和脊髓。

5-HT$_{1D}$受体是位于 5-HT 能神经元末梢的自身受体，可以抑制 5-HT 的释放。 5-HT$_{1D}$受体也是 GABA、ACh、谷氨酸的异源受体，激活后可抑制这些神经元的突触活动，也下调 ACTH、皮质醇和催乳素的分泌，在痛知觉调控中也发挥重要作用。 5-HT$_{1D}$受体在某些脑区与 5-HT$_{1B}$受体有共存，可能形成异二聚体共同发挥作用。

（4）5-HT$_{1E}$受体：在额叶皮质和内嗅皮质中含量丰富，在尾壳核和屏状核中也有较多分布，在海马及杏仁核中含量较低。 近来发现 5-HT$_{1E}$受体可能是突触后的异源受体。

（5）5-HT$_{1F}$受体：与 5-HT$_{1E}$受体有高达 70％的同源性，分布在中缝背核、海马、扣带皮质、内嗅皮质、屏状核、尾核及脑干，近来发现该受体可能是自身受体，激活后引起神经元的超极化。 曲坦类抗偏头痛药物与该受体的亲和力高。

2. 5-HT$_2$受体 有 3 种亚型，有 42％～51％的氨基酸序列相似。 该类受体均偶联 G$_{q/11}$蛋白，受体激动后可激活 PLC，继而增加胞质中 DG 和 IP3 的含量，激活 PKC，促进内质网中的 Ca^{2+}释放。 受体激动后还可激活 PLA$_2$，引发花生四烯酸的信号通路，或者激活 PLD、Rho/Rho 激酶、ERK 等信号通路。

（1）5-HT$_{2A}$受体：广泛分布于脑内，以新皮质（主要是前额叶、顶叶、躯体感觉区域）、基底节、海马及下丘脑中含量最多，是位于胞体和树突的异源受体，主要存在于 DA、GABA、谷氨酸和 ACh 神经元上，受体激活后导致神经元去极化，促进 DA、谷氨酸、GABA 的释放，抑制 NE 的释放。 该受体参与痛觉、精神情绪、睡眠等许多生理病理机制的调控，其基因的缺失则可降低小鼠的焦虑感。

5-HT$_{2A}$是 5-HT 受体的主要激动性受体，也是许多抗精神病药物的重要作用靶点。　经典的迷幻剂 LSD、麦司卡林是该受体的激动剂，可激动前额叶皮质锥体细胞顶树突的 5-HT$_{2A}$ 受体。　5-HT$_{2A}$ 受体具有功能选择性，其对 5-HT 的介导通过 PLC 信号通路，而对 LSD 等致幻剂作用的介导通过 PLA$_2$-化生四烯酸信号通路。　这些致幻剂可能通过 mGluR$_2$/5-HT$_{2A}$ 异二聚体发挥作用，大脑皮质中 mGluR$_2$ 的兴奋可抑制 5-HT$_{2A}$ 受体。

人 5-HT$_{2A}$ 基因含 3 个外显子和两个内含子，其基因的多态性可能与精神疾病的发生有一定关联。　许多抗精神疾病药物（如氯氮平和利培酮）除了拮抗 D$_2$ 受体外，也拮抗 5-HT$_{2A}$ 受体，MDL 100907 等选择性 5-HT$_{2A}$ 受体拮抗剂已被用于精神分裂症的治疗。

（2）5-HT$_{2B}$ 受体：主要在外周中表达，脑内的含量较低，局限分布于小脑、隔核、下丘脑和杏仁核等部分脑区，推测该受体可能是异源受体，激活后可引起运动行为、情绪反应、摄食、痛觉等的改变。　其基因的编码区含有两个内含子。

（3）5-HT$_{2C}$ 受体：在脑内的分布高于 5-HT$_{2A}$ 受体，在脑室脉络丛中最多，在大脑皮质、海马、杏仁核、纹状体、黑质等脑区含量较低。　该受体是 GABA、谷氨酸、DA 神经元的异源受体，位于胞体和树突，受体激活后引起神经元去极化，并可抑制部分脑区 DA 及 NE 的释放，在精神分裂症、抑郁、药物成瘾、肥胖、强迫症等精神疾病中有重要作用，在下丘脑-垂体-肾上腺轴的调节中也有作用。　基因缺失小鼠可出现如摄食增加、体重增加、自发性惊厥、认知受损、对可卡因反应性增强等表征。

5-HT$_{2C}$ 受体基因含 3 个内含子，其前体 mRNA 可发生 RNA 编辑（由 A 变为 I）。　现已发现至少 14 种功能变异体。　由于编码基因位于 X 染色体，因此该受体的基因多态性对功能的影响可能存在性别差异。

3. 5-HT$_3$ 受体　为配体门控的阳离子通道，与 nACh 受体、GABA-A 受体等结构相似，由含 4 个 TMD 的亚基聚合形成五聚体。　现已发现 5 种亚型，即 5-HT$_{3A-E}$（其中，5-HT$_{3C-E}$ 亚型仅存在于人类）。　5-HT$_{3A}$ 可形成有功能的同聚体（5-HT$_{3A}$）$_5$，表现出与一些天然 5-HT$_3$ 受体相似的特性，而 5-HT$_{3B-E}$ 须与 5-HT$_{3A}$ 共同形成异聚体，目前研究较多的是 (5-HT$_{3A}$)$_5$ 同聚体和 (5-HT$_{3A}$)$_2$(5-HT$_{3B}$)$_3$ 异聚体。　5-HT$_{3A}$ 和 5-HT$_{3E}$ 基因有可变剪切，已发现 5-HT$_{3A}$ 至少有 4 种变异体，即 5-HT$_{3A(a)}$、5-HT$_{3A(b)}$、5-HT$_{3AT}$ 和 5-HT$_{3AL}$，它们具有相似的生理和药理性质。

5-HT$_3$ 受体广泛分布于 CNS 中，在极后区、孤束核、三叉神经核、迷走神经复合体以及一些边缘脑区中含量丰富，其中 5-HT$_{3A}$ 更多分布在迷走神经复合体、海马、大脑皮质、杏仁核和尾核中，5-HT$_{3B}$ 主要位于海马、杏仁核及尾核中。

5-HT$_3$ 是 GABA、谷氨酸、ACh 的异源受体，受体激活后可介导神经元的快速去极化，影响神经递质的释放，促进 ACTH 和催乳素的分泌，在运动行为、认知障碍以及痛觉和情绪调控中发挥重要作用。　司琼类 5-HT$_3$ 受体拮抗剂可用于治疗化疗导致的恶心、呕吐，激动剂的长期作用可使受体脱敏。

4. 5-HT$_4$ 受体　与 G$_s$ 偶联，激活后可以促进 cAMP 的生成。　该受体基因有 38 个外显子，现已发现许多可变剪切变异体，包括 5-HT$_{4A\text{-}H}$ 等，这些变异体具有相似的药理性质。 5-HT$_{4A\text{-}C}$ 仅在脑内发现，主要分布在黑质、纹状体以及中脑边缘系的 DA 系统中，位于 GABA、ACh、谷氨酸神经元的胞体及末梢，受体激活后引起神经元兴奋，促进神经递质的释放。 基因缺失小鼠出现应激反应下降以及惊厥反应上升等表征。

5. 5-HT$_5$ 受体 有两个亚型，即 5-HT$_{5A}$ 和 5-HT$_{5B}$。 5-HT$_{5A}$ 分布在海马、下丘脑、嗅球、大脑皮质、丘脑、纹状体、脑桥和缰核，在星形胶质细胞中含量丰富。 啮齿类动物的 5-HT$_{5B}$ 分布在海马、缰核和中缝背核中，其直系同源基因在人类是假基因，无法表达出功能蛋白。 研究表明，5-HT$_5$ 可能是位于末梢的自身受体，也是在 GABA 能神经元上的异源受体。 5-HT$_{5A}$ 与 G$_{i/o}$ 偶联，基因敲除小鼠探索活动增多，对 LSD 的反应出现改变，但不影响焦虑相关的行为表现。

6. 5-HT$_6$ 受体 与 G$_s$ 偶联，激活后可以促进 cAMP 的生成。 受体主要分布在纹状体、杏仁核、海马、皮质和嗅结节，位于 ACh、GABA 和谷氨酸神经元上，受体激活后引起神经元的去极化，促进 5-HT、DA、GABA 的释放，降低 ACh 的突触水平。 该受体可影响运动行为、摄食、体重、学习记忆等，是脑内与精神分裂症和抑郁症治疗相关的重要靶标，一些抗精神病药物（如氯氮平）以及抗抑郁药物（如阿米替林）是该受体的高亲和力拮抗剂，另一些受体拮抗剂还可治疗 AD 的认知障碍。

5-HT$_6$ 受体有两个内含子，两个剪切变异体，在药理学性质上无明显差异。 基因缺失小鼠对乙醇的反应性有改变。

7. 5-HT$_7$ 受体 与 G$_s$ 蛋白偶联，激活后促进 cAMP 的生成，增加 AC 活性。 受体主要分布于丘脑、海马、大脑皮质、杏仁核及视交叉上核，其次分布在下丘脑、中央灰质和中缝背核等脑区，位于 GABA 和谷氨酸能神经元上，受体可调控神经内分泌反应，调节昼夜节律、睡眠结构，以及调节情绪、惊厥、痛觉、认知、体温等功能。 一些抗抑郁药物和抗精神分裂症药物与该受体的亲和力高，提示该受体也是治疗靶点。

5-HT$_{7A\text{-}D}$ 有相同的药理学特性，其中 5-HT$_{7A}$ 和 5-HT$_{7B}$ 在人及大鼠中都有表达，5-HT$_{7C}$ 仅在大鼠中发现，而 5-HT$_{7D}$ 仅存在于人类。

（三）5-HT 受体的选择性激动剂和拮抗剂

5-HT 受体的激动剂与拮抗剂为数众多，现将部分列于表 8-7，其中许多已成为一线临床治疗药物，例如，5-HT$_{1A}$ 受体是抗焦虑药的重要靶标蛋白，其部分激动剂如丁螺环酮等已用于临床治疗。 许多曲坦类药物可治疗急性偏头痛，是 5-HT$_{1B/1D/1F}$ 受体的激动剂，如舒马曲坦是 5-HT$_{1D}$ 的完全激动剂，自 1993 年起即被用于治疗周期性偏头痛。 一些已知药物也是 5-HT 受体的激动剂或者拮抗剂，如三环类抗抑郁剂阿米替林也可以拮抗 5-HT$_7$ 受体，SSRI 类的氟西汀拮抗 5-HT$_{2C}$ 受体，等等。

表 8-7 5-HT 受体的选择性激动剂与拮抗剂

受体		激动剂与拮抗剂
5-HT$_{1A}$	激动剂	8-OH-DPAT、氟辛克生、U92016A、吉哌隆、5-CT、丁螺环酮、F15599
	部分激动剂	维拉佐酮、沃替西汀（非选择性）、丁螺环酮
	拮抗剂	WAY 100635、MDL 73005、SDZ 216525、螺环哌啶酮、罗巴佐坦、(S)-UH 301
5-HT$_{1B}$	激动剂	5-CT、RU 24969、CP 94253、L-694247、依立曲坦、夫罗曲普坦
	部分激动剂	那拉曲坦、佐米曲坦、舒马曲坦、利扎曲坦、沃替西汀（非选择性）
	拮抗剂	GR-55562、利培酮
	反向激动剂	SB 224289、SB 236057
5-HT$_{1D}$	激动剂	PNU 109291、PNU 142633、舒马曲坦、L-694247、双氢麦角胺
	拮抗剂	BRL 15572、GR 127935、SB 714786、利培酮
5-HT$_{1E}$	激动剂	BRL-54443
	拮抗剂	?
5-HT$_{1F}$	激动剂	LY 334370、LY344864、BRL-54443、依立曲坦、舒马曲坦
	拮抗剂	?
5-HT$_{2A}$	激动剂	DOI、CP 94253、RU 24909、Ro 60-0175
	拮抗剂	MDL 100907、LY 53857、吗茚酮、喹硫平、氟哌啶醇、美索达嗪、哌咪清、米安色林
	反向激动剂	洛沙平、氯丙嗪、氯氮平、利培酮
5-HT$_{2B}$	激动剂	BW 723C68、DOI、Ro 60-0175、alpha-Me-5-HT
	部分激动剂	二甲麦角新碱
	拮抗剂	SB 204741、RS-127445、EGIS-7625、米安色林
5-HT$_{2C}$	激动剂	MK 212、Ro 60-0175、DOI、氯卡色林、WAY-163909、CP 809191
	拮抗剂	RS-102221、SB 242084、阿戈美拉汀、三氟拉嗪、曲唑酮、米氮平、FR260010
	反向激动剂	洛沙平、奥氮平、齐拉西酮、米安色林
5-HT$_{3AB}$	通道阻滞剂	印防己毒内酯、银杏内酯、GKB
5-HT$_{3A}$	激动剂	mCPBG、2-methyl-5-HT、SR57227A、1-苯基双胍
	通道阻滞剂	印防己毒内酯、地尔硫䓬、银杏内酯、GKB、TMB-B
	拮抗剂	昂丹司琼、格拉司琼、阿洛司琼、(S)-扎考比利、甲氧氯普胺
5-HT$_4$	激动剂	SDZ 216454、BIMU 8、RS67506
	部分激动剂	ML 10302、西沙比利
	拮抗剂	RS 100235、SB 204070、GR 113808
5-HT$_{5A}$	激动剂	?
	拮抗剂	SB 699551
5-HT$_{5B}$	激动剂	?
	拮抗剂	?
5-HT$_6$	激动剂	WAY-181187
	部分激动剂	E-6801
	拮抗剂	Ro 63-0563、SB357134、SB399885、SB 271046
5-HT$_7$	激动剂	E55888、8-OH-DPAT、沃替西汀（非选择性）
	拮抗剂	SB656104、SB269970、鲁拉西酮
	反向激动剂	SB 258719

（改编自：5-Hydroxytryptamine receptors. IUPHAR/BPS Guide to PHARMACOLOGY，http://www.guidetopharmacology. org/GRAC/FamilyDisplayForward? familyId＝1）

第四节 单胺类神经递质在中枢的生理功能

单胺递质具有广泛的中枢作用，其递质信号传递水平的变化与机体的运动、认知、睡眠觉醒、神经精神活动等密切相关。

一、NE 的生理功能

前已述及，中枢 NE 能神经元的胞体在局部脑区聚集，其神经纤维却可广泛投射到全脑，在脑内形成弥散性连接，因此 CNS 中的 NE 几乎参与了所有脑功能的调节活动。

1. 调控吗啡镇痛和针刺镇痛 LC 是痛觉下行调制通路中的一个重要结构，脑内的 NE 可拮抗吗啡镇痛，其机制可能主要与 α_1 受体有关，而脊髓中的 NE 则可加强吗啡镇痛。吗啡通过激活 NE 的下行投射通路，增加 NE 的释放，从而产生镇痛效应。

2. 调节神经精神活动 详见第五节。

3. 调节心血管功能 中枢 NE 的降血压效应主要与 α_2 受体相关，升血压效应则与下丘脑后区的 β 受体有关。脑内 α_1 受体参与调控心率的减慢，而脊髓的 α 受体则参与降低血压、减慢心率的生理作用。

4. 调节体温 下丘脑体温调节中枢含有丰富的单胺类神经末梢，研究发现，下丘脑的 α 受体可能参与了对体温的调节。NE 对体温的调节作用有种属差异，在猫、狗的脑室内注射 NE 可降低体温，并伴有外周血管舒张；而在羊、兔和大鼠的脑室注射 NE 则可以升高体温。

5. 调节摄食 下丘脑外侧区"饥饿中枢"与动物的饥饿和摄食行为有关，而下丘脑腹内侧核"饱食中枢"则与动物的饱食和停止摄食有关。NE 对摄食中枢的调节作用比较复杂，目前多数研究认为在下丘脑外侧区给予 NE 可增加动物的摄食行为，该作用可能与下丘脑外侧区 α 受体的激活有关。

6. 维持觉醒状态 NE 神经元上行投射到大脑皮质，其上行背侧束与紧张性激醒作用有关。在觉醒期可观察到 LC 神经元放电活动较多，在 REM 期，其放电活动基本停止。药物阻断 NE 活动时，往往观察到动物的一般活动减少，而给予 AR 激动剂则可以促进觉醒。

二、DA 的生理功能

CNS 中的 DA 通过不同的神经环路调节机体的运动、精神情绪以及神经内分泌功能。

1. 调节机体运动 通过黑质-纹状体通路，DA 系统参与调节锥体外系的运动功能。纹状体的 GABA 能中间神经元可表达 DA 受体。其中，参与基底神经节直接环路调节的 GABA 神经元表达 D_1 受体，而参与间接环路的 GABA 神经元表达 D_2 受体，两种受体协同作用，共同调节锥体外系运动功能的稳态。 激活黑质 DA 神经元活动增强运动能力，大脑双侧半球 DA 功能的失衡则引起躯体的不对称运动。 临床上的许多运动性疾病都与 DA 的黑质-纹状体通路活动异常有关，例如黑质 DA 能神经元的进行性退变可导致帕金森病，而在长期大量应用 DA 受体拮抗剂（如酚噻嗪类和三氟拉嗪）的病人中，常出现 DA 受体的超敏现象，并伴有 D_3 受体的表达增加，可产生迟发性运动障碍。

2. 调节神经精神活动 通过中脑-边缘叶-皮质通路，DA 系统参与调节精神情绪活动以及认知功能。 前额叶皮质中的 D_1 功能低下和 D_2 功能亢进可能是导致精神分裂症的重要因素（详见第五节）。 伏隔核是 DA 神经纤维投射的主要靶核之一，也是参与强化（reinforcement）和奖赏（reward）活动的重要部位，该脑区的 DA 能神经活动在正常的强化行为（如摄食、饮水、性行为）以及异常的强化（药物成瘾）中均具有重要的作用。

3. 调节神经内分泌功能 投射到下丘脑和垂体的 DA 功能增强可促进 LH 和 FSH 的分泌，减少催乳素的分泌。

4. 调节睡眠觉醒 位于 PAG 腹侧区的 DA 神经元在觉醒时选择性活跃。

5. 增强性行为。

三、5-HT 的生理功能

5-HT 能的神经纤维在脑内也有弥散性投射，与 NE 相似，CNS 中的 5-HT 在包括情绪、睡眠觉醒、体温、摄食、性行为、运动、心血管功能和痛觉等生理功能中都发挥了调制作用。 如前述 5-HT 受体存在多种亚型，中枢 5-HT 的功能非常复杂，许多功能的发生机制有待进一步的探讨。

1. 调节痛与镇痛 5-HT 是参与痛觉调制的重要神经递质。 一般认为，外周的 5-HT_3 受体参与致痛作用，脑内的 5-HT 主要介导吗啡镇痛和针刺镇痛作用，而脊髓的 5-HT 则兼具致痛和镇痛的双重作用。 5-HT 受体的所有亚型在脊髓背角均有分布，受体亚型的多样性与分布的区域性是 5-HT 产生痛觉调制差异性的主要原因。

2. 调节神经精神活动 5-HT 在抑郁症和精神分裂症的发病中有重要作用（详见第五节）。 5-HT 还与焦虑有关，5-HT_{1A}、5-HT_{1B} 受体或者 SERT 基因敲除的小鼠均表现出焦虑行为的增强。 近来研究发现，5-HT_{1A} 的自身受体可能参与抗焦虑作用，而突触后的 5-HT_{1A} 受体则可能参与焦虑的发生。 5-HT 与药物成瘾也密切相关。 5-HT_3 受体在皮质和边缘系统等脑区有丰富的分布，其激动剂可增加 DA 在这些脑区的释放，而拮抗剂则抑制 DA 的释放，从而调节 DA 的强化和奖赏作用。 5-HT_{1B} 和 5-HT_2 受体也与药物依赖和成瘾密切相关。

3. 促进睡眠 5-HT 促进睡眠，5-HT_7 受体是参与昼夜节律和睡眠结构调控蛋白，5-HT_{1A} 和 5-HT_3 受体也参与对睡眠的调节作用。 5-HT 对睡眠的促进作用具有种属差异。 在多数动物模型上，5-HT 主要参与慢波睡眠的调节，破坏中缝核群可导致失眠。 而在人类，阻断 5-HT 受体则主要影响快波睡眠。

4. 调节性行为　一般认为 5-HT 可抑制性行为。　近来发现 5-HT 对性行为具有更为复杂的调节作用，在雌鼠上的研究发现，5-HT$_{1A}$ 的激动剂可抑制性行为，而 5-HT$_2$ 的激动剂则可促进性行为；在雄鼠上的研究发现，5-HT$_{1A}$、5-HT$_{1B}$ 和 5-HT$_2$ 的激动剂均可促进性行为。

5. 调节摄食　一般认为 5-HT 抑制摄食行为。　近来发现不同的 5-HT 受体对摄食的影响有差异，如 5-HT$_{1B}$ 受体的激动可抑制摄食，而 5-HT$_{1A}$ 的激动则增加摄食。　5-HT 对摄食的影响还存在脑区差异，在下丘脑 PVN 核注射 5-HT 可抑制摄食，在中缝核注射 5-HT 则促进摄食。

6. 调节体温　5-HT 对体温的调节也有受体亚型和脑区的差异。　激活 5-HT$_{1A}$ 和 5-HT$_{1B}$ 受体可降低体温，而激活 5-HT$_2$ 受体则可升高体温。　中缝核群注射 5-HT 可升高体温，而脑室注射 5-HT 可降低体温。

第五节　单胺类神经递质与精神疾病

大量研究表明，中脑-边缘系统-皮质的单胺能神经活动异常与精神疾病的发生密切相关，单胺类神经递质生物转换中的许多环节也是精神疾病治疗中的重要靶标。

一、精神分裂症

精神分裂症（schizophrenia）为非单一病因的异质性疾病，其发病与生理、心理及社会环境的相互作用均有关联，临床症状主要包括阳性症状（夸大正常功能，如幻觉、妄想、情感倒错和行为怪异等）和阴性症状（减弱正常功能，如思维贫乏、情感淡漠、意志减退、认知缺损等），多发于青壮年，易复发，病程迁延，其病因至今仍未完全阐明。

精神分裂症者脑内的解剖结构和神经回路异于常人。　研究发现，病人脑室体积增大，而海马、丘脑、杏仁核、前扣带皮质等脑区的体积减小，在晚发性患者脑内还发现前额叶皮质等脑区的体积也显著下降。　在一些患者的前额叶皮质中有部分中间神经元群的密度减小，丘脑及海马神经元的大小及树突棘数目也有明显下降。　研究还证实，患者脑内的单胺类递质以及 GABA、ACh、Glu 等神经递质的活动改变，而针对递质的合成、储存、释放或降解环节的药物则具有一定的抗精神病疗效。

目前的抗精神病药物有典型抗精神病药物（typical antipsychotics，TAP）与非典型抗精神病药物（atypical antipsychotics，AAP）两类。　TAP（如氟哌啶醇）可改善精神分裂症的阳性症状，但对阴性症状无疗效，它们多为 D$_2$ 受体拮抗剂，因此，最初认为精神分裂症与 D$_2$ 受体的亢进有关。　TAP 药物需要结合脑内 70% 以上的 D$_2$ 受体才能发挥抗精神病的作用，而阻断不同脑区的 D$_2$ 受体可导致不同效应（例如，阻断边缘通路的 D$_2$ 受体可改善症状，阻断尾壳核的 D_2 受体则可引起类似帕金森病的运动障碍），因此，TAP 会产生锥体外系运动症状和内分泌紊乱等不良反应。 之后发现的 AAP（如氯氮平）可改善阴性症状及认知障碍，它们多作用于 5-HT 受体、谷氨酸受体等，无锥体外系症状的不良反应。

（一）DA 与精神分裂症

DA 的中脑边缘皮质通路与精神分裂症的阳性症状和阴性症状均密切相关。 近来研究发现，此通路的 DA 能神经活动在精神分裂症中存在脑区的不平衡性。 前额叶皮质的 D_1 受体约为 D_2 受体的 4～6 倍，精神分裂患者及易感人群脑内投射到前额叶皮质的 DA 能神经活动减低，导致 D_1 受体未被完全激活，产生包括认知障碍在内的阴性症状；而皮质下结构（如 VTA、伏隔核）的 D_2 受体分布较多，精神分裂症患者及易感人群脑内投射到纹状体及伏隔核的 DA 能神经活动增强，DA 的合成速度加快，释放增多，D_2 受体的数量也增多，导致这些脑区 D_2 受体过度激活，功能亢进，产生阳性症状。 因此，D_1 受体激动剂能改善阴性症状，而 D_2 受体拮抗剂则可治疗阳性症状，有人据此提出了利用 D_1 激动与 D_2 阻滞匹配治疗精神分裂症的设想。

近来研究还发现，中脑边缘系统的 D_3 受体也与精神分裂症密切相关。 脑内 D_3 受体在生理情况下的表达极低，但阳性症状的精神分裂症患者皮质下脑区（如伏隔核、纹状体、黑质网状区）中，D_2 的功能亢进也伴有 D_3 的表达增强，应用地西泮治疗后，D_3 表达恢复正常。

DA 受体基因与精神分裂症的关联度较高，已有研究发现 D_2、D_3 和 D_4 受体基因的多态性改变与精神分裂症或者与抗精神病药物的效能有关联。

（二）5-HT、NE 与精神分裂症

5-HT 和 NE 可通过调节 DA 的递质传递活动而参与精神分裂症的发生和治疗过程。临床前研究表明，前额叶皮质的 NE 能神经末梢在很大程度上发挥了对皮质边缘系统 DA 信号传递的调控作用。 前额叶皮质中 DAT 的含量较少，DA 主要被 NET 重摄取，并与 NE 共同释放。 若同时注射 NET 阻断剂瑞波西丁和 α_2 受体拮抗剂 RX-821002 可以显著增强大鼠前额叶皮质中的 DA 功能；若同时给予 NET 阻断剂与 $D_{2/3}$ 受体拮抗剂雷氯必利或者奥氮平，也可以增强皮质 DA 的递质传递，发挥抗精神病效应。

CNS 中 5-HT 功能异常与精神分裂症也有密切的关联。 $5-HT_{2A}$ 受体在皮质第 5 层锥体神经元上含量丰富，且与 NMDA 受体共存于同一神经末梢。 临床前研究表明，前额叶皮质中 $5-HT_{2A}$ 受体的激活促进该脑区及 VTA 区的 DA 释放，选择性 $5-HT_{2A}$ 受体拮抗剂 M-100907翻转该效应，减小 VTA 中 DA 能神经元的放电，并降低苯丙胺引起的纹状体及伏隔核 DA 的释放，提示降低 $5-HT_{2A}$ 受体的兴奋性可下调皮质下脑区的 D_2 受体功能亢进，从而达到治疗效果。 利培酮等 AAP 药物主要拮抗前额叶皮质的 $5-HT_{2A}$ 受体，改善阴性症状。 近来发现的许多 AAP 药物是 $5-HT_{2A}$ 受体的反向激动剂，如 ACP-103 已被用于治疗 L-DOPA 导致的精神错乱，也可以加强氟哌啶醇的效应。

5-HT$_{1A}$受体在额叶皮质及扣带皮质的突触后表达，激活后可增强皮质中DA的神经活动，改善阴性症状及认知障碍。 其部分激动剂如阿立哌唑是AAP药物，也有一些部分激动剂（如抗焦虑药物丁螺环酮）可以增强抗精神病药物的疗效。 新近开发的SLV-313、SSR-181507等药物既是5-HT$_{1A}$受体的激动剂，也是D$_2$受体的拮抗剂。

5-HT受体基因的多态性与精神分裂症的阴性及抑郁症状有关联。 研究发现，5-HT$_{2A}$受体基因的102T/C中的TC和CC类型可以增加精神分裂症的患病风险，这一多态性可能影响其mRNA的转录水平。 5-HT$_3$受体基因的R344H和P391R突变也可能与精神分裂症有关。 此外，在我国，SERT等位基因的可变数串联重复多态性可能也与精神分裂症的症状表现有关。

（三）COMT与精神分裂症

已有研究提示，人类染色体22q11中可能隐藏与精神分裂症有关的治病基因，而COMT基因恰好位于人类染色体的22q11.2。 有研究发现，COMT基因的Val^{108}Met多态性可能与精神分裂症的发病有关，患者Val^{108}的分布频率高于正常人群，但也有研究认为Val/Met多态性与精神分裂症的关联度极弱，因此，COMT与精神分裂症的关系尚待深入研究。

二、抑郁症

抑郁症（depression）是常见精神疾病，临床主要表现为明显而持久的心境低落，伴有相应的思维、行为和认知功能的改变。 其病因复杂，确切的发病机制还不明确。

抑郁症的"单胺假说"认为，单胺类递质神经功能的低下可能导致抑郁症。 早期的传统抗抑郁药物MAOI可抑制单胺类神经递质的降解，TCA可抑制NET和SERT对突触间隙递质的重摄取，目前的新型抗抑郁药（SSRI、SNRI、NDRI、NaSSA、SARI、NRI）则可以选择性抑制单胺类递质的转运体，通过提高突触间隙单胺类神经递质的浓度而发挥抗抑郁作用。

（一）5-HT与抑郁症

5-HT递质活动的下降与抑郁症关系十分密切。 脑内5-HT的耗竭可以诱发抑郁症，严重抑郁并伴有自杀倾向的患者脑脊液中5-HT代谢产物5-HIAA含量下降，突触后5-HT$_2$受体密度增加。 通过药物干预（如SSRI）增强5-HT的含量有抗抑郁的作用，而若减少5-HT的水平（如给予5-HT合成的抑制剂PCPA）则翻转抗抑郁药物丙咪嗪的抗抑郁作用。

研究表明，通过饮食下调脑内5-HT的含量可翻转SSRIs的抗抑郁效应，TPH的抑制剂PCPA也可翻转MAOI或者TCA的抗抑郁效应，而阻断CA的合成并不下调TCA（如丙咪嗪）的作用，提示抗抑郁药物的效应可能需要5-HT的参与才能发挥。

5-HT受体的多种亚型均参与了抑郁症的病理进程，抗抑郁药物的迟发性疗效可能与突触前5-HT$_{1A}$和5-HT$_{1B}$受体有关。 激活突触前5-HT$_{1A}$或5-HT$_{1B}$受体可能通过下调5-

HT 的释放以对抗 SSRI 或者 SNRI 对 SERT 的抑制，而较长期的 SSRI 治疗可引起中缝核神经元突触前自身受体的脱敏，继而 SERT 的表达减低，突触间隙 5-HT 的作用加强。 若 5-HT$_{1A}$受体拮抗剂吲哚洛尔（pindolol）与 SSRI 合用，可显著减少 SSRI 的起效所需时间，迅速发挥抗抑郁作用。 5-HT$_{1A}$受体的激动剂丁螺环酮、吉吡隆（gepirone）和伊沙匹隆（ipsapirone）可导致受体脱敏，也具有抗抑郁的效应。 新近开发的抗抑郁药物维拉佐酮（vilazodone）同时具有 SSRI 及 5-HT$_{1A}$受体激动剂的作用，也可减少 SSRI 起效所需的时间。

有自杀倾向的抑郁患者脑内，5-HT$_{2A}$和 5-HT$_{2C}$受体在前额叶皮质中的表达增高，在海马中的表达及亲和力则有降低。 5-HT$_{2C}$受体的过度激活可导致抑郁和焦虑症状，许多 SSRI 也是 5-HT$_{2C}$受体的部分激动剂，在作用早期可能引起患者的焦虑，联合使用 SSRI 和 5-HT$_{2C}$受体的拮抗剂可更好地增强 5-HT 能神经活动。

SERT 基因启动子区域的一个共同多态性可能与抑郁易感有关， SERT 基因敲除的小鼠表现出更加抑郁的行为，以及更高水平的焦虑。

（二）NE 与抑郁症

CNS 中的 NE 功能减低也与抑郁症密切相关。 研究发现，患者脑脊液、血浆和尿液中 MHPG 的含量均有增多，提示 NE 的降解代谢活动增强。 抑郁症患者 LC 中有 α_2 受体密度的增加，且受体对激动剂的亲和力也增强，从而抑制 NE 的递质传递活动。 NET 缺失小鼠其细胞外 NE 水平升高，抑郁行为减少，高选择性的 NET 抑制剂麦普替林、瑞波西汀等对抑郁症患者有良好疗效。

β 受体的表达水平受到抗抑郁药物的影响。 有实验研究发现，长期服用抗抑郁药后 β 受体功能下调，推测可能由于抗抑郁药物导致突触间隙 NE 的含量增高，引起受体的脱敏。 然而也有研究发现，抗抑郁药治疗 2～3 天后就出现 β 受体的下调，而此时却无明显的抗抑郁疗效。 此外，麦普替林和大部分的 SSRI 并不影响 β 受体结合功能；SSRI 中的西酞普兰不改变 β 受体的密度，却能上调 β 受体介导的 cAMP 活性，因此 β 受体在抑郁症发病中的作用机制有待进一步研究。

NE 与 5-HT 能神经活动可相互影响，5-HT 神经元含 α_2 受体，激活后可减少 5-HT 的释放，α_2 受体基因敲除的小鼠抗抑郁能力加强。 阻断 β_2 受体也增加 NE 和 5-HT 的释放。

（三）DA 与抑郁症

神经影像学、神经内分泌、代谢等方面的研究均证实，抑郁症患者脑内有 DA 能神经活动的紊乱。 临床研究发现，DA 能神经功能低下的疾病常伴发抑郁症，一些 TAP 是 DA 受体的拮抗剂，在抗精神病的同时常会诱发抑郁症，而可提高 DA 功能的药物如 L-DOPA、苯丙胺、丁螺环酮等则可改善抑郁的症状。 抑郁症患者脑脊液中的 HVA 以及尿液中的 DOPAC 含量降低，重度抑郁患者的海马体积有显著减小。 抑郁症患者 DA 功能异常还表现在 DA 的释放减少、DA 受体的数量、功能或细胞内信号转导的改变，例如抑郁症

患者脑内有 D_2 受体的代偿性上调、D_1 受体的结合力下降、DAT 的活性减低，均提示 DA 功能不足与抑郁症相关。

D_1/D_2 异二聚体在抑郁症中的作用可能具有脑区差异，有研究发现，阻断前额叶皮质中的 D_1/D_2 异二聚体可缓解抑郁症状，而阻断伏隔核或者海马中的 D_1/D_2 异二聚体则没有抗抑郁效应。 边缘系统 DA 活动的变化可能与抑郁症核心症状的病理机制有关，突触前 D_2/D_3 受体敏感性出现下降可能参与了抑郁导致的愉快感缺乏。

约 20 年前，人们认为 DA 可能直接介导抗抑郁药物的作用；之后有假设认为细胞外 DA 水平的下降可导致抑郁症；目前的研究发现，大部分的抗抑郁药并不直接增强 DA 的神经传递，它们可能通过对 5-HT 或 NE 能神经活动的增强而影响 DA 的递质活动。 同时，依赖 DA 在边缘系统的奖赏作用，DA 的递质传递活动也可调节抗抑郁症药物的作用效能。

（四） 单胺类递质的相互作用影响抗抑郁药物的效果

由边缘系统-皮质-纹状体-苍白球-丘脑组成的神经环路在抑郁症中有重要的作用，在这些神经环路中，单胺类递质系统可相互影响，共同参与抑郁症的病理进程。

许多抗抑郁药物可以同时作用于两种甚至 3 种单胺类递质系统，例如文拉法辛和度洛西汀是 SNRI 药物，但在最小有效剂量时主要抑制 SERT；舍曲林是 SSRI，但也可与伏隔核中的 DAT 结合，影响 DA 的重摄取。 氟伏沙明和帕罗西汀也同时升高伏隔核中细胞外 NE 的水平，拮抗 5-HT$_{2A}$ 受体则可增强 SSRI 对 NE 水平的上调作用，一些 AAP 是 5-HT$_{2A}$ 受体的拮抗剂，亦可增强 SSRI 及 SNRI 的抗抑郁作用。

VTA 中 5-HT$_{2C}$ 受体的激活可抑制 DA 神经元的活动，导致 SSRI 抗抑郁效能的下降，西酞普兰的持续作用可抑制 VTA 中 DA 神经元的放电，该作用可被 5-HT$_{2C}$ 受体的拮抗剂 SB242084 翻转。 联合阻断 SERT 和 5-HT$_{2C}$ 受体则可以维持边缘系统中 DA 的神经活动。

近来开发的单胺类递质再摄取抑制剂（TRI）对 3 类单胺类递质的重摄取均有抑制，其抗抑郁效果预期更好，但目前尚未市场化。

（郭景春）

第九章 乙酰胆碱

第一节 中枢胆碱能神经元的分布及纤维联系

乙酰胆碱（acetylcholine，ACh）是最早（Otto Loewi，1921 年）被确定的一种神经递质。以 ACh 为神经递质的神经元称为胆碱能神经元（chonlinergic neurons）。胆碱能神经元分为投射神经元（projection neuron）和局部环路细胞（local circuit cell）。

一、胆碱能神经元及其投射

胆碱能投射神经元的胞体主要分布于基底前脑和脑干，这些神经元的胞体向其他脑区发出纤维投射，分别组成基底前脑胆碱能系统和脑干胆碱能系统。

1. 基底前脑胆碱能系统 胞体主要位于隔内侧核、斜角带垂直部、斜角带水平部、苍白球腹侧区 Meynert 基底核。其投射纤维主要形成如下 4 条通路：①隔内侧核、斜角带-海马通路；②斜角带-杏仁复合体通路；③隔区、视前区-僵内侧核、中脑脚间核通路；④ Meynert 基底核-大脑皮质通路。其中由 Meynert 基底核向皮质额叶、颞叶、顶叶和视皮质的胆碱能投射，与学习和记忆功能密切相关（图 9-1 红色区域）。

2. 脑干胆碱能系统 胞体主要位于脚间脑桥被盖区、背外侧或外侧被盖核中的胆碱能神经元。其纤维分为背侧被盖束和腹侧被盖束，向头端投射至丘脑、丘脑下部、苍白球、尾壳核等，并与其他上行纤维一起组成网状上行激活系统，引起觉醒和警觉。延髓中的胆碱能神经元主要分布在舌下神经核（Ⅻ）、迷走神经背核与疑核（Ⅹ）、面神经核（Ⅶ）、三叉神经脊束核（Ⅴ），以及孤束核、前庭外侧核、外侧网状核、巨细胞网状核和中缝大核等，参与躯体运动和内脏运动的调节（图 9-1 蓝色区域）。

3. 脊髓中的胆碱能神经元 包括脊髓前角的躯体运动神经元，以及侧角（或骶部相当于侧角）的交感、副交感节前神经元。

二、局部环路胆碱能神经元

这类神经元在核团内局部形成环路，不向核外发出投射，属于中间神经元。主要位于纹状体、伏隔核、嗅结节、海马和大脑皮质Ⅱ～Ⅳ层。纹状体内胆碱能神经元主要为大、中型无棘突多极神经元，参与黑质-纹状体多巴胺能系统对运动的调节，其异常与帕金森病（Parkinson's disease，PD）的病理过程密切相关。

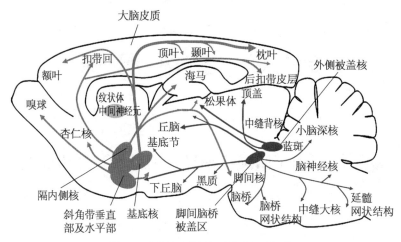

图 9-1　中枢胆碱能神经元的分布及投射

注：红色为基地前脑胆碱能神经元的核团及投射通路；蓝色为脑干胆碱能神经元的核团及投射通路；黄色为局部环路的胆碱能神经元集中区域

第二节　乙酰胆碱的生物合成、储存及代谢

一、生物合成

ACh 由胆碱（choline）和乙酰辅酶 A（acetyl coenzyme A）在胆碱乙酰转移酶（choline acetyltransferase，ChAT）的作用下，于神经末梢内合成。ChAT 仅存在于胆碱能神经元中，所以可作为胆碱能神经元的标记蛋白（图 9-2）。

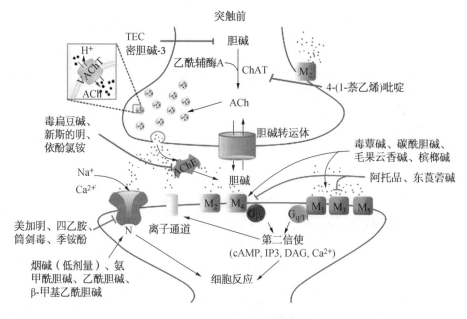

图 9-2　乙酰胆碱的生物合成、储存和释放

1. 胆碱　主要来源：①水解从血中摄取的卵磷脂；②释放至突触间隙的 ACh 酶解，约占 ACh 合成总量的 1/3～1/2。 神经元摄入胆碱通过两种载体实现：①高亲和力载体（high affinity carrier, Km＝0.4～4 μmol/L）特异分布于神经末梢，以 Na$^+$-ATP 依赖的逆浓度梯度方式主动转运胆碱。 高亲和力载体是胆碱摄取的主要方式，是合成 ACh 的限速因子。 ②低亲和力载体（low affinity carrier, Km＝40～100 μmol/L）分布于所有神经元和胶质细胞上，以"易化扩散"方式顺浓度梯度转运胆碱。 低亲和力载体只有在胆碱浓度很高时才发挥作用，可能与磷脂合成有关。

2. 乙酰辅酶 A　主要在线粒体内通过三羧酸循环和脂肪酸 β-氧化生成。

3. ChAT　由胆碱能神经元胞体合成，随轴突顺向转运至神经末梢。 乙酰辅酶 A 与 ChAT 活性中心结合，使咪唑基乙酰化，然后胆碱与 ChAT 活性中心的阴离子结合，乙酰基即被转移至胆碱上，形成 ACh。 一些化合物通过不同机制可以影响 ACh 的合成。 例如，密胆碱-3 通过与胆碱竞争性抑制神经末梢上的高亲和力载体，阻断胆碱的摄入，从而抑制 ACh 的生物合成。 三乙基胆碱（triethylcholine, TEC）作为胆碱拟似物，合成伪递质干扰和减弱 ACh 的正常功能。 4-（1-萘乙烯）吡啶通过专一抑制 ChAT 酶活性而影响 ACh 的生物合成（图 9-2）。

二、储存和释放

ACh 在胆碱能神经元末梢合成后，由 ACh 囊泡转运体（vesicular ACh transporter, VAChT）转运进入囊泡储存，尚有部分 ACh 存留在胞质。 VAChT 分子量约 60 000，有 12 个跨膜螺旋，存在于 ACh 囊泡的膜上，将胞质的 ACh 转运入囊泡。 VAChT 转运 ACh 依赖于囊泡内的高浓度 H$^+$，每转运 1 个分子的 ACh，则伴有 1 个 H$^+$ 流出。 visamicol 通过非竞争性抑制 VAChT 向囊泡转运 ACh 的作用，耗竭囊泡 ACh 的储存，从而减弱胆碱能末梢释放 ACh 的功能（图 9-2）。

根据囊泡距离突触前膜的远近及其功能，分别命名为储存囊泡（reserve vesicle, VP$_1$）或稳定池（fixed pool）和活动囊泡（recycling vesicle, VP$_2$）或不稳定池（liabile pool）。 从功能上讲，储存囊泡负责存储形成的 ACh，神经刺激引起 ACh 的释放以及新合成 ACh 充盈的囊泡主要是活动囊泡。

三、代谢失活

释放到突触间隙的 ACh 失活有 3 种方式，即乙酰胆碱酯酶（acetylcholinesterase, AChE）水解、扩散、突触前膜重摄取。 AChE 活性中心的阴离子部位以静电吸引 ACh 的季铵端阳离子基团，ACh 的羰基碳原子被引导至酯解部位，从而生成 ACh-AChE 复合物。 通过电子转移，其酯键断裂释放出胆碱。 水解形成的胆碱 30%～50% 被神经末梢重摄取用于 ACh 的合成。 乙酰基则与酯解部位的丝氨酸羟基以共价键结合生成乙酰化胆碱酯酶，后者迅速水解成乙酸和 AChE。

四、 胆碱酯酶抑制剂

一些结构上和 ACh 相似的有机化合物能与 AChE 结合生成暂时或永久性的复合物，抑制 AChE 对 ACh 的水解称为胆碱酯酶抑制剂或抗胆碱酯酶药。 常用可逆性胆碱酯酶的抑制剂有毒扁豆碱（physostigmine, eserine）、新斯的明（neostigmine）和依酚氯铵（腾喜龙）（tensilon）。 有机磷酸酯类如杀虫剂马拉硫磷（malathoin）等，其磷酸根与 AChE 结合后形成非常稳定、几乎不发生水解反应的磷酰化胆碱酯酶，需待新的 AChE 合成后才能重新水解 ACh，故又称不可逆性或持久胆碱酯酶抑制剂（图 9-2）。

第三节　胆　碱　受　体

20 世纪早期，人们发现 ACh 的某些外周效应可被毒蕈碱（muscarine）模拟，被阿托品阻断。 另一些效应可被烟碱（nicotine）模拟，被箭毒碱（curare）阻断。 根据它们的药理学反应，将外周胆碱能受体分为毒蕈碱型（muscarinic, M 型）和烟碱型（nicotinic, N 型）。 中枢胆碱能受体也分为 M 型和 N 型。 M 型受体属于 G 蛋白偶联受体，N 型受体属于配体门控离子通道受体。

一、 胆碱能 M 型受体

M 型受体已被克隆，共有 5 种亚型，即 M_1、M_2、M_3、M_4 和 M_5。 它们的分子量为 50 000，含有 460～590 个氨基酸，为 7 次跨膜的 G 蛋白偶联受体，由 3 个细胞外环和 3 个胞质环相连。 各亚型的结构差异主要取决于第 V 和第 VI 跨膜区的胞质环。 其中 M_1 型、M_3 型、M_5 型受体兴奋后，通过与 $G_{q/11}$ 蛋白偶联，激活磷脂酰肌醇通路以及鸟苷酸环化酶系统，传导受体兴奋效应。 M_2 型和 M_4 型受体兴奋时，则通过与 $G_{i/o}$ 蛋白偶联，抑制腺苷酸环化酶系统和 Ca^{2+} 内流，促进 K^+ 外流，引起细胞膜的超极化和抑制 ACh 的释放，介导受体兴奋时的抑制效应。

二、 胆碱能 N 型受体

N 型受体是一个家族的受体，分布于外周和中枢的神经组织。 外周 N 型受体根据存在的部位和药理功能不同，又分为骨骼肌/电器官 N 型受体和神经节 N 型受体。 中枢 N 型受体分为神经元 N 型受体和 α-BGT/N 型受体结合蛋白。 那些对 α-BGT 不敏感的，但含有高亲和结合部位能够被低浓度（nmol/L）烟碱识别，并具有烟碱样神经传递效应的受体称为神经元 N 型受体。 而那些能与 α-BGT 高亲和力结合，却仅能与高浓度（μmol/L）烟碱结合，又没有烟碱样神经传递功能的受体称 α-BGT/N 型受体结合蛋白。

N 型受体是第一个在电鳐的电器官纯化并阐明一级结构的受体。 外周和中枢的 N 型受体均由 5 个亚基组成，中间形成离子通道。 外周骨骼肌接头上 N 型受体有 2 个 α1 和 β1、γ、δ 各 1 个（图 9-3A）。 外周神经节 N 型受体由 α3、α5、α7、β2 和 β4 亚基组成。 中枢 N 型受体只有 α 和 β 亚基组成。 目前，已经克隆出 12 种中枢 N 型受体亚基，包括 9 种 α 亚单位（α2～α10），3 种 β 亚基（β2～β4）。 它们分别以 α 和 β 亚基不同组合构成异聚体或同聚体的中枢 N 受体（图 9-3B～C）。 可以设想，这么多亚基若以不同形式聚合形成 N 型受体，那么中枢 N 受体兴奋后会出现功能的多样性和复杂性。

每个亚基有 4 个由 19～27 个氨基酸组成的疏水性 α-螺旋，横跨细胞膜形成跨膜片段，从 N 端到 C 端依次用 M_1、M_2、M_3、M_4 表示（图 9-3D～E）。 各亚基的 M_2 跨膜螺旋，每旋转一周有一个亲水氨基酸，在螺旋的一侧共同形成亲水面。 4 个亚基 M_2 跨膜螺旋的亲水面围成离子孔道。

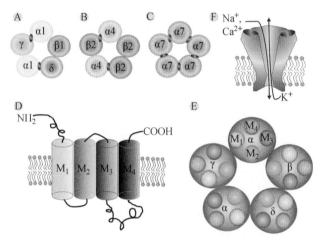

图 9-3 N 型胆碱能受体的亚基和通道组成示意图

注：A. 外周骨骼肌接头上 N 型受体；B，C. 中枢 N 型受体亚基；D，E. N 型受体每个亚基的结构；F. 中枢神经元 N 型受体激活时的离子流

N 型受体是阳离子通透型受体，当 ACh 分子结合到受体 α 亚基时触发离子通道打开。 骨骼肌神经接头上 N 受体对 Na^+、K^+、Ca^{2+} 等阳离子具有通透性。 当 N 型受体兴奋时，Na^+ 胞内的量大于 K^+ 的流入，产生膜的去极化兴奋。 中枢神经元 N 型受体除了对 Na^+、K^+ 通透外，对 Ca^{2+} 的通透性较骨骼肌接头处 N 型受体兴奋时更强（图 9-3F）。 中枢 N 型受体激活后，一方面其本身的离子通道对 Ca^{2+} 的通透性极高；另一方面，还可激活邻近的电压依赖性 Ca^{2+} 通道，最终导致大量 Ca^{2+} 内流，进而影响 Ca^{2+} 介导的各种细胞活动。 中枢 N 型受体分布在突触前和突触后。 突触前 N 型受体可以作为自身受体，正反馈调节 ACh 的释放。 在脑内，突触前 N 型受体作为异源受体，促进 DA、NE、谷氨酸和 GABA 的释放。 其促进递质释放的机制与受体兴奋后引起突触前 Na^+ 内流，使膜的去极化，进而打开电压门控钙通道，细胞内 Ca^{2+} 浓度升高促进递质释放有关。 现在了解到，突触前 N 型受体对激动剂的敏感性比突触后 N 型受体要强 10 倍以上，可见 N 型受体具有较强的突触前调节效应。

第四节　乙酰胆碱的生理功能

　　ACh 的功能非常广泛。 在外周，ACh 是神经肌肉接头处的神经递质，也是自主神经系统副交感神经和交感神经节前神经元的神经递质。 因此，ACh 对躯体运动和内脏及心血管活动的功能调节具有关键性的作用。 在 CNS 内，ACh 参与调节感觉、学习和记忆、痛与镇痛、睡眠和觉醒、体温调节、摄食和饮水、心血管的中枢调节和精神活动等复杂功能，并与帕金森病、阿尔茨海默病、亨廷顿病和精神分裂症等的发病有关（详见有关章节）。

（张雯婷　孙凤艳）

第十章 神经肽总论

第一节 概　　述

一、神经肽的分类

神经递质分为经典和非经典递质。 神经肽（neuropeptides）是非经典类神经递质，参与细胞间的神经信息的传递。 脑内的神经肽种类多，分布广，功能十分复杂。 神经肽可以根据它们的脑区分布与前体的来源不同，或功能不同进行分类，如垂体肽、下丘脑释放肽、脑肠肽、内阿片肽、速激肽等。 表10-1 中列举了部分神经肽的分类和命名。

表 10-1　神经肽的分类

类　别	简　称	全　名	类　别	简　称	全　名
垂体肽	ACTH（39肽）	促肾上皮质激素（corticotropin）	内阿片肽	ME（5肽）	甲啡肽（met-enkephalin）
	α-MSH（13肽）	α-促黑素（α-melanocyte-stimulating-hormone）		LE（5肽）	亮啡肽（leu-enkephalin）
	OT（9肽）	催产素（oxytocin）		β-ED（31肽）	β-内啡肽（β-endorphin）
	VP（9肽）	加压素（vasopressin）		Dyn A（17肽）	强啡肽 A(dynorphin A)
	PL（200肽）	催乳素（prolactin）		Dyn B（13肽）	强啡肽 B(dynorphin B)
	GH（191肽）	生长激素（growth hormone）		α-N-ED(10肽)	α-新内啡肽（α-neo-endorphin）
下丘脑释放肽	CRF（41肽）	促肾上腺皮质激素释放因子（corticotropin releasing factor）	速激肽	SP（11肽）	P 物质（substance P）
	SOMT（14肽）	生长抑素（somatostatin）		NKA（10肽）	神经激肽 A（neurokininA）
	GHRF（44肽）	生长激素释放因子（growth hormone releasing factor）		NKB（10肽）	神经激肽 B（neurokinin B）
	TRH（3肽）	促甲状腺素释放激素（thyrotropin releasing hormone）		NPK（36肽）	神经肽 K（neuropeptide K）
	LHRH（10肽）	促黄体素释放激素（luteinizing hormone releasing hormone）		NPγ（21肽）	神经肽 γ（neuropeptide γ）
				P（11肽）	泡蟾肽（physalaemin）
				E（10肽）	延肽（eledoisin）
				K（12肽）	可辛尼（kassinin）
内膜素	ETl（21肽）	内膜素 1(endothelin 1)	心钠素	α-ANP（28肽）	心钠素（atrial natriuretic polypeptide）
	ET2（21肽）	内膜素 2(endothelin 2)		BNF（24肽）	脑钠素（brain natriuretic factor）
	ET3（21肽）	内膜素 3(endothelin 3)		B（14肽）	蛙皮素（bombesin）
增血糖素相关肽	G（29肽）	高血糖素（glucagon）	其他	CGRP（37肽）	降钙素基因相关肽（calcitonin gene related peptide）

类别	简 称	全 名	类别	简 称	全 名
	VIP（28 肽）	血管活性肠肽（vasoactive intestinal peptide）		Ang Ⅱ（8 肽）	血管紧张素 Ⅱ（angiotensin Ⅱ）
	PHI（27 肽）	组异肽（peptide with histidine and isoleucine）		BK（9 肽）	缓激肽（bradykinin）
	PHM（27 肽）	组甲肽（peptide with histidine and methionine）		CT（32 肽）	降钙素（calcitonin）
				NPY（36 肽）	神经肽 Y（neuropeptide Y）
				M（22 肽）	肠动素（motilin）
				Orexin A（33 肽）	开胃素 A（orexin A）
				Orexin B（28 肽）	开胃素 A（orexin B）

二、神经肽的合成

神经肽的化学特性是肽类化合物，因此，其合成方式以蛋白质的合成方式进行。

1. 神经肽前体的合成 该阶段主要在核糖体、内质网和高尔基复合体内进行。 前体的 N 端有 20～40 个氨基酸所组成的信号肽（signal peptide sequence），因含连续的疏水性氨基酸残基，可穿透粗面内质网膜的磷脂层。 附着在核糖体上的新生肽链边延长边穿透粗面内质网膜，最后整个肽链都进入内质网池。 随之，信号肽被切除，在肽链中引入二硫键或糖基。 带信号肽的前体被称为前肽原，如前脑啡肽原（pre-proenkephalin），信号肽被切除的前体被称为肽原，如脑啡肽原（proenkephalin）。 在内质网池内形成的肽原，又转运到高尔基复合体进行翻译后加工。

2. 神经肽前体的水解 该阶段主要在高尔基复合体、分泌颗粒或囊泡内进行。 神经肽前体的水解蛋白酶总称为内切酶（endoprotease）。 在肽原的肽链中，含神经肽相关和无关的氨基酸片段。 神经肽片段两端常被成对碱性氨基酸所分割，如赖氨酸-精氨酸（K-R）或赖氨酸-赖氨酸（K-K）。 这些成对的碱性氨基酸通常是蛋白内切酶的水解部位。前蛋白转换酶 1 和 2（proprotein convertases，PC1 和 PC2）是水解成对碱性氨基酸的蛋白内切酶。

3. 神经肽的合成 该阶段主要在分泌颗粒或囊泡中进行。 从神经肽前体被切割下来的神经肽片段再由外肽酶（exopeptidase）切割，去除片段两侧的碱性氨基酸。 其 C 端碱性氨基酸由羧肽酶 β 样转化酶（carboxypeptidase β-like converty enzymes，CPB）或羧肽酶 H（carboxypeptidase H，CPH）切割。 其 N 端碱性氨基酸由氨肽酶（aminopeptidase）切割，再经修饰酶（modifying enzyme）加工，形成有活性的神经肽。

4. 神经肽生物合成呈多样性 在脑内神经肽的合成受到多种因素的影响，包括脑区的特异性、组织中的 pH 值和钙离子浓度、基因剪辑调控等因素。 例如，前阿黑皮原（POMC）形成神经肽的种类具有脑区的选择性。 垂体前叶的 POMC 被水解形成 ACTH，垂体中叶则被形成 α-MSH 和 β-内啡肽。 又如，速激肽的合成受到基因剪辑的调控。 前速激肽原基因通过前体 mRNA 的剪辑，转录形成 3 种不同的前速激肽原，即 α-PPT， β-PPT和 γ- PPT，从而形成至少 5 种不同的神经肽。

三、 神经肽的储存、释放与失活

神经肽与经典递质相似，合成后也储存于囊泡内。 经典递质主要储存于小囊泡，而神经肽则主要储存于大囊泡。 此外，神经递质与神经肽也可以共存于同一囊泡（详见递质共存）。

囊泡储存的神经肽和递质均以钙依赖形式释放。 然而，短暂快速增加细胞内钙浓度可引起小囊泡释放神经递质，而缓慢持续地增加胞内钙扩散可引起大囊泡释放神经肽。 因此，单个或低频电刺激引起小囊泡释放神经递质，而高频或串刺激则诱导大囊泡释放神经肽和递质。

突触间隙的神经肽失活依赖酶解或扩散失活，没有再摄取参与。 神经肽的降解没有很特异的酶。 通过氨肽酶、羧肽酶和内肽酶（endopeptidas）水解致神经肽的失活。 虽然，个别神经肽降解酶作用有相对选择性，但是也不是唯一的单个神经肽的特异降解酶，如脑啡肽酶。

由此可见，神经递质和神经肽的生物转换方式，从生物合成、储存、释放和代谢等方面存在许多异同之处（图 10-1）。

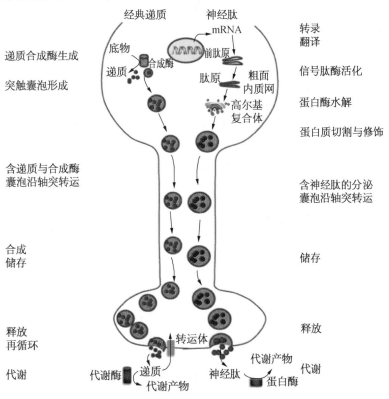

图 10-1　神经递质和神经肽生物转换方式的异同

第二节　神经递质共存

一、神经递质共存现象

1979 年，瑞典科学家 Hökfelt 等发现在交感神经节内同时检测到神经递质 NE 和神经肽 SOMT。从此，修正了一个神经元仅储存和释放一种递质的传统观念。大量研究证据确立了神经递质共存（colocalization）的概念。

递质共存的现象很普遍，共存的方式也很多，常见的是一种经典递质与多种神经肽共存的形式。中枢和外周神经组织中都有递质共存，递质共存存在种族差异。如在中脑腹侧，小鼠、大鼠、猫及猴的 DA 能神经元内 DA 与 CCK 共存；而黑质区，仅大鼠和猫的 DA 能神经元内含 CCK，其他动物无此共存现象。

二、神经递质共存的释放机制

神经末梢内有大囊泡和小囊泡。用离心分离法，根据分子量的大小的沉降组分来区分大囊泡和小囊泡。离心分离的研究观察到，猫唾液腺存在共存递质现象，发现其中 ACh 及 NE 存在于大分子组分（heavy fraction）及小分子组分（light fraction）中，而 NPY 及 VIP 仅存在于大分子组分中。用免疫组织化学电子显微镜技术研究表明，神经肽主要储存于直径为 100 nm 的大囊泡内，而 5-HT、NE 及 DA 则储存于大囊泡和小囊泡（直径 50 nm）内。由此证明经典递质储存于小囊泡和大囊泡内，而神经肽则与经典递质仅仅共存于大囊泡中。

Hökfelt 等观察到，低频电刺激支配猫唾液腺的副交感神经，仅导致 ACh 释放，而高频刺激时可导致 ACh 和 VIP 同时释放。现在了解到，单个刺激或低频刺激引起动作电位的刺激可诱导小囊泡释放经典递质，高频或串刺激则引起大囊泡释放经典递质和神经肽。

三、神经递质共存的生理意义

（一）突触后的调节作用

共存的递质和神经肽共同释放（corelease）后，共同传递（co-transmitter）信息。两者分别作用于突触后，起相互协同或拮抗作用，以有效地调节细胞或器官功能。

1. 协同作用　猫唾液腺接受颌下神经节的副交感神经和颈上神经节的交感神经双重支配，副交感神经内含 ACh 和 VIP，交感神经内含 NE 和 NPY。ACh 引起唾液腺分泌稀稠液，并增加唾液腺的血供；VIP 并不直接影响唾液腺的分泌，却能增加唾液腺的血供，增加唾液腺上 ACh 受体的亲和力，从而增加 ACh 分泌唾液腺的作用。NE 导致唾液腺分泌粘稠液，并减少血供，NPY 也并不直接调节唾液腺的分泌，而是通过收缩支配唾液腺的血管，与 NE 协同调节唾液腺的分泌。可见，支配猫唾液腺神经末梢中共存的递质与神经肽，两者起协同作用（图10-2）。

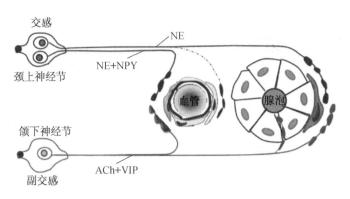

图 10-2 神经节细胞共存递质释放后对唾液腺分泌调节的协同作用

2. 拮抗作用 肾上腺髓质嗜铬细胞中共存脑啡肽和NE。 实验研究观察到，电刺激狗内脏大神经，导致肾静脉血浆中NE和脑啡肽的含量同时升高，并伴血压升高；利血平化后，再刺激狗内脏大神经，此时肾静脉血浆中NE含量低，而脑啡肽含量却更高，并伴血压下降。 由此提示，肾上腺髓质细胞的NE抑制脑啡肽释放，抑制脑啡肽的降压作用。

（二）突触前的调节作用

共存的递质和神经肽释放后，可在突触前调节神经末梢的释放。

1. 抑制释放 神经肽抑制性调节经典递质的释放。 如支配大鼠输精管的交感神经末梢内NE与NPY共存。 电刺激输精管致NE释放和平滑肌收缩。 NPY抑制NE的释放和这种平滑肌收缩作用，且呈剂量依赖关系。 在猫纹状体中DA与CCK共存。 CCK抑制DA能神经末梢释放DA。 神经肽可调节经典递质的释放，经典递质也可调节神经肽的释放。 如前所述，肾上腺髓质嗜铬细胞中NE可抑制脑啡肽的释放。 共存的递质还可以通过突触前受体，彼此交叉调节释放。 大脑皮质中含ACh和VIP共存的神经元，共存的ACh和VIP释放后，除作用于突触后外，还作用于突触前，两者彼此抑制对方的释放，产生突触前相互抑制作用。

2. 促进释放 共存的递质和神经肽释放后，除发挥突触前抑制作用外，还发挥促进作用。 如大鼠脊髓腹侧有5-HT、SP及TRH共存的神经元。 离体脑片实验研究表明高K^+致5-HT、SP和TRH共同释放。 突触间隙的5-HT反馈地抑制5-HT释放，而SP增加5-HT释放，TRH激活5-HT与SP受体，从而进一步加强5-HT的功能。

然而，同样两个共存的递质及神经肽，随分布的不同其调节效应会不同。 如共存于伏隔核内的DA-CCK，在伏隔核后侧区，CCK可促进DA的释放，加强DA的运动亢进作用；而在伏隔核前区内，CCK则抑制DA的释放，从而拮抗DA的运动作用。

综上所述，递质共存具有重要的生理学意义。 共存的递质释放后起共同传递的作用。它们通过突触前调节方式改变释放量，调节突触的传递功能。 它们也可通过突触后受体的敏感性来调节效应器的反应性，保证机体功能发挥更为协调。

第三节　神经肽的作用方式

神经肽释放后，通过激活相应的神经肽受体，发挥神经递质（neurotrasmitter）及神经调质（neuromodulator）样的功能。神经肽作用于突触后膜受体可发挥其递质效应，若作用于突触前膜的受体，则调节递质/神经肽的释放发挥其调质作用。图10-3总结了神经肽不同的作用方式。神经肽与细胞膜受体结合后，通过 G 蛋白偶联反应调节受体对递质的敏感性，或通过调节非门控离子通道的通透性，决定通道的开或关（作用方式1和2），发挥递质样效应；神经肽与非突触的受体结合，通过启动第二信使来调节细胞核内 mRNA 的合成，靶细胞内递质、神经肽的合成（作用方式3）；神经肽与轴突末梢上受体结合，改变细胞膜对离子的通透性，调节递质或神经肽的释放（作用方式4）。神经肽通过后两种方式发挥神经肽的调质作用。

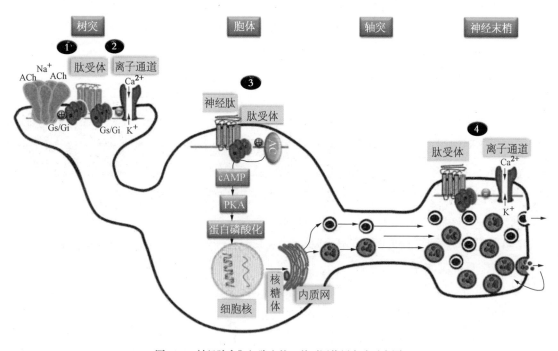

图 10-3　神经肽在靶细胞上的 4 种不同作用方式示意图

第四节　神经肽受体和信号转导

神经肽释放后通过与细胞膜受体结合发挥其生物效应。绝大多数神经肽受体是 G 蛋白偶联受体。每种神经肽的受体又可分成不同的亚型，分别与不同的 G 蛋白起偶联反应。

G 蛋白偶联效应将通过第二信使信号通路活化形式功能，不同的神经肽可以激活不同的第二信使通路并发挥其生物学效应。

　　神经细胞上往往存在多种受体。 当这些受体同时被兴奋时，多条第二信使的通路被激活，导致通路间的相互作用。 如在垂体前叶，CRH 和 VP 与膜受体结合后，分别激活了两条不同的第二信使通路。 如 CRH 激活 cAMP 和 PKA，而 VP 激活 PI3-Ca^{2+} 第二信使通路，提高细胞内游离钙浓度和 PKC 活性，最终促进 CRH 对 ACTH 的合成和释放作用（图 10-4）。

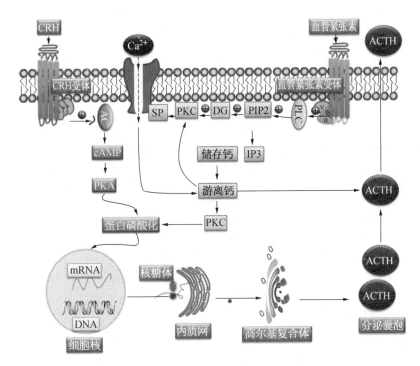

图 10-4　CRH 通过第二信使 cAMP 和 Ca^{2+} 对 ACTH 释放和合成的调节作用

（孙凤艳）

第十一章 神经肽各论

神经肽的种类很多。 本章将选择性地介绍几个神经肽，如内阿片肽、速激肽、胆囊收缩素、内膜素和开胃素。

第一节 内阿片肽

阿片类以强大的镇痛作用、情绪效应和成瘾性成为一类惹人关注的药物。 用放射结合分析法（radio-binding assay）证明脑内存在能与阿片类结合的部位，吸引众多科学家寻找与该部位结合的受体及其内源性和外源性配体。 1975 年发现脑内首个阿片受体的内源性配体——脑啡肽（enkephalins），至今，已发现了 10 余种内阿片肽（endogenous opioid peptides）。 这些肽根据它们的前体来源不同分为内啡肽（endorphin）、脑啡肽、强啡肽（dynorphin）和孤啡肽（nociceptin）四大族， 它们分别选择性地与 μ、δ、κ 和孤啡肽受体结合，故取各受体的字首，统一命名为 MOP、DOP、KOP 和 NOP 阿片受体。

一、 分类和生物合成

内阿片肽和其他神经肽一样，先合成大分子前体，再经酶解等修饰后加工成为有活性的小肽。 内阿片肽的 4 个前体结构分别为前阿黑皮原（pre-proopiomelanocortin，pre-POMC）、前脑啡肽原（pre-proenkephalin）、前强啡肽原（pre-prodynorphin）和前孤啡肽原（pre-pronociceptin/orphanin FQ），由 180～270 个氨基酸组成，N 端由约 20 个氨基酸组成的信号肽，脱掉信号肽成为肽原，活性片段均有成对碱性氨基酸分隔（图 11-1）。

（一）前阿黑皮原

前阿黑皮原由 265 个氨基酸组成。 因该前体的结构中含 β 内啡肽，促黑色素细胞激素（MSH）和促肾上腺皮质激素（ACTH）的序列而得名。 在垂体前叶，POMC 主要被加工成 β-趋脂素（β-lipotropin，β-LPH）和 ACTH；在中叶则主要加工为 α-MSH、β-内啡肽及促皮质激素样中叶肽（corticotrophin like intermediate lobe peptide，CLIP）。 垂体前叶和中叶的 POMC 表达调控机制不同。 CRH 或肾上腺切除可使前叶 POMC mRNA 表达量增加，地塞米松则使之降低。 同样的处理并不影响中叶的 POMC mRNA 的表达量。 DA 受体拮抗剂氟哌啶醇使垂体中叶 POMC mRNA 表达量增加，而 DA 受体激动剂溴隐亭则

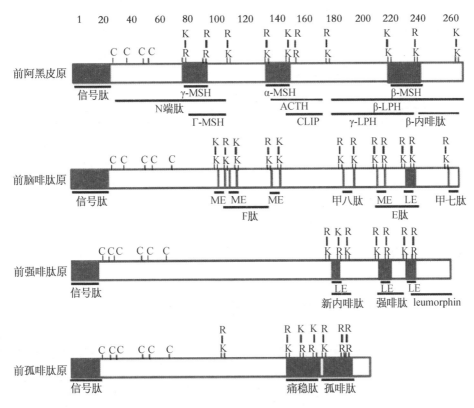

图 11-1　内阿片肽合成前体及其产物

使之降低。　这两种药物都不影响垂体前叶 POMC mRNA 表达量。　POMC 在不同的脑区，经过酶切和蛋白修饰形成 ACTH、CLIP、β-内啡肽和 3 种 MSH，它们的序列见表 11-1。

表 11-1　来自 POMC 的各种神经肽结构

名　称	结　构
ACTH	S-Y-S-M-E-H-F-R-W-G-K-P-V-G-K-K-R-R-P-V-K-V-Y-P-N-G-A-E-D-E-S-A-E-A-F-P-L-E-F
CLIP	P-V-K-V-Y-P-N-G-A-E-D-E-S-A-E-A-F-P-L-E-F
α-MSH	Ac-S-Y-S-M-E-H-F-R-W-G-K-P-V-NH$_2$
β-MSH	D-E-G-P-Y-K-M-E-H-F-R-W-G-S-P-P-K-D
γ-MSH	Y-V-M-G-H-F-R-W-D-R-F-G
β-E	Y-G-G-F-M-T-S-E-K-S-Q-T-P-L-V-T-L-E-K-N-A-I-I-K-N-A-Y-K-K-G-E

（二）前脑啡肽原

前脑啡肽原由 263 个氨基酸组成。　该前体含 1 个亮啡肽（leucine[5]-enkephalin，LE）和 6 个甲啡肽（methionine[5]-enkephalin，ME）。　ME 的 C 端延长形成甲七肽（ME-R-F）、甲八肽（ME-R-G-L）及甲八肽酰胺（ME-R-R-V-NH$_2$，metorphamide）。　另外，还形成 F 肽及 E 肽。　F 肽的 N 端及 C 端均含 ME，E 肽 N 端含 ME、C 端含 LE 的多肽，其 C 末端氨基酸脱落又形成 22 肽、20 肽及 12 肽（表 11-2）。

表 11-2　来自前脑啡肽的各种神经肽结构

名　称	结　构
甲啡肽	Y-G-G-F-M
甲七肽	Y-G-G-F-M-R-F
甲八肽	Y-G-G-F-M-R-G-L
亮啡肽	Y-G-G-F-L
F肽	Y-G-G-F-M-K-K-M-D-E-L-Y-P-L-E-V-E-E-E-A-N-G-G-E-V-L-G-K-R-Y-G-G-F-M
E肽	Y-G-G-F-M-R-R-V-G-R-P-E-W-W-M-D-Y-N-K-R-Y-G-G-F-L
BAM-22P	Y-G-G-F-M-R-R-V-G-R-P-E-W-W-D-Y-N-K-R-Y-G
BAM-20P	Y-G-G-F-M-R-R-V-G-R-P-E-W-W-D-Y-N-K-R
BMA-12P	Y-G-G-F-M-R-R-V-G-R-P-E
甲八肽酰胺	Y-G-G-F-M-R-R-V-NH$_2$

（三）前强啡肽原

前强啡肽原由 256 个氨基酸组成，内含 3 个 LE 顺序。 在 LE 的 C 端延长可形成新内啡肽（包括 α-新内啡肽和 β-新内啡肽）、强啡肽 A（强啡肽 A$_{1-17}$）、强啡肽 B（强啡肽$_{1-13}$）。 强啡肽 A 降解可形成强啡肽 A$_{1-8}$，强啡肽 B 的 C 端延长可形成 leumorphin。 大强啡肽（big dynorphin）由 31 个氨基酸构成，其 N 端为强啡肽 A，C 端为强啡肽 B，中间由 2 个碱性氨基酸（K-R）连接（表 11-3）。

表 11-3　来自前强啡肽原的各种神经肽结构

名　称	结　构
强啡肽 A$_{1-17}$	Y-G-G-F-L-R-R-I-R-P-K-L-K-W-D-N-Q
强啡肽 A$_{1-8}$	Y-G-G-F-L-R-R-I
大强啡肽	Y-G-G-F-L-R-R-J-R-P-K-L-K-W-D-N-Q-K-R-Y-G-G-F-L-R-R-Q-F-K-V-V-T
强啡肽 B	Y-G-G-F-L-R-R-Q-F-K-V-V-T
leumorphin	Y-G-G-F-L-R-R-Q-F-K-V-V-T-R-S-Q-E-D-P-N-A-Y-Y-E-E-L-F-D-V
α-新内啡肽	Y-G-G-F-L-R-K-Y-P-K
β-新内啡肽	Y-G-G-F-L-R-K-Y-P

（四）前孤啡肽原

人的前孤啡肽原由 176 个氨基酸组成。 该前体含有孤啡肽和 4 个不同片段的产物，分别为 bPNP2、bPNP3、bPNP4 和 bPNP5。 在氨基酸链的 130～146 位含孤啡肽，在孤啡肽的 N 端为 bPNP3 片段，中间被碱性氨基酸 KR 所分割（表 11-4）。 bPNP3 又称痛稳肽/素（nocistatin）。

表 11-4　来自前孤啡肽原的各种神经肽结构

名　称	结　构
孤啡肽	F-G-G-F-T-G-A-R-K-S-A-R-K-L-A-N-Q
痛稳肽	T-E-P-G-L-E-E-V-G-E-L-E-Q-K-Q-L-Q

二、分布、释放和失活

（一）分布

内阿片肽在脑内呈不均匀分布（图 11-2）。

1. 脑内 β-内啡肽能神经元 主要起源于丘脑弓状核区，其纤维投射到下丘脑的正中隆起、视前区、终纹核、室旁核、杏仁核及中隔，并沿第三脑室壁向前向上，然后投射到中脑导水管周围灰质、脑桥的蓝斑核、臂旁核。 在延脑孤束核内也有 β-内啡肽能神经元。

2. 脑内脑啡肽能神经元 分布广泛，位于尾核壳核内的脑啡肽能神经元发出的纤维投射到苍白球，部分投射到中脑黑质，对 DA 的释放起调制作用。 脑内大部分脑啡肽能神经元是中间神经元，形成局部回路。 例如中脑中央灰质、脚间核以及脊髓背角局部及侧角支配交感神经节前神经元的脑啡肽能神经元等。 它们也有较长的纤维投射，如从杏仁核到终纹及从中缝核到脊髓腹角的通路。

3. 脑内强啡肽能神经元 分布与脑啡肽有相当程度的重叠。 如杏仁核、尾核、中脑中央灰质等区都含有脑啡肽及强啡肽的神经元，但分布密度有差异，如中脑黑质、大脑皮质、海马等处的强啡肽多于脑啡肽。

4. 脑内孤啡肽神经元 分布比较广泛。 在前脑和中脑区，新皮质离状核、屏状核、外侧膈区、腹侧前脑、下丘脑、丘脑乳突体、杏仁中央内侧核、海马、丘脑旁核和网状核、内侧伏隔核、丘脑未定带区神经元分布最为密集。 在脑干，腹侧被盖区、黑质、脑桥联合核、中央灰质、蓝斑核、中缝核群、孤束核、疑核、橄榄核、脊髓三叉神经核头端及网状结构等脑区也有很密集的神经胞体分布。 在脊髓，背侧和腹侧均有孤啡肽神经元的分布。 然而，在垂体和松果体没有孤啡肽神经元。 由于，脑内孤啡肽神经元分布广泛的特征，其神经末梢的投射较为广泛。 根据脑内孤啡肽在脑内分布的特征，也为孤啡肽参与多种脑功能的调节提供了形态学的依据。

（二）储存与释放

内阿片肽主要储存于大囊泡内。 储存的内阿片肽被诱导释放。 离体实验表明，高钾或电刺激致组织释放内阿片肽，其释放依赖 Ca^{2+} 存在。 整体试验表明，电刺激或应激刺激引起内阿片肽释放。

（三）失活

内阿片肽不依赖于重摄取的失活机制。 β-内啡肽通过 N 端乙酰化而失活，脑啡肽及强啡肽靠酶解失活。 脑啡肽主要由氨肽酶和脑啡肽酶（二肽羧肽酶）分解失活，强啡肽的失活还有羧肽酶 B 和内切酶的参与。 研究神经肽的特异代谢方式，对寻找有针对性的肽酶抑制剂以延长某神经肽的作用具有重要意义。

内阿片肽的 N 端第 1、第 2 和第 3 位的肽键被水解，均可使其生物活性丧失。 而其他部位的肽键断裂仅使活性下降，或转化成其他小分子内阿片肽。 例如，脑啡肽由 5 个氨基酸组成，甲啡肽和亮啡肽的氨基酸序列分别为 Y-G-G-F-M 和 Y-G-G-F-L。 构效关系研究

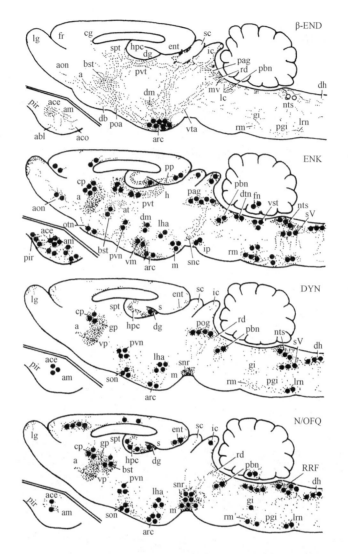

图 11-2　在大鼠脑内 3 种内阿片肽的分布

注：β-END：β 内啡肽；ENK：亮啡肽；DYN：强啡肽 A；N/OFQ：孤啡肽；a：伏隔核；aon：内侧嗅核；cp：尾壳核；ent：嗅皮质；ip：脚间核；lha：外侧下丘脑区；otu：嗅结节；pp：穿通纤维通路；s：下托；sV：脊髓三叉神经核；abl：杏仁外侧基底核；arc：弓状核；dh：背角；fr：前皮质；gi：网状结构；lrn：外侧网状核；pag：中央灰质；pvn：室旁核；sc：上丘；vm 腹内侧核；ace：杏仁中央核；at：内侧丘脑；dg：齿状回；fn：顶核；gp：苍白球；m：乳头体核；pbn：臂旁核；pvt：丘脑室旁核；snr：黑质；vp：腹侧苍白球；aco：杏仁皮质核；bst：终纹，床核；dm：背内侧；h：缰核；le：蓝斑核；mv：中脑背盖；pgi 网状巨细胞核；rd 中缝背核；son：视上核；vta：腹侧被盖核；am：杏仁内侧核；cg：扣带皮质；dtn：被侧背盖区；ic：下丘；lg：嗅束；nts：孤束核；pir：梨状核；rm：中缝大核；spt：隔区

表明，脑啡肽 N 端的 4 肽（Y-G-G-F）是保持生物活性的基本结构，其中第 1 位酪氨酸是活性必需基团，第 3 位甘氨酸和第 4 位苯丙氨酸也不可改动，而第 2 位及第 5 位改动不影响生物活性。根据这些特性，科学家人工合成了耐酶的脑啡肽类似物-激动剂。如用右旋丙氨酸取代第 2 位甘氨酸，并在羧端加酰胺基或醇基，羧端不游离，不但增加了脑啡肽对羧肽酶的稳定性，还增加对氨肽酶的抵抗力。

三、阿片受体及其分型

（一）阿片受体分型及其配体

20 世纪 70 年代中，脑内发现多种内源性阿片肽，Martin 和 Kosterlitz 根据这些肽类的生物功能特点和对纳洛酮的反应性，提出阿片受体可以分设 μ、δ 和 κ 型 3 类阿片受体。这些受体的内源性配体分别为 β-内啡肽、脑啡肽和强啡肽。 1995 年脑内发现孤啡肽。 鉴于该肽具有一定的阿片肽样生物效应，但对纳洛酮不敏感的生物特性而命名为孤啡肽（nociceptin/orphanin FQ，N/OFQ），其受体称为孤啡肽受体，简称 N/OFQ 受体。2012 年，通过晶体结构解析发现，μ、δ 和 κ 型阿片受体和 N/OFQ 受体均源于同一个基因。 根据国际受体命名法（IUPHAR）规定将 N/OFQ 受体归类于阿片受体。 主要理由如下：N/OFQ 受体与阿片受体起源于同源家族蛋白；受体兴奋性均通过 G 蛋白偶联信号转导通路介导；N/OFQ 的结构与其他内阿片肽有很大相似性；N/OFQ 有许多类阿片类的功能。 鉴于此，尽管 N/OFQ 受体对纳洛酮不敏感，但还是被认定为阿片受体类，并统一命名 μ、δ 和 κ 型阿片受体为 MOR、DOR 和 KOR，N/OFQ 受体为 NOR。 受体和配体的分类详细见表 11-5。

表 11-5　阿片受体分类及其内源性配体

阿片受体(现用名)	阿片受体(曾用名)	受体家族	第二信使效应	内源性阿片肽
μ, mu 或 MOR	MOR, OP_3	7 次跨膜 GPCR	抑制 G 蛋白偶联 ↓ cAMP	β-内啡肽（非选择）内吗啡肽-1 内吗啡肽-2
δ, Delta 或 DOR	DOR, OP_1	7 次跨膜 GPCR	抑制 G 蛋白偶联 ↓ cAMP	脑啡肽 β-内啡肽（非选择）
κ, kappa 或 KOR	KOR, OP_2	7 次跨膜 GPCR	抑制 G 蛋白偶联 ↓ cAMP	强啡肽 A 强啡肽 B α-新内啡肽
NOR	ORL1, OP_4	7 次跨膜 GPCR	抑制 G 蛋白偶联 ↓ cAMP	孤啡肽 (N/OFQ)

阿片受体的分类存在决定阿片类功能的多样性和复杂性。 不同类型的阿片受体兴奋后，有的可以产生相似的功能，但是有的却产生不同的生理或药理作用。 例如 KOR 兴奋时产生利尿效应，而 MOR 激动时则相反。 又如 KOR 和 MOR 激动后均可产生镇痛效应，但是作用部位有差别，KOR 镇痛部位主要在脊髓，而 MOR 的镇痛部位包括脊髓和脑。

阿片类的耐受性和成瘾性限制了其作为有效镇痛作用的应用。 这些不同受体所形成耐受性及成瘾性仅对同一型受体产生交叉耐受及交叉抑制戒断症状的现象，但在不同型之间受体却没有明显的交叉。 例如动物对 MOR 激动剂吗啡产生耐受性时，对其他 MOR 激动剂（芬太尼或去甲吗啡）也产生耐受，但对 KOR 及 DOR 激动剂（环唑辛和镇痛新）则不形成交叉耐受。 另外，芬太尼或去甲吗啡可抑制吗啡成瘾的戒断症状，环唑辛或镇痛新则不能。 这些现象展示了阿片受体的生物学及其功能的特异性。 通过对阿片受体功能的研究，人们已经合成了一系列不同的阿片受体的选择性激动剂和拮抗剂（表11-6）。 每个药物对受体的选择性是相对的，药物剂量加大时，其选择性减弱。 在这些药物中，有的与受体结合是可逆的，有些是非可逆性。

根据我们研究的目的不同，结合各药物的特点，可以选用表中的药物，进行研究。 开展功能生物鉴定分析（bioassay）、放射受体结合分析法（radio-receptor binding assay，RRA）和放射自显影（autoradiography，AR）。 在RRA和AR分析中，常用的方法包括：选择性标记、选择性抑制、选择性失活、选择性保护等。 在生物效应分析中，可以利用药物激动剂和拮抗剂的特点进行各型阿片受体功能的研究。

表 11-6　阿片受体的激动剂和拮抗剂

阿片受体	激动剂	拮抗剂
MOR	吗啡，芬太尼 FK33，824，Y-(d)A-G(NMe)F-M(0)00l DAGO，Y-(d)A-G-(NMe)F-G(01) Morphiceptin，Y-P-F-P. NH PL0l7，Y-P-(Me)F-(d)P-NH$_2$ CTOP，F-9202，F-9204	纳洛酮，纳屈酮，β-富马酰胺纳屈酮 （β-funaltrexamine，β-FNA）* SAS201-995 纳洛腙(naloxazone，μ_1)* 纳洛肼(naloxacine)* cyprodime* BIT，ICI 154 129*
DOR	DADLE，Y-(d)A-G-F-(d)L DTLET，Y-(d)T-G-F-L-T DSLET，Y-(d)S-G-F-L-T DPDPE，Y-(d)F-G-F-(d)F BW373U86 hydrochloride	FAO* FIT* ICI 174 864，BNTX(δ1)，NTB(δ2) NTI
KOR	EKC(ethylketo cyclazocine) U-50488H｛trans-3,-4-dichloro-n-methl-N［2-(1- 　pyrrolidinyl)cyclohexyl］-benzene acetamine｝ U-69593，U-62066，bremazocine ICI 204，448，dynorphin([R^6]l-13)	MR 2266 (-)-a-5, 9-diethyl-2 (3-furyl-methyl)-2-hy-droxy-6, 　7-benzomorphan, nor-binaltorphimine
MOR DOR KOR	依托啡(etorphine)	特培洛啡(diprenorphine) β-氯乙胺纳屈酮 （β-chlomatrexamine，β-CNA）*
NOR	GRT-6005 MT-7716 SER-100	LY2940094 JTC-801 SB-612111

注：＊为不可逆结合配体

阿片受体是G蛋白偶联受体（GPCR）。 已知GPCR受体与受体的相互作用会形成同源和异源二聚体。 同源二聚体是由同种受体组成，如MOR和MOR受体形成二聚体。 异源二聚体则由两种不同受体组成，如KOR和DOR或MOR和DOR形成不同异源二聚体。 当受体激动后，通过受体间的相互作用形成的异源二聚体，不仅影响各受体的结合能力，还影响受体兴奋后的信号转导及其生物学效应。 例如，MOR和DOR两受体兴奋后各自形成同源二聚体，两种受体兴奋后均通过G$_{\alpha i/o}$转导信号。 但是，如形成MOR-DOR异源二聚体时，则通过 β-抑制蛋白介导的信号通路。 如前所述，不同的信号转导通路兴奋后，会引起不同的下游通路的兴奋。 所以，异源二聚体的存在导致受体功能的复杂性。 同时，这也为提高药物选择性和有效性的研究提供了新的契机。 表 11-7 列举了阿片受体异聚体及其调节配体。

值得一提的是，阿片受体形成的异源二聚体不仅仅限于阿片受体间的相互作用。 事实上，阿片受体也与其他 GPCR 受体的递质受体形成异源二聚体，例如 MOR 与 5-HT$_{1A}$（μ-5-HT$_{1A}$），或 NK$_1$（μ- NK$_1$）等异源二聚体。 这种受体间的相互作用方式决定了受体功能的复杂性和多样性，同时对受体生物学的研究提出了更高的要求。

表 11-7 阿片受体异聚体及其调节配体

受体异聚体	配 体	药效(有效成分)
MOR-DOR（μ-δ）	MDAN21，L2	DOR 拮抗（DN-21） MOR 激动（MA-19）
	L4	DOR 激动（ENT1） MOR 拮抗（羟吗啡酮）
	CYM51010	MOR-DOR 激动（CYM51010）
DOR-KOR（δ-κ）	KDN-2	DOR 拮抗（NT1） KOR 拮抗（5'-GNT1）
	6'-GNT1	DOR-KOR 激动（6'-GNT1）
MOR-KOR（μ-κ）	NNTA	MOR-KOR 激动（NNTA）
MOR-NOR（μ-N）	IBN$_{tx}$A	MOR-NOR 激动（IBN$_{tx}$A）

（改编自：DOI：10.1111/bph.12798）

（二）脑内阿片受体的分布

各型阿片受体在脑内的分布是有特异性的。 常用的研究脑内阿片受体分布的技术有：①受体结合放射自显影技术。 在受体被克隆以前，人们选用同位素标记的选择性阿片受体的配体行受体结合分析，采用放射自显影技术观察到各阿片受体在脑内不同核团的分布密度。 ②免疫组织化学（immunohistochemical staining）和原位杂交技术（in situ histochemical staining）。 当受体蛋白被分离和受体分子被克隆后，人们采用相应的受体蛋白抗体或分子探针进行组织学的染色分析，研究受体蛋白及其 mRNA 在个脑区的表达情况，揭示各受体的细胞定位。 ③正电子扫描技术（positron emission tomography，PET）。 近年来，人们采用选择性标记的配体用于动态地观察脑内阿片受体结合和解离的变化，并同步分析结合密度与脑功能的关系。 临床已有的配体有 KOR（^{11}C-LY2795050）和 NOR（^{3}H-PF-7191）。 目前，采用这些不同的技术已研究了脑内 MOR、DOR、KOR 和 NOR 的分布。 从现有的研究结果发现以下规律：①受体蛋白及其 mRNA 的表达区域与受体与配体结合致密区基本一致；②PET 观察到脑内阿片受体结合活性较强区与放射自显影显示的受体结合高密度区较一致；③不同受体在脑区的分布密度变化与该受体兴奋功能有一定的关联。

在脑内的 MOR 广泛分布于前脑、中脑及脑干。 受体密度最高的脑区为新皮质、尾-壳核、伏隔核、丘脑、海马、杏仁核、上丘与下丘、孤束核、三叉神经核、脊髓背角；其次为中央灰质、中缝核；而下丘脑、视前区及苍白球的受体密度相对较低。 MOR 在脑内的分布与痛感觉及运动整合作用的通路相平行。

在脑内 DOR 的分布相对集中，DOR 分布密度最高的脑区主要有：嗅皮质、尾-壳核、伏隔核、杏仁核，而下丘脑、丘脑及脑干的密度很低。 DOR 的分布特征与运动整合、嗅觉识别功能有关。

在脑内 KOR 分布广泛，以尾-壳核、伏隔核、杏仁核、下丘脑、神经垂体、正中隆起、孤束核内密度最高；中央灰质、中缝核、三叉神经核及脊髓背角胶质为中等密度。 该分布特性与水平衡、摄食活动、痛感觉及神经内分泌的功能有关。

在脑内 NOR 的分布极其广泛，从间脑、中脑、脑桥、延髓和脊髓均有 NOR 的分布。 NOR 密度较高区域包括新皮质的 II～V 层、内嗅区、梨状皮质、海马 CA1-4 区以及齿状回、基底前脑区、下丘脑腹内侧核和弓状核、孤束核等，而尾-壳核和腹膈核内无 NOR。

已知，阿片受体与配体激动剂结合后通过 G 蛋白偶联信号转导通路发挥生物效应。根据该原理，人们采用选择性阿片受体激动剂与受体结合。 若某脑区受体密度高，当受体激活后与 [^{35}S]-GTPγS 的结合量会相应增加。 再用放射自显影技术显示不同脑区 [^{35}S]-GTPγS 的结合量，根据放射性同位素显影的密度推测阿片受体在脑内的特异分布。 表 11-8 是采用这一技术研究 4 种阿片受体在脑内的分布情况。

值得一提的是，阿片受体的脑内分布存在动物种族的差异，因此在研究功能时需注意这一点。 另外，阿片受体在外周组织中也有分布，如豚鼠回肠及小鼠输精管等。 这些外周组织还作为阿片受体激动剂与拮抗剂筛选的常用生物检定模型。

表 11-8　不同阿片受体激活后的脑内分布

脑　区	阿片受体分类			
	MOR	DOR	KOR	NOR
端脑				
扣带回皮质	+	+	++	++++
前额叶皮质	+	+	++	++++
伏隔核	++++	+	++++	+
尾-壳核	++	++	++	+
苍白球	+		++	
终纹床核	+++	−	+	+
外侧膈区	++	−	+	+
内侧视前区	++++	−	+	+
外侧视前区	++		+	−
海马齿状回	+	−	+	+++
海马阿蒙氏角	+	−	−	+++
中央杏仁核	+++++	+++	++	+

脑 区	阿片受体分类			
	MOR	DOR	KOR	NOR
间脑				
内侧僵核	+++	+	+	-
丘脑室旁核	+++	+	+	++
丘脑中央内侧核	+++	+	+	+
丘脑背外侧核	+	+	+	+
内侧膝状体	++	+	-	+
外侧膝状体	+	+	+	+
腹内侧下丘脑	+++++	++	+++	+++
外侧下丘脑	+++	+	++	-
内侧下丘脑	+++++	++	++	++
弓状核	+++	+	+++	++
未定带	++++	++	+	+
中脑				
上丘	++	+	+	++
黑质	++		+++++	+
中央灰质	+++		++	+
脚间核	+++++		+	-
中缝背核	++	-	+	-
小脑、脑桥延髓				
小脑	-		++	-
蓝斑核	++	-	+	-
内侧臂旁核	+++++	++		-
外侧臂旁核	+++	-	-	-
脊髓三叉神经核	+++	-	++	+
孤束核	+++++	+	+++	++

注：-、+、++、+++和++++表示该区受体分布的密度，分别为无、低、中、高和极高密度

四、功能

内阿片肽及其受体在脑内分布广泛决定了阿片肽功能的多样性，内阿片肽的功能调节几乎涉及体内各大系统。 根据阿片受体在脑内的分布，人们采用受体激动剂研究了受体分布脑区及其与功能间的联系。 研究发现同一脑区内不同的阿片受体兴奋以后，对同一功能的调节并不完全一致，有的相互间作用起协同调节效应，而有的起完全相反的调节效应。表11-9 显示： ①内阿片肽参与镇痛调节作用，这与其受体分布密切相关。 痛与镇痛的调节通过中枢的上行及下行痛觉通路参与而实现的。 在上行通路中，脊髓背根神经节、脊髓和脊髓三叉神经核中表达 MOR、DOR 和 KOR，丘脑内表达 MOR 和 KOR。 从细胞水平看，在中等及大神经元中表达 MOR，在中小神经元中表达 KOR，大神经元上表达 DOR。由此提出 3 种阿片受体分别感受和传递不同类型的痛刺激信息。 在下行痛觉抑制通路中，

PAG、中缝核和中缝大核表达 MOR 和 KOR，网状巨细胞核内同时表达 MOR、DOR 和 KOR 3 种受体。 这一分布特征与 MOR 及 KOR 产生较强镇痛效应抑制有关，分布在脊髓和中脑导水管周围灰质（PAG）的 NOR 参与痛觉的调制。 ②内阿片肽对黑质－纹状体环路运动功能的调节。 在该环路调节中，不同的阿片受体对运动功能的调节效应不同。 如 MOR 和 DOR 激动时运动活动加强，而 KOR 激动时则运动减弱。 ③内阿片肽调节下丘脑－垂体轴（HPA）介导的内分泌激素释放。 内阿片肽促进催乳素（PRL）、生长激素（GH）、阿黑皮原（POMC）及糖皮质激素（CORT）的释放，抑制黄体激素（LH）、催产素（OXY）和加压素（AVP）的释放。 内阿片肽对下丘脑和垂体激素释放的调节决定了其功能的多样性。

内阿片肽除上述作用外，还参与对心血管活动和呼吸抑制性调节，抑制胃肠道活动和调节食欲，从多个环节参与运动协调功能，升高体温，参与睡眠和免疫功能的调节，具体生物效应见表 11-9。

表 11-9　阿片受体的分布与功能联系

功　能	参与受体	分布部位
食欲与摄食	MOR、DOR 和 KOR NOR（抑制）	腹侧背盖区
心血管调节	MOR、DOR 和 KOR NOR	孤束核
水平衡	KOR：利尿 MOR：抗利尿	下丘脑、垂体（可能也包括肾） 下丘脑（可能也包括垂体）
内分泌反应		
刺激作用		
GH	MOR 和 KOR	下丘脑内侧视前区及弓状核
ACTH	MOR 和 KOR NOR	下丘脑内侧视前区及弓状核
PRL	MOR 和 KOR	下丘脑内侧视前区及弓状核
抑制作用		
LH	MOR 和 KOR	下丘脑内侧视前区及弓状核
AVP	KOR	垂体后叶
OXY	MOR 和 KOR	垂体后叶
痛抑制	MOR 和 KOR	脊髓背根神经节、脊髓三叉神经核，丘脑、PAG、中缝核群、网状巨细胞核 脑内
	NOR（抗吗啡镇痛）	脊髓及 PAG
	DOR（鞘内注射镇痛）	脊髓背根神经节、脊髓三叉神经核，网状巨细胞核
呼吸	MOR 和 DOR：抑制 NOR：中枢抑制，外周扩张支气管，抑制哮喘	脑干

续表

功　能	参与受体	分布部位
运动	MOR：加强	A_9，A_{10}，DA 系统
	KOR：抑制	A_{10}，DA 系统
	NOR：抑制	黑质，蓝斑核
体温调节	MOR：降温	下丘脑
	DOR：升温	
学习记忆	NOR（不利）	海马，皮质

内阿片肽具有很强大的精神调节效应，参与多种神经疾病的发生和发展。 近年来的研究发现，孤啡肽 N/OFQ 与其他阿片类相似，也参与精神情绪的活动。 从脑内分布来看，参与精神活动和情绪反应的脑结构有大量 N/OFQ 及 NOR 表达，包括大脑皮质，以及中缝核、下丘脑、丘脑、杏仁核等边缘系统结构。 在不同的应激强度刺激下，脑内释放 N/OFQ，兴奋 NOR，通过 HPA 以及非 HPA 通路介导调节机体的应激情绪反应。 若一般强度的应激刺激，N/OFQ 释放通过 NOR 兴奋 HPA 系统释放糖皮质激素和 ACTH；同时通过作用于非 HPA 的脑结构（纹状体、中缝核、蓝斑核和皮质）抑制单胺类递质的释放，并促进 CRF 和 POMC 释放，引起综合应激反应，包括心血管反应和焦虑症状的形成。 此应激反应可以被 NOR 拮抗剂所抑制。 但是若刺激加强，或长时间的应激刺激，释放的 N/OFQ 作用于杏仁核，抑制 CRF 释放，引起抗焦虑的反应（图 11-3）。 由此提出，在应激反应中 N/OFQ 这种双重调节效应可能是机体的保护性反应。

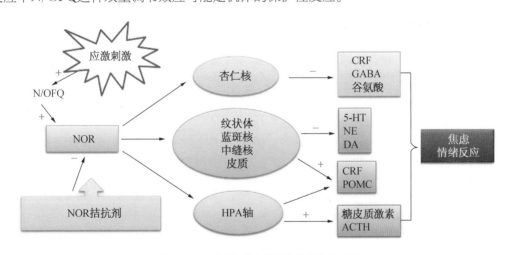

图 11-3　孤啡肽调节应激致焦虑的中枢机制

（改编自：Witkin JM. Pharmacology & Therapeutics. 2014）

对于阿片受体的研究进展很快，尤其是随着受体异源二聚体的存在，决定了阿片受体功能的复杂性。 这对理解不同阿片受体的功能提出了新的任务，对研发阿片受体药物的功能选择性提出了新的挑战。

第二节 速 激 肽

速激肽（tachykinin，TK）家族多肽的 C 端均含 F^7-F^8-G^9-L^{10}-M^{11}-NH_2 结构，其中第 8 位氨基酸组成不同。 哺乳动物脑内的 TK 族成员主要有 P 物质（SP）、神经激肽 A（NKA）和神经激肽 B（NKB），非哺乳类动物还有神经肽 K（NPK）、神经肽 γ（NP γ）、泡蟾肽（P）、延肽（E）和可辛尼（K）。 这些速激肽的结构见表 11-10。

表 11-10 速激肽的命名及其结构

命 名	结 构
SP	R^1-P^2-K^3-P^4-Q^5-Q^6-F^7-F^8-G^9-L^{10}-M^{11}-NH_2（11 肽）
NKA	H-K-T-D-A-F-V-G-L-M-MH_2（10 肽）
NKB	D-M-H-D-F-F-V-G-L-M-NH_2（10 肽）
NPK	D-A-D-S-S-E-K-Q-V-A-L-L-K-A-L-Y-G-H-G-Q-I-S-H-K-R-H-K-T-D-S-F-V-G-L-M-NH_2（36 肽）
NP γ	D-A-G-H-G-Q-I-S-H-K-R-H-K-T-D-S-F-V-G-L-M-NH_2（21 肽）
泡蟾肽	pE-A-D-P-N-K-F-Y-G-L-M-NH_2（11 肽）
延肽	pE-P-S-K-D-A-F-I-C-L-M-NH_2（11 肽）
可辛尼	D-V-P-K-S-D-Q-F-V-G-L-M-NH_2（12 肽）

一、生物合成

TK 家族多肽来源于前速激肽（pre-pro-tachykinin）A 和 B（PPT-A 和 PPT-B）基因。 在转录过程中，PPT-A 基因被剪切形成 α-PPT-A、β-PPT-A 和 γ-PPT-A mRNA。α-PPT-A 仅含编码 SP 片段，主要在 CNS 中表达。 β-和 γ-PPT-A mRNA 含 SP 和 NKA 片段。 PPT-B 基因仅含 NKB 片段。 β-和 γ-PPT-A mRNA 以及 β-PPT-B mRNA 分布于外周组织和神经系统。 SP、NKA 和 NKB 分别作用于 NK_1、NK_2 和 NK_3 受体（图 11-4）。

二、储存、释放和失活

TK 储存于大囊泡内，也可与递质共存。 在神经冲动的刺激下引起储存的 TK 释放，TK 的释放呈钙依赖性。

TK 的失活依赖于酶解。 代谢的酶选择性较差，参与 SP 失活的酶有氨肽酶、羧末端水解酶和组蛋白酶 M。 组蛋白酶 M 对 SP 的选择性较高。

TK 家族多肽序列中 F^7 和 G^9 是生物活性必需的结构。 若用其他氨基酸取代不仅预防酶解失活，还可使 TK 族的激动作用转化为拮抗作用，或改变对受体的选择性。

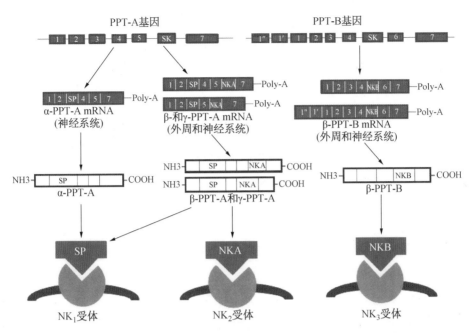

图 11-4　速激肽家族肽的合成及其作用受体示意图

三、受体

TK 家族多肽的受体分为 NK_1、NK_2 和 NK_3 受体。 SP、NKA 和 NKB 分别对 NK_1、NK_2 和 NK_3 结合发挥其生物效应。 这些受体均被克隆，分别由 407、348 和 452 个氨基酸残基组成，均为 G 蛋白偶联受体。 TK 受体激活后启动 IP3/DAG 通路的信息转导系统，行使 TK 递质传递作用。

NK 受体在体内分布广泛，不同受体有其特异分布。 NK_1 受体广泛分布于中枢，在尾壳核、杏仁中央核、杏仁-海马区、蓝斑核、舌下核及腹侧角的运动神经元等含量最高，其次为终纹床核、中央灰质中缝大核、中缝背核、孤束核等区。

NK 受体在外周器官中的分布具有受体选择性，如狗冠状动脉、兔肺动脉及大鼠门静脉分别仅含 NK_1、NK_2 和 NK_3 受体，也有含有 2 种或 3 种 NK 受体的器官。

表 11-11　TK 受体激动剂和拮抗剂

TK 受体分类	激动剂	拮抗剂
NK_1	SP 甲酯 [Ser^9] SP 砜 GR 73, 632 [Ser^9] Met$(O_2)^{11}$ SP	MK-869；L668,196； GR 82,334；spantide II； FRll3,680；CP96,345； RP67,580；L-703,606； Win51,708；Win62,577
NK_2	[β-Ala^8] NKA(4-8) [Lys^5, Meleu^{9}Nle] NKA (4-10) GR84,439	L659,877；MEN10, 207； MEN10,376；R396； MDL29,913；SR48,968
NK_3	senktide；[Me Phe^7] NKB	

利用这些组织作为生物检测模型，用于筛选人工合成 NK 受体的激动剂与拮抗剂（表 11-11），为研究 NK 受体的生理及病理意义提供了有效的工具。

四、功能

（一）疼痛反应的调节

脊髓背根神经节（dorsal root ganglion, DRG）内约有 30％的神经元含 SP，脊髓背角罗斯胶质区富含 SP 传入纤维末梢和 NK_1 受体，伤害性刺激时引起该末梢释放 SP。椎管内注射 SP 或 NK_1 受体激动剂可使痛阈下降，若注射其受体拮抗剂则痛阈提高。由此表明 SP 致痛。不同受体的痛觉调制效应不一，NKA 及其受体兴奋时致痛，而 NKB 及其受体兴奋时则镇痛。

TK 调节疼痛反应机制分析提示，NKB 镇痛作用通过释放内阿片肽有关，SP 的致痛作用可能与激活谷氨酸的兴奋性传导作用有关。

（二）纹状体-黑质多巴胺能神经的调节作用

黑质是 SP 含量最高的脑区，也是 DA 能神经元分布最为密集的区域，接受纹状体的信息输入支配。同时，黑质 DA 能投射神经也支配纹状体的功能。在正常情况下，SP 对纹状体-黑质系统 DA 能神经元具有紧张性兴奋作用，促进环路的信息传递。如在黑质内灌流 SP 抗体，则减少尾核中 DA 释放。反之，在动物单侧尾核或黑质内注射 SP，则使同侧尾核中 DA 释放增加，造成动物向注射 SP 侧旋转。

（三）自主神经活动的调节

脑室内注射 SP 引起动物血压升高，心率加快等交感兴奋性反应，该作用可能位于下丘脑。孤束核是脑干内 SP 和 NKB 含量最高的区域。孤束核内注射 SP 或 NKB 诱发抑制呼吸与减慢心率，降低血压等迷走神经兴奋反应。刺激主动脉弓引起的减压反射，同时导致孤束核内 SP 释放量增加，若用 TK 抗血清能减弱这种减压反射。

另外，在延髓头端腹外侧 SP、肾上腺素和谷氨酸对交感神经节前神经元产生紧张性兴奋作用。在延髓背外侧压力感受器上 SP 纤维支配孤束核内的肾上腺素-NPY 神经元，通过相互作用，抑制 NE 和加压素系统的神经活动。

（四）神经内分泌的调节作用

哺乳动物下丘脑的基底核含 SP 和 NKB 神经元，其投射分布于垂体，调节垂体激素的释放，包括 TSH，GH 等。近年来的研究表明，NKB 参与性发育的调节。在下丘脑的弓状核区，有一组神经元同时含有 3 种神经肽，即 kisspeptin、神经激肽（neurokinin B，NKB）、强啡肽（DYN），由此命名为 KNDy 神经元。其中 Kisspeptin 具有促性激素释放因子（GnRH)相似的作用，促进性激素合成释放和性成熟作用。DYN 具有抑制作用，而 NKB 具有促进作用。在青春期前 DYN 的抑制作用为主，随着发育成熟 NKB 逐步作用加强，从而抑制 DYN 的抑制作用，促使 kisspeptin 和 GnRH 发挥其启动性激素的释放作用（图 11-5）。

（五）SP 的外周作用

1．SP 参与免疫反应 在 B 淋巴细胞上有 SP 受体表达。SP 外源性应用促进培养 B 淋巴细胞分泌免疫球蛋白 IG，促进单核细胞释放溶酶体酶和花生四烯酸代谢物。啮齿动物实验表明提高 SP 血浓度可增加免疫球蛋白分泌量，SP 受体阻断剂则降低动物免疫球蛋白的合成能力。另外，SP 参与炎症反应。当组织损伤时 SP 增加毛细血管的通透性，导致肥大细胞释放组胺。

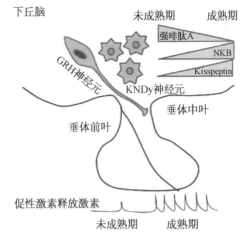

图 11-5　NKB 促性激素释放的中枢分子机制示意图

（改编自：J Obstet. Gynaecol Res. 2014）

2．SP 参与呼吸活动 从分布上看，呼吸道各级水平组织均含 SP，NKA 及其相应的受体。从功能上看，NK_1 和 NK_2 受体兴奋均引起气管平滑肌收缩作用，以 NK_2 的作用更强。NK_1 受体兴奋是还伴有较明显的黏液分泌，血管扩张和渗出，以及淋巴细胞和单核细胞的反应，参与哮喘的发病过程。NK_3 受体不参与呼吸道作用。

3．SP 参与消化道活动 参与消化道活动调节的神经组织及消化道平滑肌上含 SP，直接兴奋 NK_1 受体引起消化道平滑肌收缩。ACh、CCK、5-HT 和 NT 均可减少 SP 释放，从而减弱消化道活动。

第三节　胆囊收缩素

Ivy 和 Oldbery（1928 年）发现十二指肠黏膜含一种引起胆囊收缩的物质而得名胆囊收缩素（cholecystokinin，CCK）。Harper 和 Raper（1943 年）发现小肠黏膜提取液可刺激胰腺分泌而命名为促胰液素（pancreozymin，PZ）。Jorpes 和 Mutt（1966 年）发现 CCK 和 PZ 均具有胆囊收缩和促胰液分泌作用。CCK 和 PZ 是由 33 个氨基酸组成的多肽，两者为同一种物质，统一命名为 CCK。Vander-haeghe 和 Dockray 先后证明脑内含 CCK 神经细胞，从此揭开了研究脑内 CCK 的序幕。

一、合成与化学

CCK 来源于由 130 个氨基酸组成的前 CCK 肽原（pre-pro CCK），经过翻译后加工形成 CCK_{58}、CCK_{39}、CCK_{33}、CCK_{12}、CCK_8 和 CCK_4 等（表 11-12）。合成后的 CCK 储存于突触前囊泡，以胞裂外排的形式释放。

表 11-12　CCK 及其类似物的化学结构

名　称	结　构
CCK$_{58}$	VSQRTDGSERAHLGLLARYIQQARKAPSGRMSIVKVLQNLDPSHRISDRDY * MGWMDF-NH$_2$
CCK$_{39}$	YIQQARKAPSGRVSMIKNLOSLDPSHRISDRDY * MGWMDF-NH$_2$
CCK$_{33}$	KAPSGRVSMIKNLOSLDPSHRISDRDY * MGWMDF-NH$_2$
CCK$_8$	DY * MGWMDF-NH$_2$
胃泌素$_{34}$	QLGPQGPPHLVADPSKKQGPWLEEEEAY * GWMDF-NH$_2$
蛙肽	PEQDY * TGWMDF-NH$_2$

注：Y * 表示硫化的酪氨酸残基

　　中枢的 CCK 以 CCK$_8$ 为主（占 60％～70％），CCK$_{33}$ 仅占 15％。 在提取 CCK 时发现，80％为 CCK$_{58}$，小分子 CCK 为其降解产物。 大多数的 CCK 羧末端 7 位上的酪氨酸以硫化形式存在，该结构对维持 CCK 生物活性和对受体的亲和力是必需的。 CCK 类多肽的羧末端结构相似，在免疫反应中存在交叉反应。

二、分布

　　CCK 是生物进化中出现较早的多肽，腔肠动物就有 CCK 表达。 在哺乳类脑内，CCK 含量最高区为皮质、基底神经节、杏仁核和下丘脑，其次为海马和脑干，而小脑和脊髓中含量最低。

　　脑内合成的 CCK 储存于大囊泡，也可以与经典递质或多肽共存。 如 CCK 与 SP 共存于中脑导水管周围灰质，与 DA 共存于中脑边缘系统，与催产素共存于下丘脑，与脑啡肽共存于垂体后叶等。

三、受体

　　CCK 受体分为 CCK$_A$ 和 CCK$_B$ 受体，分别由 428 和 447 个氨基酸组成，属 G 蛋白偶联受体。 CCK$_A$ 受体主要分布于外周组织，CCK$_B$ 受体主要在中枢神经组织。 在大鼠脑内 CCK 受体与 CCK 神经元的分布基本一致。 CCK 受体在大脑皮质和纹状体的分布密度最高，下丘脑和海马次之，小脑内很少分布。

　　CCK$_A$ 和 CCK$_B$ 受体对 CCK 的不同片段的结合能力有选择性。 CCK$_A$ 受体对 CCK 羧端第 7 位上酪氨酸硫化型 CCK 有高亲和力，而 CCK$_B$ 受体则无此要求。 目前已人工合成一系列的 CCK$_A$ 和 CCK$_B$ 受体的激动剂和拮抗剂（表 11-13）。 这些激动剂或拮抗剂对受体的选择性及其生物效价存在动物种族差异，这提示药物作用在人和动物之间可能存在不同，在临床研究要特别谨慎。

表 11-13 CCK 受体分类及其特征

特 征	CCK$_A$ 受体	CCK$_B$ 受体
分布	中枢(局限)、胰腺泡及胰岛细胞、胆囊、胃肠道神经元、胃黏膜细胞	中枢(分布广泛)、胃肠道平滑肌、胰腺泡等
激动剂		
内源性	CCK$_8$,雨蛙素＞胃泌素＝CCK$_4$	CCK$_8$,胃泌素＞CCK$_A$
人工合成	A-71378	A72962，SNF-8702，BC-264
拮抗剂		
非选择性	丙谷氨，benzetript	丙谷氨，benzetript
选择性	Devazepide，L-364、718，tetronothiodin，PD-140、548，CR-1409，SR-27897	PD-134、308，L-365、260，LY-262691，PD-135、158，L-368.935
信息传递	IP3/Ca^{2+}	IP3/Ca^{2+}

注：＞及＝表示对受体激动效价

四、功能

（一）CCK 与吗啡镇痛

CCK 受体分布于脊髓背角的Ⅰ、Ⅱ层，其中 50%～60% 分布在初级传入纤维的突触前，其余在突触后。 该分布与阿片受体 MOR 的分布相似。

内源性 CCK 可能为吗啡镇痛的生理性拮抗剂，对吗啡镇痛的调节作用在不同疼痛模型有所不同。 在炎症疼痛模型中，CCK 减弱吗啡镇痛作用，但 CCK$_B$ 受体拮抗剂则不能改变吗啡镇痛效应。 而在神经损伤模型中，CCK$_B$ 受体拮抗剂增强吗啡的镇痛作用。 由此反应 CCK 调节吗啡镇痛作用机制的多样性。 有研究报道，CCK 具有突触前拮抗吗啡抑制伤害性刺激引起胞内钙离子浓度升高，从而促进谷氨酸和 SP 的释放，加速痛感觉的传递（图 11-6）。

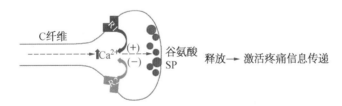

图 11-6 CCK 降低吗啡镇痛作用示意图

注：当伤害性刺激通过 C 纤维传入时，引起神经末梢去极化致细胞内储存 Ca^{2+} 释放，引起谷氨酸和 P 物质释放，从而激活痛觉神经元的兴奋性传递。 吗啡激活 MOR 受体，抑制 Ca^{2+} 释放，从而减少谷氨酸及 P 物质的释放，产生镇痛效应。 CCK 通过兴奋 CCK$_B$ 受体，抑制吗啡的上述作用，从而对抗吗啡的镇痛作用。 R$_1$：CCK 受体；μ 型阿片受体

（二）CCK 参与 DA 相关的行为反应

CCK 参与脑内 DA 能神经兴奋所介导的运动功能的调节。 从分布来讲，CCK 在中脑黑质和被盖腹侧区与 DA 共存于同一神经元。 A10 区约 40% DA 神经元含 CCK，该区 CCK-DA 共存的神经元的末梢投射到伏隔核后内侧区，在伏隔核前区和尾核的 CCK 纤维来自邻近的神经元投射。 CCK 调节伏隔核内 DA 的释放及其功能。 在伏隔核后内侧区，CCK 通过激活 CCK$_A$ 受体促进 DA 释放，以及加强 DA 介导的运动功能。 在伏隔核前区

则反之，CCK 通过 CCK$_B$ 受体抑制 DA 释放，减弱或抑制运动功能。 由此提示伏隔核后内侧区 CCK 加强 DA 功能，而伏隔核前侧区 CCK 抑制 DA 功能。

（三）CCK 对消化系统的作用

CCK 参与调节消化系统的作用。 CCK 通过促进 ACh 释放引起胆囊收缩，促进 VIP 释放引起 Oddi 括约肌松弛，有利于胆汁排泄。 CCK 通过 CCK$_A$ 受体增强迷走神经反射，促进胃酸分泌及抑制胃排空，以及促胰液分泌作用。 CCK 具有中枢和外周抑制食欲反应。 中枢通过 CCK-A/B 受体抑制摄食中枢。 外周通过迷走神经的上传作用到摄食中枢进一步调节食欲反应（图 11-7）。 近年来发现，CCK 与老年人的厌食症有关。

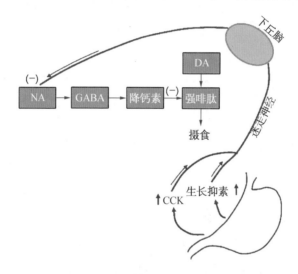

图 11-7 CCK 抑制摄食的可能机制示意图

注：正常情况下，DA-强啡肽通路激活增加摄食反应。 降钙素具有抑制 DA-强啡肽通路的摄食活动。 当饱食时，引起 CCK 释放，CCK 通过直接或释放生长抑素来促进迷走神经传入信息到下丘脑室旁核，从而抑制 NA 对 GABA 的兴奋性，使降钙素对 DA-强啡肽摄食通路的抑制作用增强，产生厌食

（四）CCK 的其他作用

CCK 还参与心血管、呼吸、生殖、学习记忆、睡眠等功能的调节。 CCK 还参与 DA 其他功能的调节，如焦虑、药物成瘾性、应激综合征、精神分裂症等。

第四节 内 膜 素

内膜素（endothelins，ET）是 20 世纪 80 年代被分离和克隆的一类多肽。 最早是在血管内皮细胞中发现，并调节血管的舒缩活动而得名。 ET 在脑内表达，并直接参与神经突触传递功能的调节作用。 近年来的研究发现，神经血管网络在维持正常脑功能及其疾病中具有重要作用，因此，开展 ET 与脑疾病的研究受到重视。

一、结构和合成

ET 均由 21 个氨基酸构成，分别命名为 ET_1、ET_2 和 ET_3，其氨基酸序列见表 11-14。ET 在 Cys^1 与 Cys^{15}，Cys^3 与 Cys^{11} 间分别形成二硫键。该二硫键的形成对维持 ET 与 ET 受体的结合是必需的。

表 11-14　内膜素的氨基酸序列

内膜素	氨基酸序列
ET_1	$C^1\text{-}S^2\text{-}C^3\text{-}S^4\text{-}S^5\text{-}L^6\text{-}M^7\text{-}D^8\text{-}K^9\text{-}E^{10}\text{-}C^{11}\text{-}V^{12}\text{-}Y^{13}\text{-}F^{14}\text{-}C^{15}\text{-}H^{16}\text{-}L^{17}\text{-}D^{18}\text{-}I^{19}\text{-}I^{20}\text{-}W^{21}$
ET_2	$C^1\text{-}S^2\text{-}C^3\text{-}S^4\text{-}S^5\text{-}W^6\text{-}L^7\text{-}D^8\text{-}K^9\text{-}E^{10}\text{-}C^{11}\text{-}V^{12}\text{-}Y^{13}\text{-}F^{14}\text{-}C^{15}\text{-}H^{16}\text{-}L^{17}\text{-}D^{18}\text{-}I^{19}\text{-}I^{20}\text{-}W^{21}$
ET_3	$C^1\text{-}T^2\text{-}C^3\text{-}F^4\text{-}T^5\text{-}Y^6\text{-}K^7\text{-}D^8\text{-}K^9\text{-}E^{10}\text{-}C^{11}\text{-}V^{12}\text{-}Y^{13}\text{-}Y^{14}\text{-}C^{15}\text{-}H^{16}\text{-}L^{17}\text{-}D^{18}\text{-}I^{19}\text{-}I^{20}\text{-}W^{21}$

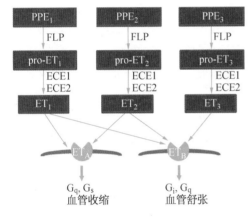

图 11-8　内膜素的生物合成及其受体选择性

ET 由 ET 前肽原（pre-proendothelins，PPE）分解而成。ET_1、ET_2 和 ET_3 分别来源于 3 个不同的前肽原，均经过成对碱性氨基酸蛋白酶弗林蛋白酶（furin-like protease，FLP）的水解形成相应的 ET 肽原（即 pro-ET 或 big-ET），又经内膜素转换酶（endothelin-converting enzyme1/2，ECE1/2）形成 ET_1、ET_2 和 ET_3，后者分别与 ET 受体结合发挥生物效应（图 11-8）。ET 除在血管合成表达外，在脑内神经细胞具有自生合成系统，包括前体蛋白及其基因表达。神经细胞内有合成酶的分布，以及内膜素蛋白的表达。

ET_1 和 ET_3 在中枢神经系统中均广泛表达，包括大脑皮质、纹状体、海马、杏仁核、垂体、下丘脑的视上核和室旁核、小脑的浦肯野细胞、黑质、中缝核迷走神经背侧运动核、脊髓背角和内侧细胞上。在神经元内合成的 ET 可与其他神经肽和经典递质共存。

二、受体

内膜素受体分为 ET_A 和 ET_B 两型，ET_1 和 ET_2 对 ET_A 和 ET_B 两型受体均有结合能力，而 ET_3 仅对 ET_B 具有选择性的结合能力。ET_A 和 ET_B 受体均为 G 蛋白偶联受体，但是转导方式不同，在功能上可以产生完全相反的生物学效应（图 11-8），ET_A 和 ET_B 这种不同效应对维持机体的内环境平衡具有重要的生物学意义。ET 受体在脑内的含量较高区域主要包括脑干、基底节、海马的齿状回、小脑的颗粒细胞层、下丘脑和延髓心血管调节相关区域；中等区域为尾核、小脑的分子层、顶叶皮质的第四层和垂体；最低区域为皮质浅表区和脊髓。

目前，已人工合成的有效 $ET_{A/B}$ 受体激动剂或拮抗剂（表 11-15），有些已经进入临床运用的研究阶段。

表 11-15　ET 受体激动剂和拮抗剂

受　体	激动剂	拮抗剂
ET$_A$		BQ-123，50-235，FR-139317
ET$_B$	ET$_3$，STX-C，4-Ala-ET$_1$(10-21)，BQ-3020，IRL-1620	IRL-1038，RO470203，R0468443，BQ788
非选择	ET$_1$，ET$_2$	PD-142893，RO46-2005，波生坦，Thr^{18} R-methyl-[Leu^{19}]-ET$_1$

三、 神经作用

ET 除了对血管的调节作用而间接影响各器官的功能外，还对多种器官有直接的调节作用，包括对 CNS 的调节作用。

如前所述，脑内神经细胞表达和储存 ET。 脑内的 ET$_1$ 参与神经突触的释放调节。脑内高表达 ET$_1$ 引起动物焦虑样行为反应，引起学习和认知功能的损害。 脑室注射 ET$_1$ 影响神经内分泌功能，改变正常的心血管活动和呼吸运动，改变电解质和体液的平衡。ET 参与神经元损伤和修复的病理生理过程。

外周的运动、感觉和自主神经的末梢及神经节上有 ET 受体。 ET 抑制脊髓水平调节的运动和感觉功能，调节交感和副交感神经的神经递质释放和传递，加强支配结肠的胆碱能副交感的神经功能。 支配心脏的交感神经末梢上有 ET$_A$ 和 ET$_B$ 的分布，ET$_A$ 兴奋抑制交感神经末梢再摄取 NE，导致突触间隙 NE 含量增加；ET$_B$ 则抑制突触前胞裂外排，使突触前释放 NE 减少。 ET$_A$ 和 ET$_B$ 受体两者协调对维持突触间隙中 NE 的水平和心脏正常功能起重要作用。

第五节　食　欲　素

食欲素（orexin，又称 hypocretin）。 1998 年，Yanagisawa 等人在大鼠下丘脑腹外侧区发现的两个与食欲相关的神经肽，分别命名为食欲素 A 和食欲素 B。 后来发现食欲素的功能不仅限于增食，还参与调控能量代谢、内分泌、活动和认知，以及维持觉醒等生理过程。

一、 结构和合成

食欲素 A 是具有 33 个氨基酸残基的多肽，N 端是焦谷氨酰残基，C 端酰胺化，链内有4 个半胱氨酸残基，分别由 Cys6-Cys12、Cys7-Cys14 构成两个双硫键；食欲素 B 由 28 个氨酸残基组成的多肽，其中 46%（13/28）的氨基酸与食欲素 A 一致（图 11-9）。

食欲素 A 及食欲素 B 来源于同一前体食欲素原（propro-orexin，PPO）。 PPO 基因首先编码前食欲素原，切除信号肽产生食欲素原，后者在激素原转化酶的催化下裂解为 2 段多肽，其中 Gln33～Gly66 的 N 端及 C 端在酶的催化下分别生成焦谷氨酸及甘氨酰胺残基，即成食欲素 A；另一段多肽的 Gly97 发生酰胺化后，即为食欲素 B。 人和多种哺乳动物的食欲素 A 氨基酸序列完全相同，人类食欲素 B 序列中有两个氨基酸不同于啮齿类。食欲素在生物进化中的保守性提示了它具有重要的生理作用。

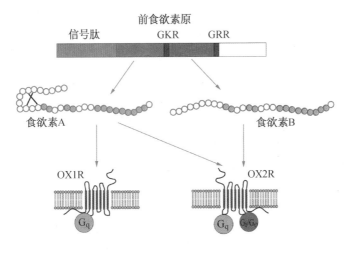

图 11-9 食欲素及食欲素受体

注：灰色圆圈代表 2 个神经肽氨基酸序列中相同的氨基酸残基。 OX1R：食欲素 1 型受体；OX2R：食欲素 2 型受体；GKR：甘氨酸-赖氨酸-精氨酸； GRR：甘氨酸-精氨酸-精氨酸

二、受体

食欲素受体分为 OX1R 和 OX2R 两型，分别有 425 和 444 个氨基酸组成，均为 G 蛋白偶联受体。 OX1R 对食欲素 A 选择较高，OX2R 与两者的亲和力都很强，为食欲素 A 和食欲素 B 的非选择性受体。 这两型受体在种系间也高度保守，人与大鼠的相比，氨基酸序列同源性分别高达 94% 和 95%。

目前已有多个选择性或双食欲素受体拮抗剂，对发现食欲素的生理作用起到了积极的推动作用。 已进入临床试验的包括苏沃雷生（suvorexant）和 filorexant 等，主要用于治疗睡眠障碍。 有关食欲素受体激动剂的研究报道较少。

三、分布

食欲素能神经元胞体主要位于下丘脑外侧区，呈双侧对称分布。 除下丘脑外，在大鼠管室膜细胞内也有分布。 食欲素能神经元也存在于 CNS 之外，如胃肠道、胰、垂体、松果体、肾上腺、睾丸和心脏等外周器官。 尽管食欲素能神经元胞体在中枢分布局限，但其纤维投射广泛，贯穿脑和脊髓，其中最强的投射区是结节乳头核、丘脑室旁核、弓状核，以及脑干蓝斑核和中缝核。 在脊髓全长中均有食欲素能神经纤维支配，最致密支配区是板层 1 和板层 10。

食欲素受体 mRNA 表达于食欲素能神经元投射的脑区。 OX1R 和 OX2R 在脑内的分布仅部分重叠，多为特异分布。 如在海马 CA2 区、篮斑核肾上腺素能神经元内只表达 OX1R mRNA；在海马 CA3 区、结节乳头核及弓状核等区域只表达 OX2R mRNA。 在外周，食欲素受体也主要见于有食欲素分布的器官内。

四、 生物学效应

（一） 调节摄食和能量平衡

食欲素可促进动物摄食。 将食欲素注入大鼠侧脑室内，可引起摄食量增加；而敲除食欲素神经元、给予食欲素抗体或 OX1R 拮抗剂均减少摄食。 在脑内注射食欲素 A 刺激消瘦小鼠进食，对肥胖小鼠无此作用，但可显著增加其能量代谢率，并促进脂肪利用，提示食欲素对机体的能量平衡具有调节作用。

（二） 调节睡眠-觉醒周期，维持觉醒

食欲素对维持机体的觉醒状态具有重要意义。 下丘脑食欲素 A 神经元缺乏和脑脊液内食欲素 A 水平下降均可导致嗜睡。 与正常人相比，嗜睡症患者脑组织中的食欲素 A 神经元数目平均下降 93％。 另外，OX2R 基因突变、敲除食欲素基因以及下丘脑外侧区损伤的动物，它们均表现出类似的嗜睡症状。 此外，光遗传学及药物遗传学方法兴奋或抑制食欲素能神经元，可分别引起动物觉醒或诱导睡眠，提示食欲素能神经元的活性决定了动物的警觉状态。

食欲素在大鼠 CNS 内的表达也呈生物节律性变化。 在离体大鼠松果体中，食欲素 B 能部分抑制 β 肾上腺素诱导的褪黑素的分泌，间接证明食欲素参与调节睡眠－觉醒周期活动。

（三） 对自主神经和内分泌功能的影响

食欲素参与自主神经和内分泌功能的调节。 侧脑室注射食欲素 A 可增强大鼠交感神经的兴奋性，使血压、心率和胃酸分泌等自主神经功能活动增强，血浆 CRH、ACTH、皮质酮、肾上腺素升高。 离体研究显示食欲素 A 促进肾上腺髓质分泌肾上腺素和 NE，增加皮质分泌可的松和醛固酮。 但食欲素 A 只增加皮质的 cAMP 水平，而不增加髓质的 cAMP 水平，提示食欲素对肾上腺皮质激素和肾上腺髓质激素的调节机制有所不同。 对切除卵巢的大鼠，食欲素可抑制 LH 的波动性分泌，而且注射低剂量的雌激素可增强食欲素对 LH 波动性分泌的抑制，注射高剂量的雌激素和孕酮后则可刺激 LH 的分泌，这表明食欲素 A 可通过下丘脑－垂体－性腺轴参与性行为和生殖功能的调控。

（四） 其他功能

食欲素还具有调节体温、免疫、情绪、奖赏行为活动等广泛的生理作用。

（孙凤艳 邱梅红）

第十二章 其他神经递质和调质

除了前几章介绍的经典神经递质外，还存在其他一些化学物质，如组胺、一氧化氮、嘌呤类和甾体化合物，它们在神经和非神经组织的信息传递中也具有重要作用。本章着重介绍它们在神经系统中的作用。

第一节 组 胺

组胺（histamine）属生物胺，在动植物和人体多数器官广泛存在。外周组胺主要存在于肥大细胞和嗜碱性粒细胞，可引起过敏反应等，因此，抗组胺药被广泛应用于临床治疗过敏反应等。在中枢神经系统，组胺在下丘脑的结节乳头体核的神经元及其突起中存在，称为神经元组胺；脑内胶质细胞、肥大细胞和血管内皮细胞中也存在组胺，称为非神经元组胺。组胺不能透过血-脑屏障，因此，外周和中枢神经系统的组胺分属于两个独立的系统。本章主要介绍中枢神经元组胺。

一、脑内组胺能神经系统

（一）脑内组胺能神经元的分布和纤维联系

脑内组胺能神经元（histaminergic neuron）的胞体集中在下丘脑后部的结节乳头体核（tuberomammillary nucleus，TMN），但其神经纤维广泛投射到脑的各个区域。在脑血管壁内也有组胺能纤维存在。有些组胺能神经元还含有其他神经活性物质，如 GABA、腺苷和 P 物质等。

（二）组胺能神经元的电生理特性

组胺能神经元的电生理特征与脑内其他单胺能神经元非常相似，如自发放电频率低、动作电位时程长、后超极化持久等。组胺能神经元的放电频率随动物的睡眠-觉醒周期而变化，清醒时放电频率最高，睡眠时活动减慢。

二、组胺的合成和降解

在组氨酸脱羧酶（histidine decarboxylase，HDC）的作用下，L-组氨酸经脱羧生成组胺。组胺在囊泡单胺转运体的作用下储存在囊泡内。释放到细胞外的组胺可被组氨酸-N-甲基转移酶（histidine-N-methyl transferase，HNMT）甲基化而失活，生成甲基组胺

（图 12-1）。 由于脑内缺乏高亲和力的组胺重摄取系统，甲基化即为组胺失活的主要机制。 α-氟甲基组氨酸（α-fluomethyl histidine， α-FMH）可以高效、特异和不可逆地抑制 HDC，是研究脑内组胺系统的常用工具药。

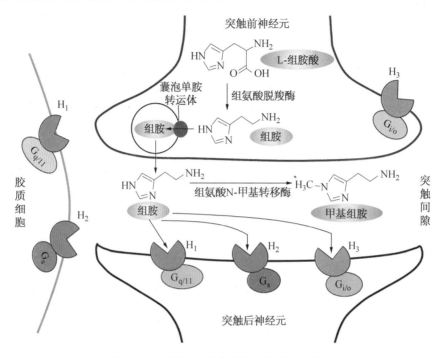

图 12-1　组胺的生物合成、降解及脑内组胺受体

三、中枢组胺受体及其调节机制

组胺受体有 4 种（H_1、H_2、H_3 和 H_4），均为 G 蛋白偶联受体，分别与不同的 G 蛋白偶联，通过各自特异的细胞内信号通路发挥作用。 H_4 主要存在于外周组织（如骨髓和白细胞等），参与炎症反应。 H_1、H_2 和 H_3 受体在 CNS 表达，其中 H_1 和 H_2 在神经元和胶质细胞都有分布，而 H_3 仅在神经元分布（图 12-1）。 CNS 的 3 种组胺受体的分布及信号通路如下。

（一） H_1 受体

H_1 以突触后受体形式存在。 H_1 受体与 $G_{q/11}$ 蛋白偶联，可通过多条通路发挥作用，包括激活磷脂酶 C，促进信使分子 DAG 和 IP_3 生成。 DAG 可增强 PKC 活性，从而引起多种蛋白磷酸化；IP_3 可引起内质网钙库释放，细胞质内钙离子增多，进而增强钙激活的阳离子通道或钠钙交换体，使细胞膜去极化。 H_1 受体还可通过 $G_{q/11}$ 阻断细胞膜的钾电导引起膜去极化反应。 H_1 受体对神经元的作用主要是兴奋性的。 脑内 H_1 受体分布广泛，下丘脑等边缘系统内分布较多。 抗组胺药的镇静作用与脑内 H_1 受体被阻断有关。

（二）H_2 受体

H_2 受体也以突触后受体形式存在。 组胺与 H_2 受体结合，通过 G_s 蛋白激活 AC/cAMP/PKA 信号通路，从而磷酸化激活转录因子 CREB，或调节细胞膜上的相关离子通道电流而起作用。 H_2 受体的效应也是使细胞兴奋。 与 H_1 受体类似，H_2 受体也在脑内广泛分布，其中在海马、杏仁核和基底神经节内分布较多。

（三）H_3 受体

H_3 受体与 $G_{i/o}$ 蛋白偶联，通过多条信号通路发挥作用，包括抑制 AC/cAMP/PKA 信号通路、抑制高电压阈值的钙通道、激活 MAPK 信号通路等。 H_3 受体既可作为突触前自身受体，也可作为突触后受体。 H_3 自身受体激活可以抑制组胺的释放或合成。 H_3 突触后受体激活可以抑制其他递质（如 GABA、谷氨酸、ACh 和 NE 等）的释放。 H_3 受体在脑内含量丰富，其中基底神经节内分布密度较高。

四、组胺与中枢神经系统功能

脑内组胺可能参与中枢神经系统多种功能的调节，包括睡眠与觉醒、内环境稳态、情绪与精神活动、痛觉与镇痛、学习与记忆、奖赏和增强行为等。

在觉醒功能方面，组胺能神经传递在维持动物觉醒中起关键作用。 H_1 和 H_3 受体参与觉醒功能，且其作用相反。 H_1 受体激动剂可促进清醒而减少深睡眠，H_1 受体拮抗剂可抑制该作用。 H_3 受体激动剂增加睡眠，H_3 受体拮抗剂则利于觉醒。

在内环境稳态方面，组胺可能通过与血管升压素（vasopressin）系统的相互作用参与下丘脑对体液平衡的调节；还可能通过 H_1 受体影响下丘脑内的饱中枢（腹内侧核），以及中脑内控制咀嚼的三叉神经核的活动，从而控制进食，或通过 H_1 受体介导瘦素（leptin）的致厌食作用。 此外，脑内组胺还参与下丘脑对体温的双向调节以及心血管系统功能的调节（组胺功能增加可以引起血压升高和心率减慢反应）。

脑内组胺还可能通过激活 H_1 受体参与焦虑情绪的形成。 此外，外周组胺可以兴奋伤害性感受器而介导痛觉，中枢组胺则有镇痛作用。 脑内组胺还可能参与应激镇痛作用。

脑内组胺系统的异常可能与多种神经系统疾病有关，如帕金森病、阿尔茨海默病、精神分裂症、惊厥、偏头痛、睡眠障碍、脑缺血损伤及多发性硬化等。

第二节 一 氧 化 氮

一氧化氮（nitric oxide，NO）是一种气体性自由基，在几乎所有的组织及整个 CNS 中都有存在。 对 NO 作为信号分子的认识始于对内皮细胞来源的舒张因子（endothelium derived relaxing factor，EDRF）化学本质的探索，这种因子随后被证明就是 NO。 以后大量的研究表明，NO 在中枢和外周神经系统信息传递中具有重要作用。

一、 NO 的生物合成和作用途径

（一） NO 合酶

NO 是 L-精氨酸在 NO 合酶（nitric oxide synthase，NOS）作用下发生氧化反应生成的（图 12-2），该反应需要 O_2 和辅因子 NADPH、FMN、FAD、血红素（heme）、BH4 的参与。 NOS 可分为 3 种：神经元型（neuronal NOS，nNOS）、内皮型（endothelial NOS，eNOS）和诱导型（inducible NOS，iNOS）。

nNOS 和 eNOS 又称为组成型 NOS（constitutive NOS，cNOS），它们在生理条件下的许多哺乳动物细胞中表达，以膜结合的形式存在。 两种 cNOS 都是 Ca^{2+}/钙调蛋白（calcium/calmodulin，Ca^{2+}/CaM）依赖性的酶，即只有当细胞内 Ca^{2+} 浓度增加到一定量，形成 Ca^{2+}/CaM 复合体时，cNOS 才能被激活，从而产生 NO。 因此，cNOS 只能产生少量的 NO，且只能维持几分钟。

iNOS 在生理条件下表达很低，在免疫或炎症性刺激下，星形胶质细胞或免疫细胞（巨噬细胞、小胶质细胞等）可被诱导表达 iNOS。 iNOS 存在于细胞质中，其活性不依赖 Ca^{2+}/CaM，因而可以持续地大量地产生 NO，时间可长达数天。 因此，iNOS 又被称为可诱导型或病理型 NOS。

NO 的生成除了通过上述 NOS 酶依赖的途径外，还可以通过硝酸盐或亚硝酸盐等 NO 供体的还原或 S-硝化巯基蛋白的降解等途径。 尤其是在低氧状态下，该途径是产生 NO 的另一重要来源。

（二） 神经系统中的 NO 合成

在神经系统中，NO 的形成常常伴随 NMDA 受体的激活，即神经元细胞膜上的 NMDA 受体被其配体激活，引起 Ca^{2+} 内流，细胞内 Ca^{2+} 浓度升高，从而引起 nNOS 激活和 NO 的生成。 神经元中生成的 NO 可直接在该细胞中发挥作用，也可以穿过细胞膜扩散到邻近的神经元或胶质细胞中发挥作用（图 12-2）。

（三） NO 的作用途径

和经典递质不同，NO 不储存于囊泡，不以胞裂外排方式释放，而是直接通过扩散到达邻近的靶细胞。 NO 对靶细胞的作用可以通过 cGMP 依赖或非依赖的途径。 在 cGMP 依赖的途径中，NO 激活可溶性鸟苷酸环化酶（soluble guanylyl cyclase，sGC），促进 cGMP 生成，cGMP 通过激活下游蛋白激酶或离子通道引起各种生理效应。 多种磷酸二酯酶（phosphodiesterase，PDE）能水解 cGMP，从而减弱或终止其作用。 在 cGMP 非依赖的途径中，NO 可直接通过对多种靶蛋白的硝基化，或对蛋白巯基的亚硝基化引起相应的细胞效应。

二、 NO 的失活和储运

NO 为脂溶性小分子化合物，能迅速在组织中扩散和进入血液，且极不稳定，易与其

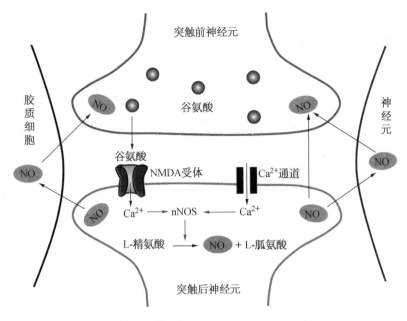

图 12-2 神经元中的 NO 生成及扩散示意图

注：神经元中的 nNOS 活化主要依赖于谷氨酸受体激活引起的细胞内 Ca^{2+} 浓度的增加。L-精氨酸在 NOS 的催化下生成 NO。NO 可以自由穿透细胞膜，因而可以进入并影响突触前神经元（如图中的突触前谷氨酸能神经元）或邻近的其他细胞，包括神经元和胶质细胞等

他分子发生反应而失活。在组织液中，O_2 及超氧阴离子存在的情况下，NO 可转变成亚硝酸盐或硝酸盐而失活。在血液中，NO 可与血红蛋白反应形成硝酸盐和高铁血红蛋白而失活；或者，先在血浆中被氧化生成亚硝酸盐，再与血红蛋白反应形成硝酸盐而失活。因此，血红蛋白又被称为 NO 的主要清除剂（scavenger）。在生成较多的情况下，NO 还可通过与体内碳酸氢盐反应而被清除。

NO 还能与铁形成二亚硝酰基复合物，并进一步结合血红蛋白，以这种方式，NO 被储存在红细胞中，并随血液运输到身体各处释放。因此，血红蛋白也是 NO 的储运工具。NO 的储运还有一种机制，即通过含巯基的分子（如还原型谷胱甘肽）的亚硝基化来储存 NO，再在相关酶的作用下，在其他地方释放出 NO。

三、NO 在中枢神经系统中的功能

在 CNS，尽管 NOS 阳性细胞数目不多，但由于 NO 可迅速扩散，NOS 阳性细胞释放出的 NO 可以影响较大范围内的细胞活动。因此，NO 对神经系统的多种功能都有重要作用，如神经元突触可塑性和学习记忆、神经递质释放、中枢血流、疼痛、睡眠、食欲、体温调节以及神经发育等。

1. NO 对中枢突触可塑性的作用 在突触传递中，NO 具有逆向信使的作用。一方面，突触后神经元中的 nNOS 可以被突触前膜释放的谷氨酸激活，引起 NO 的合成和释放；另一方面，释放的 NO 又可以扩散并作用于突触前末梢，通过 cGMP 通路促进谷氨酸

进一步释放。 在海马，通过 NO 介导的这种逆向增强机制，持续的突触活动得以维持，从而促进长时程增强（LTP）的形成。 对学习与记忆功能的研究也显示，抑制 NO 的生成，能抑制动物的学习能力，而增加 NO 合成能促进动物的学习过程。

2. 对神经递质释放的作用 NO 对多种神经递质的释放有调节作用。 如对兴奋性和抑制性氨基酸（如谷氨酸和 GABA）的释放有直接调节作用，且其调节与组织中 NO 的浓度有关，低浓度 NO 抑制，而高浓度 NO 促进其释放。 此外，在兴奋性和抑制性氨基酸递质的参与下，NO 可以间接调控 ACh 和一些单胺类递质（如 5-HT、组胺和儿茶酚胺）的释放。

3. 其他 除了在正常生理状态下，NO 可以发挥上述多种功能外，在病理状态（如氧化压力存在）下，NO 可具有细胞毒性作用。 此时，氧自由基的存在，使 NO 易被氧化形成过氧亚硝酸盐，后者可以通过抑制线粒体的呼吸链、引起 DNA 损伤、脂质过氧化等途径，对细胞产生毒害。

脑内 NO 的合成、代谢或信号传导通路异常，可能与多种神经系统疾病有关，包括阿尔茨海默病、帕金森病，脑缺血和多发性脑硬化等。 目前还发现，NO 在对抗细胞凋亡、促进脑损伤后修复过程中发挥作用，这也使 NO 成为相关神经疾病治疗药物开发的靶点。

第三节 嘌呤类神经递质

腺苷类化合物（包括腺苷及腺苷酸等）及其他嘌呤类化合物也具有细胞信息传递功能。 自 1972 年 Burnstock 发现 ATP 可以作为神经递质并提出嘌呤能神经的概念以来，对嘌呤能信号传递的研究进展迅速。 目前已知，嘌呤类神经递质通过多种特异受体发挥生物学作用。 依据药理学特征，将嘌呤受体（purinoceptor）分为两类，P1 和 P2 嘌呤受体，P1 受体介导腺苷的作用，P2 受体介导核苷酸类（如 ATP 和 ADP 等）的作用。

一、腺苷和 ATP 的来源、储存、释放、转运和失活

作为细胞活动的主要能源，ATP 与其代谢产物腺苷均大量存在于所有细胞内。 细胞内的 ATP 主要由线粒体的氧化磷酸化过程合成，并可由囊泡核苷酸转运体（vesicular nucleotide transporter, VNUT）转运进入囊泡储存。 通过胞裂外排方式，神经末梢囊泡中的 ATP 可释放到细胞外；细胞受损时，也可释放出大量的 ATP。 由于 ATP 可存在于几乎所有突触囊泡或分泌囊泡内，因此通常作为共同递质（cotransmitter）与其他神经递质共同储存或释放。 细胞内腺苷的释放不通过突触囊泡，而是通过细胞膜上转运蛋白（核苷转运体）从细胞质释放到细胞外。 当器官或组织受到压力时，细胞释放的腺苷增加。

细胞外的 ATP 可被多种细胞外核苷酸酶（ectonucleotidases）迅速降解为 ADP、AMP 和腺苷。 细胞外的腺苷可被细胞膜上的核苷转运体重摄取回细胞内，也可被细胞膜上的腺

苷脱氨酶分解失活，或者被腺苷激酶磷酸化（生成 AMP）。

二、嘌呤受体

细胞外的嘌呤化合物通过 P1 或 P2 嘌呤受体发挥作用，各受体亚型及其特性见表 12-1。

表 12-1　中枢神经系统中嘌呤受体的分类及其特性

特性	P1(腺苷)受体				P2 (核苷酸)受体	
					P2X	P2Y
亚型	A_1	A_{2A}	A_{2B}	A_3	$P2X_{1-7}$	$P2Y_1$、$P2Y_2$、$P2Y_4$、$P2Y_6$、$P2Y_{11-14}$
内源性配基	腺苷				ATP	ATP、ADP、UTP、UDP 或 UDP-葡萄糖
受体类型	G 蛋白偶联受体				配体门控阳离子通道（Ca^{2+}，Na^+，K^+）	G 蛋白偶联受体
偶联的 G 蛋白	$G_{i/o}$ $G_{q/11}$	G_s	G_s $G_{q/11}$	$G_{i/o}$ $G_{q/11}$	—	$P2Y_{1,2,4,6}$: $G_{q/11}$；$P2Y_{11}$: $G_{q/11}$；Gs $P2Y_{12,13}$: $G_{i/o}$ $P2Y_{14}$: $G_{q/11}$；Gi/o
激动剂	CCPA CPA S-ENBA	CGS21680 ATL146e	Bay60-6583 LUF5835* NECA* DPMA*	IB-MECA 2-Cl-IB-MECA LJ568 CP608039	ATP** α，β-meATP** 2-MeSATP** BzATP**	ATP**，ADP** UTP**，UDP** UDP-葡萄糖** 2-MeSADP** ADPβS** 2-MeSATP**
拮抗剂	WRC-0571 BG9928 KW3902 咖啡因△	SCH-58261 ZM241,385 KW6002 SCH442,416 咖啡因△	enprofylline MRS1706 MRE2029-F20 MRS1754 咖啡因△	MRE3008-F20 MRS1292 MRS1523 PSB-11 咖啡因△	TNP-ATP** 苏拉明** PPADS** BBG** NF023** KN62** 考马斯亮蓝-G**	苏拉明** RB2** MRS2179** MRS2578** 2-MeSAMP** MRS2211**

注：＊非亚型选择性激动剂。 △咖啡因是 P1 受体各亚型的通用拮抗剂。 ＊＊仅列出了 P2X 和 P2Y 的部分激动剂和拮抗剂，且未标注分别对应哪一种（或哪几种）亚型

（一）P1 受体

P1 受体即腺苷受体（adenosine receptors），目前已知有 A_1、A_{2A}、A_{2B} 和 A_3 4 种亚型，均为 G 蛋白偶联受体。

A_1 受体主要与 $G_{i/o}$ 或 $G_{q/11}$ 偶联，与 $G_{i/o}$ 偶联可以抑制 AC，从而降低细胞内 cAMP 水平；与 $G_{q/11}$ 偶联可以激活 PLC-IP3 通路。 A_1 受体激活还可以通过其他信号通路而引起各种细胞效应。 A_1 是脑内分布最多的腺苷受体，在脑内各种类型的细胞中广泛表达，在大脑皮质、海马和小脑表达最高。 A_1 受体有突触前和突触后受体两种形式，分别存在于神经元的轴突末梢和细胞体。 总的来说，A_1 受体激活，对细胞的活性起抑制作用，可以抑制神经递质释放、引起神经元超极化、降低神经元兴奋性等。 相反，阻断 A_1 受体具有兴

奋作用。

A_{2A} 受体主要与 G_s 偶联，主要通过激活 AC/cAMP 等信号通路，对细胞产生兴奋作用。 A_{2A} 在脑内广泛分布，在纹状体 GABA 能神经元、嗅球和海马分布密度最高。

A_{2B} 受体可与 G_s 或 $G_{q/11}$ 偶联，通过多条信号通路而起作用。 与 G_s 偶联，激活 AC/cAMP 等信号通路。 与 $G_{q/11}$ 偶联，激活 PLC-IP$_3$ 通路。 A_{2B} 受体在脑内表达量较少，在肥大细胞表达量相对较高，可能在炎症和过敏反应中起作用。

A_3 受体与 A_1 类似，与 $G_{i/o}$ 或 $G_{q/11}$ 偶联，其激活可以抑制 AC，从而降低细胞内 cAMP 水平；或激活 PLC-IP$_3$ 信号通路而起作用。 脑内 A_3 受体分布较少。

目前已有各种腺苷受体亚型特异性激动剂和拮抗剂（表 12-1）。 咖啡因是各种腺苷受体的共同阻断剂。

（二）P2 受体

P2 受体即核苷酸受体（nucleotide receptors），分为 P2X 和 P2Y 两大类，每类又包括多种亚型。

1. P2X 受体 P2X 受体属于核苷酸门控阳离子通道（nucleotide-gated non-selective cation channels），可通透 Na^+、K^+、Ca^{2+}。 目前已知有 7 种亚基，$P2X_{1\sim7}$。 有功能的 P2X 受体是三聚体，由同样的 3 个亚基构成（homomeric receptor，同聚体，如 $P2X_{1\sim5}$、$P2X_7$），或者由两种不同的亚基构成（hetermeric receptor，异聚体，如 $P2X_{1/2}$、$P2X_{1/4}$、$P2X_{1/5}$、$P2X_{2/3}$、$P2X_{2/6}$ 和 $P2X_{4/6}$）。 P2X 受体在全身多个组织和细胞中广泛表达。 各种 P2X 亚基在组织中的分布各有特点，对激动剂的反应也不相同，因而其生理功能也不相同。

2. P2Y 受体 P2Y 受体是 G 蛋白偶联受体，目前已知的有 8 种亚型，$P2Y_1$、$P2Y_2$、$P2Y_4$、$P2Y_6$ 和 $P2Y_{11\sim14}$。 其中，$P2Y_1$、$P2Y_{12}$ 和 $P2Y_{13}$ 只能被腺嘌呤核苷酸（ATP 和 ADP）激活，不能被尿嘧啶核苷酸（UTP 和 UDP）激活；$P2Y_6$ 和人类 $P2Y_4$ 只能被 UTP 和 UDP 激活；$P2Y_2$、$P2Y_{11}$ 和啮齿类 $P2Y_4$ 可被两者激活；$P2Y_{14}$ 则只能被 UDP-葡萄糖激活。 P2Y 受体各亚型分别与 $G_{q/11}$、$G_{i/o}$ 或 G_s 中的一种或几种偶联，通过激活 PLC 或影响 AC 活性而引起各种细胞效应（表 12-1）。 P2Y 受体在体内广泛分布，在中枢神经系统神经元和多种胶质细胞中均有分布，各亚型的分布随脑区和细胞类型不同而不同。

三、嘌呤类神经递质与神经系统功能

（一）腺苷与神经系统功能

在神经系统，腺苷的储存和释放不依赖于突触囊泡，因此它不属于经典的神经递质，而是一种神经调质（neuromodulator）。 腺苷通过脑内广泛分布的 A_1 和 A_{2A} 受体，调节其他神经递质的释放（通过突触前受体）或神经元的兴奋性（通过突触后受体）。 这些调节机制对神经系统的多种功能有重要影响，包括睡眠与觉醒、突触可塑性和学习记忆、情绪反应、呼吸调节和痛觉等。

腺苷作为一种生理性促睡眠因子，在睡眠-觉醒调节中起重要作用，A_1 和 A_{2A} 受体参与该调节。 腺苷对睡眠的效应随脑区和受体亚型的不同而变化。

腺苷还可以通过激活 A_1 受体影响突触可塑性，抑制 LTP；咖啡因对记忆有积极作用，可能与其阻断了海马和大脑皮质的 A_1 受体有关。 研究还发现，低浓度的腺苷作用于 A_1 受体，可抑制 LTP；但是高浓度的腺苷可作用于 A_{2A} 受体，对 LTP 有增强作用。

在很多脑区都有 A_1 和 A_{2A} 腺苷受体同时存在，与 A_1 受体激活后产生的抑制性效应相反，A_{2A} 受体激活产生兴奋性效应。 两者间如何平衡，依赖于细胞外腺苷的瞬时浓度，以及这两种受体亚型间的相互作用。 有人提出，腺苷可能通过这两种受体亚型间功能的平衡，对神经活动和脑功能的稳态进行精细调控（fine-tuning）。 此外，腺苷受体还通过与其他多种递质受体间的相互作用，介导腺苷的功能，如脑内 A_1 受体与 D_1 受体间、A_{2A} 受体与 D_2 受体间的相互作用等。

腺苷及其受体机制异常可能与情绪障碍、睡眠障碍、帕金森病、阿尔茨海默病、精神分裂、药物成瘾和癫痫等多种疾病有关。 如 A_1 腺苷受体激活有抗焦虑、抗抑郁作用，而拮抗 A_1 受体具有相反作用。 也有报道提示 A_{2A} 受体在情绪障碍中起作用。 此外，腺苷的释放对损伤、缺血或缺氧的脑具有神经保护作用。 长久以来，腺苷信号传导通路一直被作为这些疾病治疗药物开发的靶点。 目前已设计出各种腺苷受体亚型的特异配体，用于相关疾病治疗的临床研究。

（二）ATP 与神经系统功能

1. ATP 对中枢神经系统功能的影响

（1）在细胞水平：在 CNS，神经元和胶质细胞都能释放 ATP。 释放到细胞外的 ATP 可以发挥多方面的作用，包括作为神经递质作用于神经元上的相应受体而起作用，或作为介质在神经元与胶质细胞的相互联系中起作用等。 ATP 介导的信号转导在胶质细胞的病理反应中尤其重要。 如脑损伤后，大量释放的 ATP 可激活星形胶质细胞的 $P2X_7$ 受体，该激活过程可能参与反应性胶质细胞活化的起始。 与此类似，大量的 ATP 释放也可作为活化小胶质细胞的特异信号，P2 受体被过度刺激后能触发小胶质细胞快速向损伤位点迁移。 此外，ATP 的信号转导对细胞增殖、分化和死亡的调控也有重要影响。

（2）在系统水平：在脑内，ATP 可能通过 P2 受体信号通路参与一系列生理（包括学习记忆、睡眠和觉醒、情绪和动机等）及病理过程（包括脑缺血等脑损伤及神经退行性疾病等）的神经重塑。 例如：P2 受体通过介导神经元和胶质细胞间的相互作用，促进炎症状态下的神经保护作用。 这主要包括在压力或受损情况下，细胞释放的 ATP 可激活小胶质细胞上的 $P2X_7$ 受体，从而促进其释放细胞因子如 IL-1β，IL-1β 可以上调和激活神经元和胶质细胞的 $P2Y_2$ 受体，并通过多条信号通路来促进神经保护作用。

2. ATP 在外周神经系统中的作用 在外周，ATP 可参与自主神经传递，如通过 $P2X_1$ 受体调控内脏或血管平滑肌的收缩反应，也可能参与介导躯体和内脏的伤害性感受（nociception），涉及的受体主要有 $P2X_3$、$P2X_{2/3}$ 和 P2Y；还可以介导低氧时外周化学感受器细胞引起的呼吸反射，P2X$_2$、P2X$_3$、P2X$_{2/3}$受体在其中起主要作用。

综上所述，腺苷和 ATP 等嘌呤类化合物是中枢和外周神经系统的重要信使。 由于两者分别通过激活不同的受体而产生不同的效应，细胞外的核苷酸酶又能使 ATP 迅速降解生成腺苷，因此腺苷和 ATP 被认为是两个密切关联的信号系统，核苷酸酶对两个信号系统间的平衡起关键作用。

第四节 神 经 甾 体

甾体化合物是一类以环戊烷多氢菲为基本骨架的化合物，它广泛存在于动植物和人类体内，具有重要生理作用。 甾体化合物的生理作用以性腺和肾上腺分泌的甾体激素最为突出，它们在机体代谢、生育及第二性征如声音、体型等方面都具有重要作用。 已知脑组织也可合成甾体化合物，这种由脑组织合成的甾体化合物被称为神经甾体（neurosteroids）。

神经甾体与甾体激素有相似之处，也有很多不同。 相似之处是脑组织合成神经甾体的酶系统和途径与甾体激素非常相似，不同之处是神经甾体中有些衍生物是甾体激素所没有的。 另外，更重要的区别是神经甾体产生作用的方式并不像甾体激素那样进入血液产生作用，而是在局部产生作用。 因此，从产生作用的方式看，神经甾体更像递质类化合物，而非激素类化合物。

一、 神经甾体的种类和合成代谢

神经甾体的种类非常多，其中脑内含量较丰富和活性较强的主要有孕烯醇酮（pregnenolone， PREG）、脱氢表雄酮（dehydroepiandrosterone， DHEA）、孕酮（progesterone， PROG）、硫化孕烯醇酮（pregnenolone sulfate， PS）、硫化脱氢表雄酮（dehydroepiandrosteronesulfate， DHEAS）、β-雌二醇（β-estradiol， β-E$_2$）、睾酮（testosterone）、5α-二氢孕酮（5α-dihydroprogesterone， DHPROG）、3α，5α-四氢孕酮（3α，5α-tetrahydroprogesterone，THPROG 又名 ALLO）、5α-脱氢脱氧皮质酮（5α-dehydrodeoxycorficosterone， DHDOC）和 3α，5α-四氢脱氧皮质酮（3α，5α-tetrahydrodeoxycorticosterone，THDOC）等。

神经甾体在中枢和外周神经系统均有合成，胶质细胞和神经元是合成神经甾体的主要细胞。 神经甾体的合成途径与外周甾体激素的合成途径大致相似。 胆固醇经线粒体外膜上的苯二氮䓬类受体进入线粒体内，在线粒体内膜上的胆固醇侧链裂解酶系即细胞色素 P450 侧链裂解酶（cytochrome P450 side-chain cleavage， P450scc）的作用下，去除其 6 个碳原子的侧链，生成甾体激素的"祖先"——孕烯醇酮。 孕烯醇酮在不同酶的作用下，可转化为 3 个代谢物：一是在 3βHSD 的催化下生成孕酮；二是在磺基转移酶的作用下生成硫化孕烯醇酮；三是在 P450c17 的作用下生成 7α-脱氢表雄酮。 孕烯醇酮的代谢物又可在不同酶的作用下生成新的代谢物，如孕酮可在 5α-还原酶和 3αHSD 的作用下生成 3α，5α-四氢孕酮，DHEA 在磺基转移酶的作用下生成硫化 DHEA 等（图 12-3）。这些不同的代谢物构成了种类繁多的神经甾体。

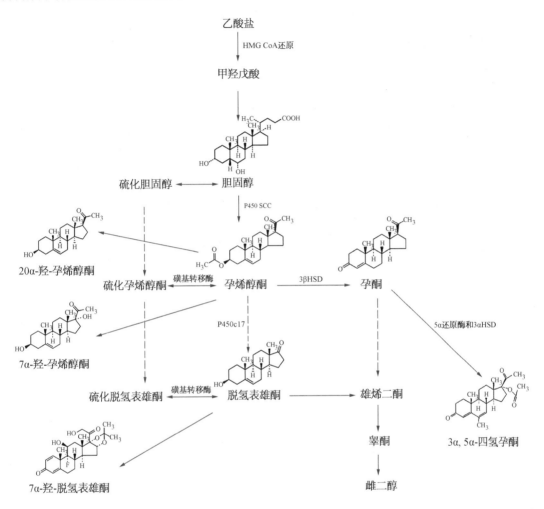

图 12-3　神经甾体在中枢神经系统的生物合成与代谢示意图

注：图中的实线为已得到证实的途径，虚线为尚未得到证实的途径

二、神经甾体的作用

大量的实验表明，神经甾体不仅可以通过经典的核受体调节基因表达（基因途径），也可通过细胞膜离子通道及各种膜受体调节突触传递（非基因途径），并参与各种脑功能的调节，而且在神经系统主要是非基因调节。神经甾体和多种精神疾病、神经退行性疾病如癫痫、精神分裂症、抑郁症、焦虑症以及神经损伤和保护等密切相关。也参与高级脑功能的调节，如学习与记忆功能。

（一）对神经递质受体的作用

1. 对 GABA$_A$ 受体的作用　多种神经甾体对 GABA$_A$ 受体均有作用，但作用性质存在明显差异。 目前发现，作用于 GABA$_A$ 受体的神经甾体按对 GABA$_A$ 受体的作用性质可以分为两类：GABA$_A$ 受体激动性神经甾体和 GABA$_A$ 受体拮抗性神经甾体。

（1）GABA$_A$ 受体激动性神经甾体：GABA$_A$ 受体激动性神经甾体主要有 ALLO 和 PROG。 ALLO 激动 GABA$_A$ 受体的方式有两种：一种是间接作用，即 ALLO 在较低浓度（nmol/L）时，通过加强 GABA 引起的 GABA$_A$ 受体激活产生作用；另一种是在较高浓度（μmol/L）时，可直接激活 GABA$_A$ 受体。 ALLO 激活 GABA$_A$ 受体与其 A 环上 C3 位的 α 羟化有密切关系，因为如果去除此羟化，则可使 ALLO 失去激动 GABA$_A$ 受体的作用。

然而，ALLO 并不是对所有的 GABA$_A$ 受体均有相同的作用。 ALLO 对果蝇体内的 GABA$_A$ 受体无作用，ALLO 对哺乳动物脑内 GABA$_A$ 受体的作用具有区域差异或区域专一性。 ALLO 对 GABA$_A$ 受体作用差异的原因与 GABA$_A$ 受体的亚基组成有密切关系。如 ALLO 对 GABA$_A$ 受体 α1＋β1 和 α3＋β1 异聚体的作用比对 α2＋β1 异聚体更强，γ2 亚基的存在可增加 ALLO 对 α1＋β1 和 α2＋β1 异聚体的效应，而不同种属动物或同一种属不同脑区的 GABA$_A$ 受体在亚基组成上存在明显差异，这些亚基差异可能是 ALLO 对它们作用差异的原因。

（2）GABA$_A$ 受体拮抗性神经甾体：PS 和 DHEAS 是主要的 GABA$_A$ 受体拮抗性神经甾体，它们被认为是 GABA$_A$ 受体的非竞争性拮抗剂。 在 nmol/L 和 μmol/L 水平，它们可以通过抑制细胞膜 Cl$^-$ 通道的开放，拮抗 GABA 激活该受体时所引起的神经细胞膜的 Cl$^-$ 内流。 PS 和 DHEAS A 环上 C 3 位的 β 硫化基团与它们的 GABA$_A$ 受体拮抗作用有关。

2. 对 NMDA 受体的作用　神经甾体对 NMDA 受体的作用可分为激动型和抑制型两种。 对 NMDA 受体具有激动作用的神经甾体主要有 PREG、PS、DHEA、DHEAS，它们可增强 NMDA 诱导的电流或 NMDA 诱导的细胞内 Ca^{2+} 浓度增高。 对 NMDA 受体有抑制作用的神经甾体主要是硫化 ALLO，而 ALLO 无明显作用。 硫化 ALLO 可抑制 NMDA 诱导的电流或 NMDA 诱导的细胞内 Ca^{2+} 浓度增高。

（二）对脑功能和精神疾病的影响

1. 镇静、催眠、嗜睡、抗惊厥和麻醉作用　神经甾体 ALLO 和 PROG 随着剂量增加，可产生镇静、催眠、嗜睡、抗惊厥和麻醉作用。 此作用与巴比妥类镇静催眠药的作用相似。 其机制与 ALLO 和 PROG 激动 GABA$_A$ 受体，使 GABA$_A$ 受体介导的 Cl$^-$ 通道开放，引起 Cl$^-$ 内流增加，从而使膜电位超极化而产生中枢抑制作用有关。

2. 抗焦虑作用　焦虑症是以广泛和持续性焦虑或反复发作的惊恐不安为主要特征的神经症性障碍。 焦虑症的发病机制与前扣带回、额叶、杏仁核、臂旁核等情绪中枢的功能紊乱有密切关系。 ALLO、PREG、PS、DHEA、DHEAS 和 PROG 对焦虑症均有作用。 但存在比较大的差异，如 ALLO、PS 和 PROG 具有抗焦虑作用，而 DHEAS 则可引起焦虑。

ALLO、PROG 和 PS 都可产生抗焦虑作用，但 ALLO 和 PROG 的作用可被 GABA$_A$ 受体拮抗剂印防己毒素（picrotoxin）阻断。而 PS 的作用则不受印防己毒素的影响，反映了它们的作用机制可能不同。

3. 抗抑郁作用 抑郁症是一种以心境低落为主要特征的综合征。有证据表明抑郁症病人脑内 ALLO 浓度明显下降，抗抑郁症药可通过增加内源性 ALLO 的浓度改善病人抑郁症状，提示 ALLO 浓度下降可能在抑郁症发病中具有重要作用，而提升脑内 ALLO 浓度对抑郁症具有治疗作用。另外，DHEA 和 DHEAS 也被证明具有抗抑郁作用。然而，目前对 ALLO、DHEA 和 DHEAS 抗抑郁作用的机制还不清楚。

4. 抗精神分裂症作用 精神分裂症是以基本个性改变，思维、情感、行为的分裂，精神活动与环境的不协调为主要特征的一类最常见的精神病。目前有证据表明神经甾体中的 ALLO 可能具有抗精神分裂症作用。动物实验表明小鼠脑室注射 ALLO 可产生木僵，这是判断一个药物是否可能有抗精神分裂症作用的重要指标。已得到动物实验中其他类似指标如苯丙胺诱导的小鼠活动增强实验的证实。另外，还有证据表明非经典抗精神分裂症药可明显增加脑内 ALLO 的浓度，此增加与这些药的抗精神分裂症作用具有密切的关系。然而，目前对 ALLO 抗精神分裂症的机制还不清楚。

5. 对学习记忆的作用 多种神经甾体可以影响学习记忆功能。硫化孕烯醇酮、DHEA 和 DHEAS 有减少遗忘、增加学习记忆功能的作用；ALLO 却起相反作用，其机制仍不十分清楚。有研究观察了 PROG 对学习记忆的作用，发现 PROG 可使学习和记忆功能明显增强。GABA 拮抗剂有助于脑内长期记忆的形成；兴奋性神经甾体有助于增强记忆功能，可能与其 GABA$_A$ 受体拮抗作用有关。抑制性神经甾体的相反作用可能是通过激活 GABA$_A$ 受体而实现的。因此 GABA$_A$ 受体在学习记忆活动中起重要作用。由于长期记忆与兴奋性神经递质的活性密切有关，所以非 GABA 系统的神经递质也参与了学习记忆过程。

6. 神经保护作用 在人类新生儿时期，DHEA 和 DHEAS 是含量最丰富的神经甾体，随着衰老的临近或在某类疾病和应激的情况下，这两种神经甾体的水平会逐渐降低。衰老和神经退行性病理改变有密切的关系，因此，推测神经甾体对神经退行性病变和（或）脑缺血缺氧引起的损伤应该具有一定的神经保护作用。最近的研究表明，神经甾体确实具有有效的神经保护作用。在急性损伤的脊髓和脑缺血动物模型上发现 DHEA 能降低神经元和胶质细胞的损伤。若在脑缺血前或同时给予 DHEA，则 DHEA 能抑制海马 CA1 区神经元的损伤。DHEA 还能够对抗谷氨酸的神经毒性作用，促进海马神经元的培养。另外，GABA$_A$ 受体的拮抗剂荷包牡丹碱（bicuculline）能阻断 DHEA 对可逆性脊髓损伤的保护作用，提示 GABA$_A$ 受体在神经甾体的神经保护作用中发挥一定的作用。

7. 对大脑衰老的影响 神经甾体参与年龄相关认知功能的下降。对老年动物和人类的研究表明，血浆皮质醇和皮质酮水平分别随着年龄的增加而增加，并且与记忆有关。相应的，早期环境因素引起血浆皮质酮水平的升高或降低和动物年老后记忆功能的下降是相关的。 有报道表明，人类血浆 DHEA 及 DHEAS 随着年龄的增长显著下降，尤其是被诊断为阿尔茨海默病的个体。 虽然大量的文献报道了 PREG、DHEA 及其硫化物 PS、DHEAS 可以提高成年啮齿类动物的记忆，但它们的作用机制还有待于进一步研究。

（陈献华　来　滨）

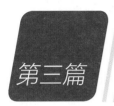

第三篇　脑功能障碍的神经生物学基础

第十三章　脑卒中引起的脑损伤和脑修复机制

脑卒中（stroke）是人类三大致死性疾病，首要的致残原因。 脑卒中亦称脑血管意外，是一种由脑血流障碍所致的急性缺血或出血性脑病。 无论是缺血或出血性脑卒中，引起神经元直接损伤的起因是缺血性损伤。 脑缺血程度影响神经细胞病理表现。 局灶性脑卒中引起的缺血中心区往往发生梗死（infarct）。 梗死中心区（infarct core）的细胞表现为水肿和坏死，梗死边缘区又称为半影区（penumbra）。 半影区的神经元损伤随缺血加重或时间延长而加重，甚至引发细胞继发性死亡，使梗死区扩大。 半影区的神经元损伤病理变化十分复杂，包括细胞死亡和自身保护的机制。 在缺血损伤脑内，细胞死亡与保护两者的平衡点决定神经元的存亡。 另外，损伤脑内的修复能力将决定脑功能的恢复。 因此，脑卒中发生后，若能及时和有效的采取脑保护和促脑修复治疗，可以阻止或减少继发性神经元死亡，使脑功能受损减小，恢复加速。 本章重点介绍缺血损伤神经元死亡和内源性保护机制。

第一节　缺血性细胞死亡机制

缺血损伤的神经元死亡方式包括坏死和凋亡。 脑缺血引起的急性期神经元死亡是以坏死（necrosis）为主，发生在缺血梗死的中心区。 继发性死亡（secondary neuronal death）或迟发性死亡（delayed neuronal death）则以凋亡（apoptosis）为主，多发生在缺血梗死的半暗区。 近年来的研究提示，程序性细胞坏死（necropotosis）和细胞自噬（autophagic cell death）也参与缺血性神经元死亡的病理过程。 缺血性神经细胞死亡的病理机制十分复杂，包括神经递质传递、细胞膜离子通道、氧化损伤、免疫炎症反应异常等。

一、离子通道与缺血性细胞死亡

脑缺血引起能量供给障碍，很快引起神经细胞膜电位及细胞膜内外离子浓度的变化。在缺血后 15～90 秒之内，不同脑区的神经细胞膜电位变化不一，如海马 CA1 和 CA3 区的神经细胞表现为先超极化，继之去极化，而齿状回的细胞则表现为去极化。 在神经细胞缺氧的最初数分钟内，细胞膜的去极化与递质释放无直接关系。 实验证明去极化与 K^+ 浓度变化有关，导致细胞膜去极化（$-20\,mV$），引起低氧性去极化反应（anoxic depolarization）。 缺氧达 3～5 分钟时，细胞外 K^+ 浓度从 $4\,mmol/L$ 升到 $80\,mmol/L$，伴细

胞间隙中 Na^+、Cl^- 和 Ca^{2+} 含量下降，由原来的 Na^+ 浓度 145 mmol/L 下降为 50 mmol/L，Cl^- 由 120 mmol/L 降为 75 mmol/L，Ca^{2+} 由 1.5 mmol/L 降低到 0.1 mmol/L。在缺血性神经元损伤病理发展过程中，离子通道功能的改变起重要作用。不同的离子通道在缺血神经元损伤的作用及机制亦不同。

（一）钾通道在缺氧性神经元损伤中的作用

细胞内 K^+ 丢失是细胞死亡发生的关键环节之一。在脑缺血动物模型上，采用 TEA 阻断钾电流可减轻脑损伤程度。ATP 敏感钾通道、钙依赖性钾通道和延迟外向整流钾通道参与缺氧损伤神经元病理过程。ATP 敏感钾通道开放对神经元具有保护作用，延迟整流钾通道开放可致神经元凋亡。

（二）钙通道在缺氧性神经元损伤中的作用

神经元缺血缺氧导致胞内游离钙的浓度增高（即钙超载现象），细胞内钙超载是缺血缺氧性损伤造成神经细胞死亡主要环节之一。细胞内游离钙超载可激活下游分子信号通路，导致神经元的死亡，包括：①激活 NOS 和 PLA_2 的酶活性，促进细胞内 ROS 和 NO 的生成；②激活核酸内切酶和凋亡蛋白酶（caspases），促使神经元凋亡；③改变线粒体通透转运体（MPT）功能，导致渗透性水肿或线粒体膜电位去极化，线粒体氧化磷酸化失偶联或释放凋亡调控蛋白，引起细胞死亡；④激活半胱氨酸蛋白酶，降解细胞骨架蛋白，破坏微管，导致细胞凋亡。

在全脑缺血和局部脑缺血的动物实验中阻断 L 型和 N 型钙离子通道有脑保护效应，能明显减轻神经元损伤。Ca^{2+} 螯合剂 BAPTA 或内质网 Ca^{2+} 释放阻滞剂能减轻缺血性神经元损伤。

（三）钠通道在缺氧性神经元损伤中的作用

Na^+ 是胞外最多的阳离子。维持神经元膜内外两侧 Na^+ 浓度主要由 Na^+ 通道和 Na^+/K^+ 泵来完成，前者主要介导 Na^+ 内流，后者将胞内 Na^+ 向外泵。Na^+ 通道是电压依赖性的。电压依赖性钠通道可介导瞬态钠电流和持续钠电流两种钠电流。在缺氧情况下，这两种钠电流的变化对缺氧性神经元损伤有截然相反的作用。缺氧可使瞬态钠电流明显降低，这种降低对细胞具有一定的保护作用。缺氧明显可增加持续钠电流，导致膜电位去极化，加剧细胞损伤。给予 Na^+ 通道阻滞剂 TTX，对暂时性缺血脑内神经元有保护作用。这提示 Na^+ 内流参与缺血引起的神经元损伤。

（四）氯通道在缺氧性神经元损伤中的作用

脑内的 Cl^- 通道主要被 $GABA_A$ 受体激活，表现抑制性神经递质 GABA 的效应。缺血早期大量 Cl^- 内流引发细胞水肿，同时激活 $GABA_A$ 受体介导的 Cl^- 通道对缺血损伤脑有保护作用。在脑缺血模型上，应用 $GABA_A$ 受体激动剂蝇蕈醇（muscimol）以及调质剂苯二氮䓬类或 GABA 再摄取抑制剂硫加宾（tiagabine）都能减轻缺血性脑损伤。

（五）其他离子通道在缺血性神经元损伤中的作用

在缺血性脑卒中引起的神经元损伤过程中，NMDA 受体通过激活电压依赖钙通道，导致胞内游离钙超载，介导兴奋性神经毒的细胞致死作用。 另外，非 NMDA 受体依赖钙通透通道（Ca^{2+}-permeable channels）也参与细胞死亡病理过程。 例如，酸敏感离子通道（acid-sensing ion channel 1a，ASIC1a）、瞬时受体电位 M 型 7 通道（transient receptor potential metastatin 7，TRPM7）和 Na^+-H^+ 交换体（Na^+-H^+ exchanger isoform 1，NHE1）参与缺血性神经元损伤。 这些通道分布于神经元、神经胶质细胞、血管内皮细胞和周细胞上。

缺氧时，脑内糖酵解增加，导致乳酸堆积引起酸中毒。 酸中毒激活 ASIC1a 通道，引起大量胞外 Na^+ 和 Ca^{2+} 内流，导致神经元死亡。 同时，酸中毒激活 NHE1 通道。 短暂激活 NHE1 通道可促进 H^+ 外流，保持脑内的神经细胞内外的 H^+ 平衡。 但是，持续激活 NHE1 通道，导致 Na^+-Ca^{2+} 交换体反相转运，从而加剧细胞损伤。 另外，在缺血损伤脑内 ROS 反应加强，导致自由基堆积。 自由基激活 TRPM7 通道，使大量的 Ca^{2+} 内流，引起细胞毒反应。

二、谷氨酸神经毒理论

Lucas 和 Newhouse（1957）发现过量的谷氨酸破坏新生小鼠视网膜的神经元。 Onlney（1969）全身应用谷氨酸导致脑内神经元的退化性病变。 谷氨酸过量引起神经细胞死亡的过程被称为兴奋毒（excitotoxicity）。 谷氨酸兴奋毒是通过离子型谷氨酸受体实现的，在急性缺血性损伤神经元死亡中起了关键作用，其机制包括突触前释放、突触后受体兴奋性和谷氨酸转运体再摄取不同层面。

（一）脑缺血致突触前谷氨酸过量释放

正常情况下，谷氨酸在突触间隙内的含量维持在微摩尔/升水平，这是依赖于突触前膜的正常释放和胶质细胞再摄取来维持的。 当局部脑缺血 20 分钟到 2 小时，缺血脑区灌流液中谷氨酸的量升高 2.5～20 倍；若全脑缺血 2 小时，谷氨酸量增加 40 倍以上，含量高达 200 μmol/L。

突触间隙谷氨酸含量升高反映多种可能性，即释放增加或再摄取障碍，或两者兼有之。 脑缺血后，突触间隙中谷氨酸含量急剧升高机制包括突触前膜释放过量或摄取障碍。钠通道阻断剂可预防缺血引起细胞外液中谷氨酸含量升高，缺血性脑梗死灶缩小。 在缺血损伤脑内，谷氨酸的释放不依赖于钙。 其理由如下：①缺血时，神经细胞 ATP 量减少，很难维持这种耗能的钙依赖胞裂外排方式；②缺血时，细胞内外 Na^+ 和 K^+ 的浓度梯度差，促使该转运体反向转运。

（二）谷氨酸受体与缺血性神经元死亡

谷氨酸兴奋毒参与缺血性神经元死亡。 证明这一理论的直接证据是谷氨酸受体阻断剂具有预防缺血性神经元死亡的作用。 为了理解受体阻断剂是如何起到神经保护作用的，先请复习谷氨酸受体的分类及其特性（详见第六章）。

谷氨酸受体阻断剂在缺血性神经元损伤中的保护作用。 在缺血性神经细胞死亡过程中，谷氨酸受体中以 NMDA 受体的作用最为突出。采用 NMDA 受体竞争性和非竞争性拮抗剂、甘氨酸拮抗剂、多胺拮抗剂、二价离子如 Mg^{2+} 和 Zn^{2+} 均可不同程度阻止缺血性神经元的死亡。敲除 NMDA 受体亚基 NR1 可减弱或预防损伤神经细胞的死亡。

在脑缺血神经元损伤中，AMPA/KA 受体拮抗剂也有神经保护作用。AMPA 受体拮抗剂 NBQX 静脉注射可缩小缺血性脑梗死。在动物脑缺血实验中，多种 NMDA 受体拮抗剂和 AMPA 受体拮抗剂具有很好的神经保护作用，但是临床试验均无效。

（三）谷氨酸载体参与缺血性神经元损伤病理反应

谷氨酸的失活主要依赖谷氨酸转运体的再摄取。脑缺血后，缺血边缘脑区神经胶质和神经元上谷氨酸转运体表达均增加，再摄取活性也增加。药物抑制谷氨酸转运体活性或阻断其蛋白合成，加剧脑缺血后引起的神经元死亡。缺血性神经元损伤后谷氨酸转运体活性增加可能是机体的一种自身代偿性保护机制。

（四）谷氨酸兴奋性神经毒的分子机制

如前所述，谷氨酸参与缺血性神经元死亡的机制包括突触前释放、突触后受体以及转运代谢各个环节。突触间隙堆积的谷氨酸兴奋突触后受体后，通过细胞膜上离子通道、细胞内信号转导系统、胞内核因子表达等环节引起细胞死亡。在此病理过程中，胞内钙超载是引起急性神经元死亡的启动因子。

当 NMDA 受体过度兴奋后，Ca^{2+} 通道被激活，使大量细胞外 Ca^{2+} 进入胞内，引起胞内游离钙超载。后者通过不同环节引起神经细胞内活性氧自由基（reactive oxygen species，ROS）生成增加。Ca^{2+} 也可直接促进超氧阴离子（O_2^-）生成增加。胞内 Ca^{2+} 与钙调蛋白（calmodulin，CaM）结合，一方面直接激活一氧化氮合酶（nitric oxide synthase，NOS）活性；另一方面通过激活钙神经素（calcineurin），间接引起 NOS 去磷酸化而激活 NOS，从而产生 NO。O_2^- 与 NO 形成过氧亚硝酸阴离子（$ONOO^-$），后者进一步代谢形成羟自由基（hydroxyl radical，·OH），抑制线粒体的呼吸链功能，使 ATP 产能减少，导致细胞内一些 ATP 依赖泵的功能障碍。同时，线粒体产生更多的 ROS，造成各种氧化损伤，包括 DNA 损伤。损伤的 DNA 可激活细胞内的自身修复机制。当修复能力大于损伤时，细胞得以存活；反之，细胞则死亡（图 13-1）。

ROS 堆积可以诱导细胞凋亡、免疫炎症反应，参与迟发性神经元死亡的过程。这部分内容在下面分述。

三、氧化损伤

大脑是人体代谢速率最高的器官，其代谢所需的能量是靠氧化代谢所供给。但是，在氧化代谢过程中会产生各种 ROS。过量的 ROS 将攻击细胞内的蛋白、脂质及核苷酸等，造成细胞的氧化应激损伤（oxidative stress damage）。正常脑内具有完善的抗氧化系统，脑代谢过程中形成的氧化损伤很快被修复。在脑缺氧或脑卒中后，脑内氧化应激反应剧增，造成氧化损伤和细胞自身修复能力之间失去平衡，神经细胞内氧化损伤产物大量堆积，从

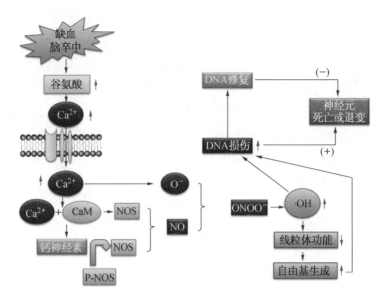

图 13-1　谷氨酸神经毒作用机制示意图

而改变细胞的结构和功能，严重时导致细胞死亡。

（一）自由基的正常代谢

自由基(free radicals)是指能够独立存在的具有不配对电子的原子、原子团或分子。在体内具有重要的生物学意义的自由基是 ROS，包括超氧阴离子（O_2^-）、羟自由基（·OH）、过氧化氢（H_2O_2）、单线态氧（$^1O_2$）、脂自由基（R·）、脂氧自由基（RO·）、脂过氧自由基（ROO·）、过氧亚硝酸阴离子（$ONOO^-$）等。自由基的化学性质活泼，极不稳定，正常生物体内的含量很低。但是，自由基的反应一旦被启动，即形成"连锁反应"。

ROS 主要来源于氧代谢过程。氧分子进行单电子还原反应生成 ROS，包括 O_2^-、·OH 和 H_2O_2。虽然 H_2O_2 不是自由基，但其活性强，又可生成毒性最强最活泼的·OH，故被归类为 ROS。在线粒体的氧化磷酸化反应中，有 $1\% \sim 5\%$ 氧会"逃离"正常细胞色素氧化酶的催化过程，经非共价还原过程形成自由基，主要为 O_2^- 和 H_2O_2。在线粒体的呼吸链中，还原性辅酶 Q(CoQ)、黄素蛋白、细胞色素 C(cytochrome C, Cyt C)参与的代谢过程中均可代谢生成 O_2^-。O_2^- 与 H_2O_2 通过单纯性 Haber-Weiss 反应形成·OH。O_2^- 也可以在 SOD 和 Fe^{2+} 的参与下，通过 Fenton-Haber-Weiss 反应，形成 H_2O_2，续之生成·OH。

自由基的清除方式有两种：一种是通过酶代谢，另一种通过抗氧化物的化学反应。内源性的抗氧化物有维生素 C（Vit C）、Vit E、Vit A、褪黑素(melatonin)和 GSH 等。抗氧化酶主要包括超氧化物歧化酶（superoxidative dismutase, SOD）、过氧化氢酶（catalase, CAT）和谷胱甘肽氧化酶（glutathione peroxidase, GSH-Px）。

Vit E 使高活性的脂质过氧化物 ROO· 形成不活泼的 ROOH，从而阻断脂质过氧化的级联反应。 Vit C 可清除 O_2^-、·OH 和 R^-。 褪黑素主要清除 O_2^- 和·OH。 Vit E 和 Vit C 在抗氧化过程，自身被氧化形成自由基，而褪黑素无此现象。 SOD 催化 O_2^- 代谢为 H_2O_2，后者在 CAT 或 GSH-Px 的催化下，形成无毒的 H_2O 和 O_2。 GSH-Px 还可清除脂质过氧化物（LPO）。

（二）自由基参与缺血性神经细胞损伤的病理过程

脑卒中引起损伤脑区尤其是缺血的半影区内有 ROS 堆积。 引起自由基生成增加的原因很多，包括线粒体代谢异常、内源性抗氧化系统功能减退、细胞内 Ca^{2+} 超载等。

1. 缺血损伤脑内自由基的生成途径

（1）NO 介导的自由基生成：在脑缺血的情况下，突触前神经末梢大量释放谷氨酸，后者兴奋 NMDA 受体，促细胞外 Ca^{2+} 内流，导致 Ca^{2+} 超载。 后者通过多条途径形成多种 ROS。

（2）线粒体功能障碍：线粒体是细胞生物氧化和产能的场所。 在缺氧缺血状态下，神经细胞内线粒体生物氧化功能下降，使小部分 O_2 还原为 O_2^-。 同时线粒体内 SOD、CAT 和 GSH-Px 活性下降，使 O_2^- 得不到及时清除，续之形成毒性更大的·OH。

（3）黄嘌呤氧化酶（XOD）过度活化：XOD 过度活化是缺血再灌注后产生自由基的主要机制之一。 脑缺血时 ATP 降解产生次黄嘌呤，同时胞内 Ca^{2+} 超载，从而激活蛋白水解酶，将黄嘌呤脱氢酶转化为 XOD。 在缺血再灌注时，XOD 使次黄嘌呤转变为黄嘌呤和尿酸，同时产生 O_2^-。

（4）花生四烯酸（arachidonic acid，AA）代谢增加：脑缺血后细胞内 Ca^{2+} 增加，激活磷脂酶 A_2 和磷脂酶 C，使膜磷脂降解，游离脂肪酸特别是 AA 大量释放。 在环氧化酶和脂氧化酶作用下，AA 形成前列腺素和白细胞三烯，同时产生 O_2^-。

2. 自由基造成的氧化损伤 脑内形成 ROS 可以直接攻击细胞、脂质、蛋白、DNA、核苷酸或碱基，导致相应的氧化损伤。 ROS 可直接或间接地激活细胞内多条信号转导通路来调节基因的表达，从而影响细胞的存亡。 初步了解到 ROS 形成后，细胞内保护信号通路和死亡通路均被激活。 其中热休克因子（heat shock factor-1，HSF-1）、MAPK/ERK1/2 通路和 PI3-K/AKT 通路的激活能促进细胞存活，而 JAK/START 通路、ATM/P53 通路和 MAPK/JNK/P38 通路的激活则诱导细胞凋亡。 氧化损伤 DNA 作为 caspases 活性诱导因子促进细胞凋亡，而抗氧化酶 SOD 对 caspase-8 有抑制性调节，阻止凋亡发生。 ROS 还参与小胶质细胞活化后介导的缺血损伤脑内炎症反应，包括致炎和抗炎反应（详见以下内容）。

四、凋亡及其调节机制

（一）缺血性神经元的凋亡现象

凋亡细胞有其病理特征，采用相应的研究手段可加以区分。 1993 年 Macmanus 采用凝胶电泳技术观察到，缺血脑组织具有典型的 DNA 片段梯形条带，首先提出缺血神经元死亡可能存在凋亡的方式。 以后，用 TUNEL 原位标记技术研究观察到脑缺血、脑缺氧或给予谷氨酸均可导致大量细胞的双链 DNA 断裂。 干扰凋亡基因的表达，可改变缺血性神经元上 DNA 断裂的情况。 用蛋白合成酶抑制剂也可抑制缺血性神经元死亡。 由此，从形态、生化和功能各个不同角度阐述了缺血损伤脑内确实存在神经元的凋亡。

细胞凋亡是一个主动过程，是通过合成新的蛋白质来实现的。 在 CNS 中，参与缺血性神经细胞凋亡的因子很多，主要有 caspases 家族酶蛋白、Bcl-2 家族蛋白、MAPK 家族，还有多种线粒体释放蛋白、细胞溶酶体释放多种酶蛋白、NF-κB、细胞因子以及抑癌基因 p53 等。 首先介绍 caspases、Bcl-2 和 MAPK 家族蛋白的组成及凋亡作用，然后介绍这些家族蛋白对脑卒中诱导神经细胞凋亡的作用及其机制。

（二）caspases 家族蛋白与缺血性神经元凋亡

1. caspases 家族蛋白酶　caspases 的全名为 cysteine aspartate-specific proteinases，取各单词的首个字母以及最后 1 个单词的字尾用 ases 而得名 caspases。 从功能上讲，caspases 家族蛋白酶具有特异性识别和水解半胱氨酸和天冬氨酸残基的作用。 caspases 家族蛋白在神经细胞内合成，并以酶原的形式储存细胞质内。 从结构上来看，所有的 caspases 酶原均含有 4 个区域，即 N 端多肽结合区、大分子亚基、小分子亚基以及连接蛋白区。 当 caspases 酶被激活时，这 4 个区域被酶水解分离，分离后的大分子亚基和小分子亚基聚合形成二聚体或四聚体，从而行使凋亡诱导作用。 在酶原的 N 端多肽结合区含有前结构域，而 C 端则含有能被酶催化的区域。 酶原 N 端前结构域长短不一。 长型 N 端前结构域（long N-terminal prodomian）内含死亡效应域（death-effector domain，DED）和 caspase 激活募集域（caspase activation and recruitment domain，CARD）。 短型 N 端前结构域内则不含 CARD/DED。 根据功能，将 caspases 分为启动因子（initiators）和效应因子（effectors）两大类。 启动因子包括 caspase-1，2，4，5，9，10，11，12，13；效应因子有 caspase-3，6，7，14。 启动子 caspases 酶原的 N 端前结构域内含有 DED/CARD 结合区。 而效应子 caspases N 端前结构域不含 DED/CARD 结合区。 DED/CARD 结合区是决定启动因子 caspases 活性的重要结构。 酶原上的 DED/CARD 区与死亡信号分子结合后被激活。 例如，TNF-α 与 TNFR1 结合，TNFR1 上的 DED 与 caspase-8 酶原上的 DED 区结合。 此时，caspase-8 被催化，水解形成的大分子亚基和小分子亚基聚合成二聚体。 后者具有活性，启动下游效应因子 caspase-3。 caspase-8 激活 caspase-3 酶活性方式包括线粒体依赖（间接调节）和线粒体非依赖（直接调节）。 在间接调节中，活化 caspase-8 水解激活细胞质内的凋亡诱导蛋白 Bid，后者通过 Bax 改变线粒体膜的通透性，促进释放 Cyt C。 释放到细胞质内的 Cyt C 与 Apaf-1 和 dATP 形成复合体，催化 caspase-9 酶原，形成有活性的 caspase-9，继而激活 caspase-3 酶。 激活的 caspase-3 执行凋亡指令，最终引起细胞死亡。

caspases 介导的细胞凋亡通路又被分为细胞内源性激活通路（intrinsic pathway）和细胞外激活通路（extrinsic pathway）。 前者是指由于细胞内 ROS、钙超载，或其他毒性因子直接引起线粒体异常释放 Cyt C 而激活的 caspase 凋亡通路。 后者是指通过细胞膜死亡受体上的 DED 与 caspase-8 酶原上 DED 结合而激活的 caspase 凋亡通路（图 13-2）。

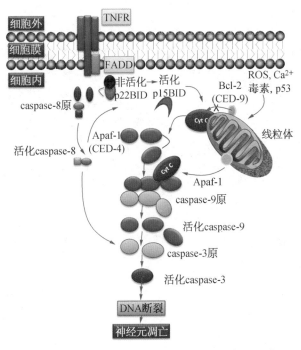

图 13-2　caspases 诱导缺血性神经元凋亡的机制示意图

注：图中介绍了 4 种不同的凋亡途径，分别为细胞内和细胞外激活机制，以及线粒体依赖和非依赖 caspases 凋亡机制（改编自：Takahashi 等. 2004）

2. caspases 家族蛋白参与缺血性神经元凋亡　脑缺血的情况下，脑内 caspase-3 表达量和酶活性同时增多，并伴有 caspase-3 底物增多。 功能分析证明 caspase-3 参与缺血神经元的凋亡。 预先敲除 caspase-3，采用酶抑制剂或脑内高表达 caspase-3 抑制剂（XIAP），则可以减少缺血脑区的凋亡神经元。 机制分析观察到，缺血缺氧损伤早期的神经细胞内 BAX 表达增加，并转位分布到线粒体，同时线粒体膜电位降低，Cyt C 释放入细胞质内，继之激活 caspase-9 和 caspase-3，细胞出现凋亡。 反之，脑内高表达 Bcl-2 或抑制 caspase-9 活性，则缺血损伤脑内 caspase-3 活性不再增加，并且缺血脑的损伤程度减轻。

已知，在 TNF-α/TNFR1 以及 Fas/FasL 介导的细胞凋亡过程中，死亡受体转导信号首先激活细胞质内的 caspase-8，后者通过活化 Bid，引起 Bax 聚合，使线粒体膜通透性增加，促进线粒体释放 Cyt C，从而激活 caspase 介导的凋亡通路。 Bid 缺陷转基因小鼠神经元对缺血缺氧耐受力提高，线粒体释放 Cyt C 减少，caspase-3 的活性降低，而 Bid 的上游调节分子 caspase-8 活性继续升高。 由于 caspase-8 能被 TNF-α/TNFR1 以及 Fas/FasL 介导的死亡受体信号所激活，因此，当 Bid 敲除后 caspase-8 活性不受影响。 这一现象说明缺血可以激活细胞膜上 TNF-α/TNFR1 以及 Fas/FasL 死亡受体，通过激活细胞内 caspase 介导通路（caspase-induced extrinsic pathway）参与缺血性神经元凋亡病理过程。

（三）Bcl-2 家族凋亡蛋白与缺血性神经元凋亡

1．Bcl-2 家族凋亡蛋白　Bcl-2 在神经细胞凋亡和抗凋亡过程中起重要的调节作用。Bcl-2 家族蛋白已知有 20 余种。根据功能不同，Bcl-2 家族蛋白分成凋亡诱导因子（apoptosis inducers）和凋亡抑制因子（apoptosis inhibitors）。Bax、Bcl-XS、Bad、Bak、Bid 等为凋亡诱导因子，Bcl-2、Bcl-xL、McL-1 和 Bcl-W 为凋亡抑制因子。

Bcl-2 通常以二聚体的形式发挥作用。Bcl-2 与 Bcl-2 形成二聚体能抑制细胞凋亡；而 Bcl-2 与 Bax，或 Bad 形成二聚体时则诱导凋亡。Bcl-2 家族蛋白的结构上均含两个以上保守功能结合区，即 BH1-4。其中 BH1 和 BH2 能参与 Bcl-2 二聚体形成，而 BH3 参与 Bax、Bak 及 Bip 二聚体的形成。因此，认为 BH3 是促凋亡的结合区。Bcl-2 蛋白的磷酸化影响其功能和在细胞内的分布，如磷酸化的 Bcl-2 抑制凋亡作用减弱。相反，若去除丝氨酸磷酸化基团，则 Bcl-2 的抗凋亡作用增强。

Bcl-2 的抗凋亡作用是通过以下几个环节实现的：①Bcl-2 抑制神经细胞内脂质过氧化物的形成，从而阻止氧化应激损伤诱导的细胞凋亡；②Bcl-2 参与调节线粒体膜通透性。Bcl-2 分布在线粒体外膜层上，参与线粒体转运孔道（mitochondrial transition pore，MTP）的形成，因此，对维持线粒体膜的极化（mitochondrial membrane depolarization）状态和稳定线粒体膜通透性起关键作用。Bcl-2 调节线粒体膜的通透性，从而控制线粒体释放 Cyt C，后者可激活 caspase 凋亡通路。

Bcl-2 作为 caspases 的上游调控因子调节 caspases 的致凋亡作用。同时，Bcl-2 也受到 caspase 的调控。例如，当 caspase-8 被激活时，催化 Bcl-2 家族蛋白 Bid，促进线粒体释放 Cyt C，从而拮抗 Bcl-2 的抗凋亡作用，诱导细胞凋亡。另外，Bcl-2 的序列上含有 LFRD-G 结构区，该区能被 caspases 酶类识别，一旦被识别和结合，则拮抗 Bcl-2 的抗凋亡作用。由此可见，在凋亡调节过程中，Bcl-2 和 caspases 两者各司其职，发挥两种完全相反的调节作用，但是两者又互相制约。脑内的 caspases 和 Bcl-2 凋亡和抗凋亡作用的平衡调节方式，可能是大脑维持神经细胞的数量和功能所必需，这也反映机体在调节细胞存亡过程中的精密性和复杂性。

2．Bcl-2 家族凋亡蛋白与缺血性神经元凋亡　Bcl-2 具有明显的神经细胞保护作用。Simon 研究室首先观察到，全脑缺血 1 周后脑内海马 CAl 区神经元死亡，海马 CA3 区和齿状回的神经元仍然存活。有趣的是，在该模型中，凋亡抑制基因 Bcl-2 及 Bcl-xL 仅仅在海马 CA3 区和齿状回的神经元上表达，而凋亡诱导基因 Bax 则在海马 CAl 区的神经元上表达。Bcl-2 过量表达可以预防或减少脑卒中引起的细胞凋亡。在培养的神经元上也表明，高表达 Bcl-2 的神经元能减少自由基、高钙或谷氨酸引起的神经细胞死亡。相反，若抑制内源性 Bcl-2 表达，则加剧缺血性脑梗死。由此提示，若提高脑内 Bcl-2 的水平，能提高神经细胞对缺氧的耐受能力，从而提高大脑对缺血损伤的抵御能力。

Bcl-2 抑制缺血性神经元凋亡的机制研究表明，高表达 Bcl-2 能预防缺氧诱导的线粒体膜转运孔开放和 Cyt C 释放，从而抑制 caspase 凋亡通路的活性，最终减少缺血缺氧引起的神经细胞凋亡。

3．PI3-K/Akt 对 Bcl 和 caspases 功能的调节　在缺血损伤早期（约缺血后 4 小时），脑内有大量磷酸化 Akt，而在缺血损伤后 24 小时，则磷酸化 Akt 含量下降，甚至消失。 以后研究结果证明 PI3-K/Akt 通路激活可抑制细胞凋亡发生。 机制研究表明 Akt 使凋亡蛋白 Bad 磷酸化，促进 Bax 和 Bcl-xL 分别形成同源二聚体，抑制 Bax 与 Bcl-xL 的异源二聚体形成，从而抑制 Cyt C 释放，阻止形成 caspase-9/Apaf-1/Cyt C 复合体，最终抑制 caspase 介导凋亡通路激活，使损伤细胞得以存活。

（四）线粒体在缺血性神经细胞凋亡中的作用及其机制

1．线粒体对细胞凋亡的调节机制　线粒体在维持神经细胞存亡过程中起重要作用，包括能量代谢、氧化和抗氧化、自由基的生成和清除，以及 Cyt C 释放，各种凋亡和抗凋亡蛋白的释放和转位等重要环节。 线粒体膜的通透化形成（mitochondrial membrane permeabilization，MMP）直接影响线粒体的功能。 调节 MMP 发生的因素主要归纳为 3 个方面：①非蛋白类因子，如脂质信号转导分子神经酰胺（ceramide）和神经节苷脂（ganglioside），ROS、AA 等具有启动 MMP 形成的作用；②Bcl-2 家族蛋白，如 Bcl-2 家族凋亡诱导蛋白可增加 MMP 发生，而 Bcl-2 凋亡抑制蛋白则能抑制 MMP 形成，③凋亡信号转导蛋白，如 JAK/SPAK、caspases 均促进 MMP 形成。 线粒体膜上某些蛋白参与线粒体膜通透孔的形成和 MMP 的形成。 这些蛋白包括位于线粒体膜内的腺核苷酸转位酶（adenine-nucleotide translocase，ANT）和线粒体膜外电压依赖阴离子通道蛋白（voltage-dependent anion channels，VDAC），它们共同形成通透转运孔复合体（permeability transition pore complex，PTPC）。 除此之外，线粒体膜内还具有钾通道蛋白和非偶联蛋白（uncoupling proteins，UCP），它们参与 ROS 和 ATP 的产生，以及控制线粒体膜内外离子浓度梯度差。 当信号分子分别作用于相应的线粒体膜蛋白，引起线粒体膜 PTPC 的构像改变，使 PTP 开放，线粒体膜电位去极化，线粒体膜的通透性增加，形成 MMP。

当凋亡信号刺激线粒体膜导致其通透性增加时，位于线粒体内膜的蛋白释放到细胞质，促进凋亡的发生和发展。 MMP 介导的线粒体膜内蛋白释放和功能改变包括以下几个方面：①caspases 激活依赖的凋亡信号分子。 例如，线粒体释放 Cyt C，在细胞质里的 Cyt C 与 Apaf-1 和 dATP 结合，诱导 caspase-9 酶原变构，形成活化的 caspase-9，后者激活 caspase-3，启动不可逆的细胞凋亡信号通路。 另外，线粒体内 Smac/DASBLO 被释放入细胞质后，减弱凋亡抑制蛋白（apoptotic inhibiting protein，AIP）对 caspase-3 和 caspase-9 酶活性的抑制作用，从而促进细胞凋亡。 ②caspases 非依赖凋亡信号分子。 Omi/HtrA2 和 DNA 破坏酶。 后者为凋亡诱导因子（apoptotic inducing factor，AIF）和核苷酸内切酶 G（endonuclease G）， 这两种酶进入细胞质后被很快转运到细胞核内，参与染色质的水解。 ③抗氧化能力的衰竭及 ROS 过量生成。 ④产生能量的功能丧失。 当线粒体的 MMP 完全形成时，再用 caspases 抑制剂也不能阻止细胞死亡。 此时，由于细胞能量供给已经障碍，细胞只能往死亡方向发展，导致细胞坏死或自噬。 由此可见，线粒体的 MMP 形成决定了细胞死亡命运。 关于线粒体 MMP 形成及其对凋亡调节机制总结如图 13-3。

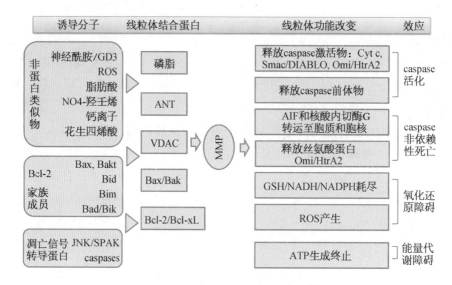

图 13-3　线粒体膜通透化形成的诱导因素和细胞致死机制

注：当这些不同的凋亡诱导因子与线粒体膜上相应的蛋白体结合后引起线粒体膜的通透性发生改变，使线粒体膜电位去极化，从而引起线粒体功能改变，包括产能功能障碍、能量供应受阻；线粒体参与的抗氧化系统功能降低，产生大量自由基；线粒体释放凋亡蛋白，激活线粒体下游的 caspases 依赖和非依赖的凋亡通路，最终引起神经元死亡

2．缺血神经元凋亡的线粒体机制　线粒体在缺血性神经元凋亡过程中起十分关键的作用，许多参与凋亡调节的因子分布在线粒体或由线粒体释放产生的。 例如，缺血损伤时，神经细胞由于缺氧直接造成线粒体电子传递链功能障碍，氧化还原反应发生异常，导致自由基堆积，产生 DNA 氧化损伤。 DNA 的损伤可以作为凋亡的诱导因素之一，损伤的 DNA 激活细胞内 Bcl-2 家族凋亡诱导因子，使线粒体膜上 Bcl-2 同源二聚体解聚，导致线粒体膜电位超常去极化，促使释放 Cyt C、AIF 和 smac/diablo 蛋白。 线粒体蛋白释放后，分别以不同的作用方式发挥其促凋亡的作用。

当 Cyt C 释放后，以 2∶1 的形式与 Apaf 蛋白形成复合体，继而形成 Cyt C-Apaf-caspase-9 凋亡复合体，形成活化的 caspase-9，后者激活 caspase-3；当活化的 smac/dialo 蛋白从线粒体释放后，其 N 端与凋亡抑制蛋白 AIP 结合，取消 AIP 对 caspase-9 和 caspase-3 的抑制效应，促进细胞的凋亡；AIF 和核苷酸内切酶 G 是线粒体释放的 caspases 非依赖凋亡诱导相关蛋白。 总结如图 13-4。

（五）丝裂原活化蛋白激酶

MAPK 是细胞内信号转导通路，能被多种信号刺激而激活，如 ROS、生长因子、细胞因子等因子均可激活 MAPK。 MAPK 包括 JNK/SAPK、p38、ERK 3 条途径。 它们的级联反应类似，都是 MAPKKK→MAPKK→MAPK 级联反应，激活后都能激活转录因子，诱导蛋白的合成。 ERK 具有抑制 p75 诱导的离体培养神经细胞的凋亡。 相反，p38 和

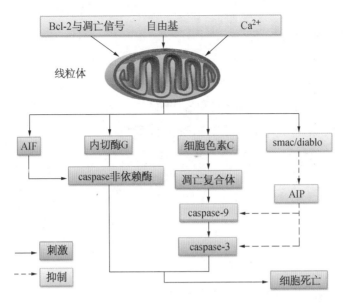

图 13-4　线粒体释放蛋白参与凋亡调节示意图

注：线粒体释放 Cyt C 和 Smac/diablo 通过激活 caspases 依赖途径引起细胞凋亡，而线粒体释放 AIF 和内切酶 G 是通过非 caspases 途径引起细胞凋亡

JNK 活性增加均引起细胞凋亡。 JNK 通过增加 Bim 磷酸化，抑制 Bcl-2 稳定线粒体膜电位的作用，通过 caspase 激活依赖途径，参与细胞凋亡反应。

在缺血损伤脑内，ERK1/ERK2 磷酸化增加，磷酸化 ERK 被转运到细胞核，促进细胞核内某些参与细胞死亡调节的基因表达。 采用 ERK 抑制剂（PD098059 或 U0126）能降低脑缺血缺氧引起的 ERK1/ERK2 磷酸化水平，同时减少细胞死亡。 这提示脑内 ERK1/ERK2 磷酸化参与了缺血性神经元的死亡过程。 在全脑缺血损伤脑内，JNK 也被激活，若在缺血 15 分钟后给予 JNK 选择性抑制剂可以缩小脑梗死灶，促进认知功能恢复。 同样，还观察到缺血脑内 p38 也被激活，用 p38 抑制剂能降低缺血脑内 TNF-α 和 IL-1β 生成量，缩小脑梗死灶和减轻神经功能障碍，并减少 NOS、COX2、IL-8 等炎症因子的生成。

除以上三大家族蛋白外，参与细胞凋亡调节的因子还包括抑癌基因 p53、线粒体释放 AIF、神经元凋亡抑制蛋白（NAIP）、NF-κB、细胞周期蛋白（cyclin）、组蛋白酶 A 和组蛋白酶 B（cathepsin A，cathepsin B）、钙蛋白酶（calpains）等。

五、免疫炎症

参与缺血损伤脑内免疫炎症反应的细胞因子主要包括白细胞介素（interleukins，IL）和肿瘤坏死因子（tumor necrosis factor，TNF）等。 这些因子来源于脑内不同神经细胞的分泌，也有来源于外周浸润脑内的炎症细胞。 近年来的研究还提示，参与炎症反应的 Toll 样受体（Toll-like receptor，TLR）也参与缺血损伤脑内的炎症反应，它们分别参与损伤脑的病理生理过程中的炎症反应、细胞增殖反应、凋亡和抗凋亡作用。尤其是不同的细胞因子对损伤脑细胞的存亡具有完全相反的作用。因此，了解这些细胞因子在缺血损伤脑内的不同作用，有助于我们正真理解和发现脑保护的有效途径。

（一）免疫炎症因子参与缺血性脑损伤病理

白细胞介素的种类很多，参与缺血性脑损伤的炎症反应的主要有 IL-1、IL-6、IL-10 和 IL-1ra 等。IL-1 前体蛋白无活性，在 IL-1 转换酶（IL-1 converting enzymes，ICE）或 caspase-1 的酶解下，形成有活性的 IL-1α 和 IL-1β。IL-1 作用于 I 型 IL-1 受体（IL-1R1）产生炎症反应。IL-1ra 是 IL-1R1 的内源性拮抗剂。IL-1ra 本身无内在受体生物活性，当它与 IL-1R1 结合后，能阻断 IL-1α 和 IL-1β 对 IL-1R1 的激动效应，从而发挥其受体拮抗效应。

TNF 又分为 TNF-α 和 TNF-β 两种，两种 TNF 分别作用于 TNFR（p55）和 TNFR（p75）两种受体。从功能上讲，p55 受体主要参与细胞损伤、前列腺素释放和基因表达，而 p75 受体主要参与某些细胞的增殖反应过程。

IL-1β 和 TNF-α 参与缺血损伤脑内的炎症反应。在全脑缺血动物脑内观察到，数分钟内海马脑区 IL-1β 含量升高，14 天达高峰，28 天时继续维持高水平。同时，TNF-α 也增加。短暂性缺血在灌注后数分钟内，缺血损伤脑区的 IL-1β 含量升高，数小时达高峰。IL-1β 含量升高的水平还与脑损伤程度相关。

IL-1β 和 TNF-α 促进损伤脑内神经元凋亡反应，导致神经元死亡。侧脑室注射 IL-1β 扩大脑梗死灶，而注射 IL-1ra 则缩小脑梗死灶。此外，应用 TNF-α 可加剧缺血性神经元损伤。相反，用 TNF 抗体或 TNF 结合蛋白拮抗 TNF-α 的作用，则减轻损伤和细胞死亡。此外，IL-1β 和 TNF-α 分别诱导星形神经胶质细胞、小胶质细胞和血管内皮细胞的分化和增殖，并促进炎症细胞吸附到脑血管上。两者合用其作用加强。功能研究还表明，IL-10 具有抗炎效应，能拮抗缺血损伤神经元的炎症反应，起保护效应。

由此可见，在脑缺血损伤病理过程中，IL-1β 和 TNF-α 参与缺血损伤脑细胞损伤和修复的反应。这种反应包括脑内神经和非神经细胞。已经了解到，脑内的炎症因子分别来自外周体液和中枢的神经细胞。

（二）参与缺血性脑损伤的免疫炎症反应细胞

在脑内，神经血管单元的正常结构和功能对维持脑功能起重要作用。神经血管单元的构成主要包括神经元、神经胶质细胞、血管内皮细胞和和周边基质细胞等。神经血管单元的完整性直接影响血脑屏障（BBB）的作用。脑内 BBB 的存在，使循环中的体液成分不能随意进入脑内；同样，也使脑内神经细胞产生的活性物质不能随意进入体循环。由此保证了脑内的内环境稳定，行使正常的脑功能。然而，当脑缺血发生后，神经血管单元的结构遭到破坏，打破了脑内的这种平衡，使得细胞及其成分发生变化，引起脑内的免疫炎症反应。图 13-5 简要总结了参与缺血性脑损伤炎症反应的中枢和外周不同细胞及其释放因子。

缺血损伤脑内 BBB 破坏致外周炎症细胞浸润损伤脑区。 当脑内血流受阻时，分布在血管壁内膜上的血小板和补体系统迅速激活，快速启动炎症反应。 内皮细胞表达黏附因子 P-选择素（P-selectin）和细胞内黏附分子-1（intrecellular adhesion molecular-1，ICAM-1）等。 这些分子促使多核炎性白细胞（polymorphonuclear leuknoctyes，PMN）募集反应，减弱 NO 的扩血管反应，加剧脑微血管的阻塞，从而使 BBB 结构和功能受损，血液中炎性白细胞进入损伤脑区，释放 ILs 和 TNFs，参与局部炎症反应。

星形胶质细胞是 BBB 的重要组成部分。 脑缺血诱导神经元氧化应激损伤，释放 IL-1β 和 TNF-α，引起胶质细胞活化反应，促使星形胶质细胞释放炎性因子、ROS、NO 以及多种蛋白酶，包括基质金属蛋白酶（matrix metalloprotases，MMP），使分布在毛细血管周围的星形胶质细胞的终板水肿，导致 BBB 的结构受损和功能丧失，促成外周炎症细胞进入脑内，加剧脑内的免疫炎症反应。

值得一提的是，在脑缺血损伤病理过程中，星形胶质细胞充当双重角色。 除了前面所述的炎症反应外，星形胶质细胞活化对清除突触间隙的谷氨酸、合成和释放多种神经生长因子及在促进脑的形态和功能的修复中也起重要作用。

脑内的小胶质细胞是 CNS 的免疫细胞，又称脑内巨噬细胞。 当脑缺血损伤时，神经元和胶质细胞释放 ATP，通过激活 P2X7 受体，快速激活小胶质细胞，促进致炎反应。 脑缺血损伤时，神经元氧化应激反应形成的 ROS，以及释放的炎性因子（IL-1β 和 TNF-α）进一步激活小胶质细胞和加速炎症反应。 在人和动物研究中均观察到，脑缺血后数小时内，脑内就出现活化的小胶质细胞，并维持数周。 在缺血发生后，活化的小胶质细胞发生特有的形态学变化，开始小胶质细胞的突起回缩，胞体增大，最终形成类似巨噬细胞的形态。

目前了解到，脑内被缺血损伤诱导活化的小胶质细胞可以分化为对炎症反应功能相反的两类细胞。 一类是具有致炎作用的类 M1 巨噬细胞样细胞，可以被干扰素-γ（interferon-γ）激活，受 TLR 的调节。 这类细胞释放 IL-1β、IL-6、TNF-α、ROS、NO、MMP，这些因子又促进从外周进入脑内的 CD4$^+$/Th1 细胞的炎性反应。 另一类具有抗炎作用的类 M2 巨噬细胞样细胞，主要分泌抗炎因子，如 TGF-β、IL-10 和 IGF-1 等，从而促进 CD8$^+$/Th1 细胞的抗炎作用。 有研究表明，缺血早期的小胶质细胞活化可能以 M2 细胞的"有益"作用为主，但是在病理反应的较晚期，则以 M1 细胞的致炎作用为主（图 13-5）。

（三）缺血损伤脑内 IL-1β 和 TNF-α 介导的免疫炎症反应的机制

IL-1β 和 TNF-α 发挥作用通过兴奋细胞膜上的受体以及激活胞内的信号转导通路实现的。 如前所述，IL-1β 和 TNF-α 可激活 caspase 介导细胞凋亡通路。 已知，IL-1β 和 TNF-α 与相应的受体结合后，激活胞内多条信号转导通路，通过对细胞核内基因转录调控发挥其作用。 IL-1β 和 TNF-α 激活细胞膜上的受体，使细胞膜内 AC 和 PLC 活性升高，促进 cAMP 与 DAG 的合成，分别激活 PKA 与 PKC。 同时，DAG 被脂酶水解形成

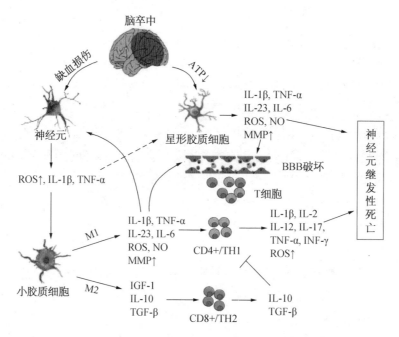

图 13-5　参与缺血性脑损伤的中枢和外周的炎症反应细胞和因子

AA，启动前列素 E2 介导的炎症反应。　IL-1β 和 TNF-α 还通过激活细胞膜上特异的神经鞘磷脂酶（SMase）生成神经酰胺（ceramide）。　神经酰胺激活 NF-κB 向细胞核内转移。同时又通过神经酰胺-激活蛋白（ceramide-activated protein，CAP）激活 MAPK 通路，促进 NF-κB 作用。　IL-1β 和 TNF-α 促进 NF-κB 核转录作用受到 AP-1 和 CREB 的调节。　近年来的研究证明，炎症反应细胞上的 TLR 受体参与缺血性脑损伤的病理反应。　TLR 受体兴奋也是通过激活 NF-κB 信号通路、促进炎症因子的合成表达而实现的。　可见，NF-κB 可以被多种因子所调节，包括 IL-1β、TNF-α、TLR、caspase-3、ROS 和 MAPK/JAK/P38 的激活。　因此，有必要深入了解 NF-κB 的激活方式。

　　NF-κB 由多个亚基组成，脑内主要为 P65 和 P50，以二聚体形式存在。　位于细胞质内 NF-κB 与非磷酸化 IκBα 结合形成 NF-κB/IκBα 复合体，呈静息态。　当 IκBα 被 IKK 磷酸化后，细胞质内 NF-κB/IκBα 复合体被解聚，游离的 NF-κB 呈活化状态，从细胞质向细胞核转移，促进 NF-κB 依赖的基因表达，例如 Mn-SOD 和多种细胞因子。

　　泛素化机制参与 IL-1β 和 TNF-α 激活 NF-κB（图 13-6）。　当 IL-1β 和 TNF-α 作用于细胞膜上 TNF 受体后，使该受体的分子 TRAF6 形成 TRAF-lys63 泛素化链接，激活 IKK，使 IκBα 磷酸化，后者又依次经泛素化酶 E3 复合体和 26S 蛋白体酶的水解，使磷酸化的 IκBα 水解成为小肽，而游离的有活性 NF-κB 入细胞核，与 NF-κB 依赖的启动子结合，促进相关基因的表达。　尤其是 NF-κB 促进 IL 和 TNF 的合成，可加剧细胞因子在脑内的炎性反应。

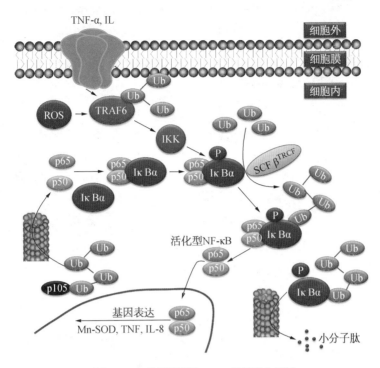

图 13-6 细胞因子激活 NF-κB 的泛素化机制

第二节 神经细胞的内源性保护反应

脑缺血后引起脑内谷氨酸生物转换功能加强，细胞内 Ca^{2+} 超载，自由基大量生成，造成 DNA 损伤，最终导致缺血神经元的死亡。当机体受到各种有害侵袭时，往往会有一些内源性保护反应，以实现机体的自身保护，这些机制主要包括内源性保护因子的分泌和内源性修复两个方面。

一、内源性保护因子

当大脑受到各种损伤时，脑内除激活诱导细胞死亡的因子外，同时激活脑内的保护机制。这些保护因子主要包括促神经生长相关因子（BDNF、FGF、VEGF、NGF、EPO、IGF 等），抗氧化防御系统中的超氧化物歧化酶 SOD 和谷胱甘肽过氧化物酶 GSH-PX，神经递质 GABA 和腺苷，内源性抗炎因子拮抗剂 IL-1ra、IL-10、IFN-β、HSP、雌激素、谷氨酸受体亚型 GluR2、谷氨酸载体、抑制凋亡因子（Bcl-2 和 AIP）等。当它们的功能加强时，提高脑对各种伤害性刺激的耐受性，产生神经细胞保护效应。

人们注意到，两位脑卒中程度相似的患者，其中一位曾经患过轻度脑卒中，而另一位为首次发病。然而，再次发作者对脑缺血缺氧的耐受力往往比首次发作者要高。以后，在动物实验证明，预先给予轻度脑缺血缺氧能诱导脑内多种细胞保护因子表达，并减少缺血缺氧引起脑损伤和神经细胞死亡。 预缺血缺氧动物模型为开展对脑内内源性保护机制研究提供了有用的分析工具，也推进人们对脑自身保护的认识。

（一）预缺氧激活内源性脑保护

机体受到不利刺激或小剂量毒物的侵袭时会产生一系列的应激反应，启动相应的器官或细胞的内源性保护机制，使机体能达到最大限度地适应或抵御外来的伤害。 当机体再次受到类似的损伤性刺激时，会有足够的能力抵御再次侵袭，这一现象被称为"耐受"（tolerance）或"预条件"（preconditioning）。 同样的现象也发生在缺血损伤性脑的病理生理变化过程中。 当大脑受到低氧或缺血时，脑内产生神经保护性反应，从而保证大脑在再次受到同样伤害时可以减轻或免遭神经元的死亡。 大脑的这些反应过程被称为"缺血性耐受"（ischemic tolerance，IT）或"缺血性预条件"（ischemic preconditioning，IP）。IT/IP 的形成与激活脑内的内源性保护机制有关。 初步了解到以下 3 个方面参与了 IT/IP 的形成：①提高神经细胞的抗兴奋性神经毒的作用，这些反应主要发生在脑缺血缺氧发生的早期数十分钟内。 参与这一时期的脑保护反应因子有 GABA、腺苷释放这些因子的增多及 K_{ATP} 通道激活，从功能上减弱由谷氨酸过量释放、细胞内钙超载和氧自由基生成增加所带来的神经元毒性作用。 ②提高神经细胞的抗炎症和抗凋亡反应。 该反应主要发生在缺血损伤的数小时之内，参与这一过程的因子包括 IL-10、Bcl-2、EPO、VEGF 等。 这些因子大量表达，拮抗由 IL-1、COX-2、MMP 及 caspases 介导的神经元炎症和凋亡反应。③提高脑的自身修复和再生能力。 该过程发生在缺血损伤后的数天乃至数周内。 此时脑内促神经生长因子的生成大量增加，各类神经细胞出现增殖反应，包括神经胶质细胞的大量活化和增殖，神经前体细胞的分化形成新的神经元，并促进新生神经元的进一步成熟，以修复缺血损伤的脑区（图 13-7）。

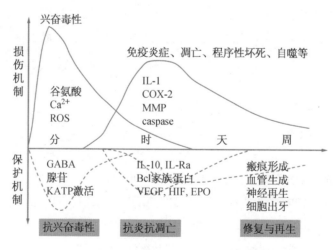

图 13-7 缺氧的脑损伤及保护机制示意图

（二）星形胶质细胞增殖促进脑保护

脑内星形胶质细胞也参与脑损伤的病理生理过程，包括急性缺血性脑卒中和脑创伤。　在急性缺血性损伤脑内星形胶质细胞大量活化，表现为细胞体及其突起水肿，细胞大量分化和增殖。　在缺血性损伤的不同时期，星形胶质细胞的活化对损伤神经的作用及其机制也不相同。　在早期，活化的神经胶质细胞对损伤神经元起有益作用，而持续神经胶质细胞的增殖则对损伤脑修复作用的利弊报道不一。　近年来，关于损伤脑内星形胶质细胞增殖的功能受到重视，研究表明星形胶质细胞增殖参与损伤脑的修复，从多个环节发挥神经细胞保护效应。

1. 星形胶质细胞参与抗氧化的防御反应及脑内能量代谢过程　在缺血性损伤脑内 ROS 生成与抗氧化能力之间的平衡失调，诱导脑内的氧化应激反应。　星形胶质细胞含大量的抗氧化酶系，具有强大的抗氧化功能。　如果星形胶质细胞和神经元共培养具有减弱 H_2O_2 诱导神经元死亡的效应，表明星形胶质细胞在抵御氧化应激介导的神经元死亡中起抵御作用。

星形胶质细胞调节脑内的能量代谢和储备。　星形胶质细胞通过葡萄糖转运蛋白体-1 摄取葡萄糖，并将摄入的葡萄糖转化形成糖原储存起来。　当递质激活神经细胞时，神经胶质细胞内储存的糖原便作为神经元主要能量供给来源。　在缺血缺氧脑内，增殖活化的星形胶质细胞可能是对大脑能量供给不足的一种代偿反应。

2. 星形胶质细胞释放多种神经营养因子　星形胶质细胞可以释放多种促神经元存活因子，如 NGF、BDNF、GDNF、FGF-2、IL-6、TGF-B、EPO、化学趋化因子、活化依赖的神经保护蛋白（activate-dependent neuroprotective protein）和纤溶酶原活化抑制因子（plasminogen activator inhibitor-1，PAI-1）。　脑内单独表达或直接注射 EPO、FGF-2、BDNF、PAI-1 或 NGF，促进星形胶质细胞的生长，减少缺血缺氧诱导的神经细胞死亡，缩小脑梗死，促进脑功能的恢复。　在星形胶质细胞培养实验模型研究中发现，NGF 从星形胶质细胞释放，又作用于星形胶质细胞膜上 NGF 受体 TrkA，引起 TrkA 受体蛋白磷酸化，激活星形胶质细胞内 MAPK/ERK 通路，抑制 caspase-3 介导的细胞凋亡作用。

3. 星形胶质细胞参与缺血损伤脑内神经网络活动的平衡调节　谷氨酸递质在突触间隙中的清除依赖于谷氨酸转运体的再摄取。　在已经被克隆的 5 种谷氨酸转运体中，GLT1 和 GLAST1 主要分布于星形胶质细胞上。　在缺血性损伤脑内，谷氨酸转运体大量表达，采用谷氨酸摄取抑制剂可加剧缺血性神经细胞死亡，表明缺血性损伤脑内重摄取谷氨酸的能力相对增强，这对限制谷氨酸神经毒性的发展起重要作用。　谷氨酸进入细胞间隙具有神经递质传递活性或神经毒性，而谷氨酰胺则无此作用。　当谷氨酸被星形胶质细胞再摄取后，在谷氨酰胺合成酶的作用下生成谷氨酰胺。　谷氨酰胺又被释放并安全地转运到神经元，经脱氨形成谷氨酸神经递质。　由此可见，星形胶质细胞的这种特殊分布和特有功能，对维持谷氨酸能递质的信息传递和去除谷氨酸的神经毒起关键作用。

星形神经胶质细胞与神经元之间具有缝隙连接通道蛋白，这类通道蛋白统称为缝隙连接素。　缝隙连接素-43（connexin43，Cx43）在成年脑内的星形神经胶质细胞内大量表达。在杂合子 Cx43 转基因小鼠，缺血性脑梗死明显大于野生型转基因动物。　缝隙连接素发挥着细胞保护和神经营养作用。

4. 缺血损伤脑内星形胶质细胞的凋亡与抗凋亡 缺血损伤脑内有神经细胞凋亡的事实已不容置疑。 已知，缺血缺氧也可诱导星形神经胶质细胞凋亡，主要机制包括：①细胞质内 Ca^{2+} 浓度升高诱导星形胶质细胞凋亡。 研究发现缺氧使胶质细胞膜上 Na^+-Ca^{2+} 交换泵的逆向转运功能加强，导致 Ca^{2+} 大量内流，游离 Ca^{2+} 刺激细胞内 ROS 形成和激活 NF-κB 向细胞核内转移，促使星形胶质细胞发生凋亡。 ②线粒体功能异常激活 caspase 依赖的凋亡信号通路。 与神经元发生凋亡相似，缺血的星形胶质细胞内生成大量 ROS，后者同样攻击线粒体，改变通透转运孔复合体的功能，诱导线粒体膜电位去极化，导致 Cyt C 释放，从而激活 caspases 依赖的细胞凋亡信号通路。 ③钙依赖的非溶酶体硫醇蛋白水解酶系（calcium-dependent non-lysosomal neutral thiol proteases）和木瓜蛋白样溶酶体半胱氨酸蛋白水解酶系（papainplike Lysosomal cysteine proteases）激活参与星形胶质细胞的凋亡。 钙蛋白酶和组蛋白酶分别是这两类酶的代表。 钙蛋白酶抑制剂减少损伤诱导的星形胶质细胞内 ROS 生成量及细胞凋亡。 组蛋白酶 D 抑制剂抑肽素 A（pepstatin A）降低 H_2O_2 诱导胞内 caspase-3 活性增加作用，减少细胞的凋亡。 由此提示，组蛋白酶 D 可能作为 caspase-3 激活的上游调质，促使星形胶质细胞的凋亡。

星形胶质细胞内具有自身的抗凋亡机制（图 13-8）。 如前所述，NGF 的合成和释放通过激活 MAPK 通路来抑制 caspase-3 依赖的凋亡信号分子的作用。 人工合成 MAPK 通路激活剂 T588 或促 NGF 释放剂 CV-2619，可以预防星形胶质细胞免遭凋亡。 提高 cGMP/PKG 通路的活性具有抑制线粒体膜孔 PTP 开放，抑制 Cyt C 的释放，阻断 Cyt C 介导的 caspases 凋亡通路启动作用。

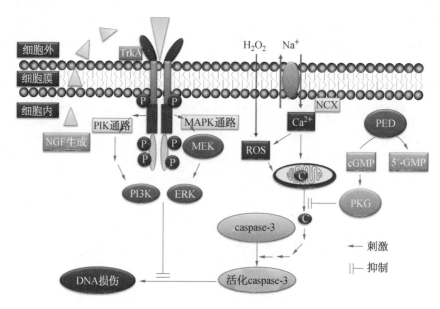

图 13-8 星形胶质细胞对缺氧损伤的保护机制

二、 内源性修复机制

（一） 缺血性损伤脑内氧化损伤 DNA 的修复

脑内 DNA 修复的机制并不十分清楚。 初步了解到，真核细胞的 DNA 修复包括光修复（light repairing）、切除修复（excision repairing）和重组修复（recombination repairing）等。 脑内 DNA 的修复主要为切除修复。 切除修复分为碱基切除修复（base excision repairing，BER）和核苷酸剪切修复（neuclei excision repairing，NER）。 BER 和 NER 切除修复参与的酶不同，但是它们的反应过程均包括以下 3 个主要步骤：即去除损伤部位的DNA，填补切除部位的空缺区和连接修补的 DNA。 已经发现脑内有多种 DNA 修复酶，包括着色性干皮病（xeroderma pigmentosis，XP）相关基因家族蛋白、DNA 糖苷酶（DNA glycosidase）、DNA 聚合酶和 PCNA 等。

在脑卒中后，ROS 形成量增加引起 DNA 氧化损伤。 研究表明，缺血再灌注 $20 \sim 30$分钟时，缺血损伤中心脑区 DNA 氧化损伤增加 5 倍以上，而 DNA 修复活性仅增加 3 倍左右，再灌 3 小时后约 85% 的 DNA 氧化损伤被消除，即 DNA 的氧化损伤形成量超过了对损伤 DNA 的修复能力，导致脑内损伤 DNA 大量堆积，成为脑缺血性神经元死亡的原因之一。 然而，值得重视的是，缺血性损伤脑内有 DNA 修复功能的加强。 在缺血损伤脑的中心区，出现 DNA 损伤伴有 DNA 修复酶含量和活性下降，该区的神经细胞往往发生死亡。在缺血周边区，或者轻度缺血损伤脑区内大部分神经细胞通常存活下来，而该区在出现DNA 氧化损伤（如 8-oxodG、8-ohdG、AP 位点或 DNA 单链损伤等）的同时，脑内 DNA切除修复活性也增高，如 BER 剪切酶 APE、XRCC1、OGG1 和 DNA-pol ε 的酶活性增加，以及 NER 剪切酶 ERCC1 和 ERCC6 的表达增加。 如果采用抑制剂或基因敲除来降低DNA 糖苷酶的功能，则加剧脑缺血引起的神经元死亡。 由此提示脑内 DNA 修复系统的功能变化参与脑缺血损伤病理的发生发展过程。

目前，我们对脑内 DNA 的修复了解是粗浅的，还有待深入研究。

（二） 神经元的再生修复

近半个世纪来的研究表明，成年哺乳动物脑内的某些区域内，终身保留具有分化潜能的神经前体细胞（progenitor）或内源性神经干细胞。 这些脑区主要包括侧脑室壁附近的室管膜下区（subventricular zone，SVZ）和海马齿状回的颗粒细胞层（subgranular zone，SGZ），这些部位是成年脑内神经元再生的前体细胞发源地。 在生理情况下，SVZ 和 SGZ脑区内的神经前体细胞不断增殖、分化、迁移、发育成为新的神经元。 SVZ 区来源的新生神经元向嗅求迁移，在迁移的过程中它们不断成熟又不断地死亡。

在脑缺血的情况下,成年动物脑内出现新生神经元。 SVZ 和 SGZ 的神经前体细胞能向缺血损伤脑区迁移，并在迁移中发育成为成熟的神经元。 在纹状体内新生成熟神经元能表达乙酰胆碱合成酶和 GABA 合成酶。 这些新生神经元能发放动作电位和产生自发性突触后电位，该电位可被受体拮抗剂所阻断。 这提示新生神经元能发放神经冲动，并接受突触前发放的神经信号，形成具有神经突触联系功能的局部神经元。 此外，这些新生神经元形成长投射，能与远端核团间形成神经环路。 但是，必须指出的是，成年脑内神经元再生的数量很有限，而且，新生的神经元在脑内存活的时间很短，其中绝大部分新生后很快死亡。 于是，人们开始寻找促进神经元再生和延长新生细胞寿命的调节因子。 在这些研究中已经发现 VEGF、FGF、BDNF 等生长因子具有促进缺血损伤脑内神经元再生、缩小缺血性脑梗死灶和促进神经功能恢复。 另外，Bcl-2 具有抑制新生神经元凋亡，延长新生神经元的寿命，从而提高缺血性损伤脑的修复作用。 近来的研究还发现，缺血性损伤脑内存在神经血管单元（neuron-vascular units）的重构，包括血管增生和血流重建，新生神经元的神经网络重构，以及神经胶质细胞的增殖和转分化，形成新的功能性神经元。 神经元-神经胶质细胞-血管的网路重构过程中，这 3 种不同细胞间存在相互作用，促进损伤脑的形态和功能的修复。

第三节　外源性神经保护药物的研究与展望

如前所述，神经细胞一旦受到伤害性刺激时，细胞内损伤和保护机制同时被激活。 当损伤因子的激活状态大于保护因子时，细胞向损伤或死亡方向发展；反之，细胞免遭进一步的损伤，得以健康地存活下来。 可以设想，任何抑制细胞进一步损伤的手段或有效提高内源性保护能力均能达到一定程度的脑保护效应。 降低损伤因子活性的手段主要包括：①降低谷氨酸神经递质传递的兴奋性；②抑制凋亡诱导通路的活性；③降低脑内氧化损伤；④抑制脑内免疫炎症反应。 提高脑保护能力的途径主要有：①提高细胞抗氧化作用和氧化损伤修复能力；②提高抗凋亡因子的含量和抗凋亡的作用；③提高抑制性神经递质的功能；④提高脑内神经元再生能力；⑤提高脑内神经营养因子的含量等。

从理论上讲，采取以上任何手段之一均能产生细胞保护效应。 然而，在过去的研究中所有药物对实验动物有效，但是没有一个具有临床治疗效果。 针对这样的结果不得不使我们来重新分析和思考。 在缺血性损伤脑内引起神经细胞死亡的原因是复杂的，并非是由单一因素所致，而是一个多因素介导的过程。 采用单一因素干扰往往很难奏效。 因此，采用联合用药的方针，有可能通过同时干扰多条途径的方法达到有效的脑保护的目的。

（孙凤艳）

第十四章 基底神经节疾病的分子机制

第一节 基底神经节

基底神经节（basal ganglia）是一组位于大脑深部的神经核团，与大脑皮质、丘脑和脑干有着密切的联系。 基底神经节主要参与运动、认知与情感以及学习与记忆等功能的调节。 基底神经节结构和功能障碍会影响运动以及相关功能。 本章将主要介绍基底神经节的运动调节功能失调相关疾病，重点介绍帕金森病（Parkinson's disease，PD）与亨廷顿病（Huntington disease，HD）。

一、基底神经节的结构组成

基底神经节包括纹状体（striatum）、黑质（substantia nigra，SN）、丘脑底核（subthalamic nucleus，STN）和杏仁核（amygdaloid nucleus），其中纹状体中间有内囊分割形成尾核（caudate nucleus）和豆状核，后者由壳核（putamen nucleus）和苍白球（globus pallidus）组成。 苍白球被内侧髓板和外侧髓板分隔成为内侧苍白球（internal globus pallidus）和外侧苍白球（external globus pallidus）。 基底神经节的解剖比邻关系见图14-1。

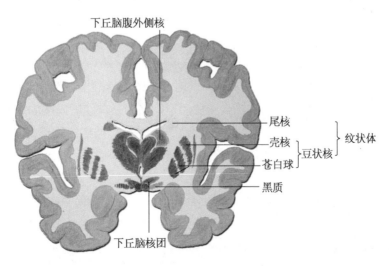

图14-1 基底神经节的解剖比邻关系

基底神经节接受来自大脑皮质有关运动区的传入冲动。 基底神经节的传出冲动通过丘脑返回皮质的特定区域，这样构成了皮质-基底节-丘脑-皮质反馈神经环路。 基底神经节通过这些神经环路调节锥体外系的运动功能。 基底神经节环路的调节通路包括直接通路、间接通路和黑质-纹状体多巴胺通路（图14-2A）。

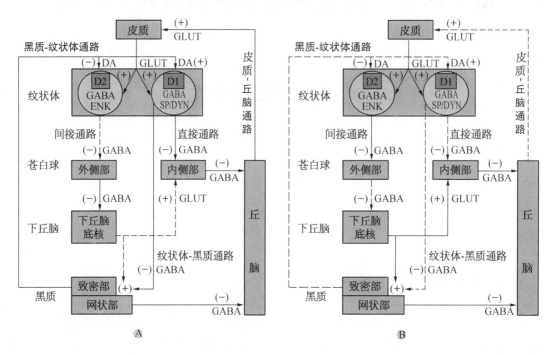

图14-2 基底神经节-皮质调节运动神经环路示意图(A)和帕金森病黑质 DA 能神经对纹状体调节功能异常示意图(B)

注：图中实线为兴奋作用，虚线为抑制效应

（一）直接通路

大脑皮质的谷氨酸能神经投射到纹状体的壳核，兴奋壳核内 GABA 神经元释放抑制性神经递质 GABA，后者发出纤维到内侧苍白球支配下一级 GABA 能神经元，使位于内侧苍白球的 GABA 能神经元释放被抑制，从而减弱对丘脑的谷氨酸能神经元的抑制作用，使谷氨酸能神经的兴奋性增加，导致丘脑到大脑皮质运动区的兴奋性输入增加。 因此，该通路兴奋性提高对运动起兴奋作用。 此外，纹状体的 GABA 能神经纤维部分还投射到黑质，在黑质换元后又通过 GABA 能投射到丘脑。 该通路兴奋性同样对运动起兴奋作用。

（二）间接通路

当皮质的谷氨酸能神经元兴奋后，同样兴奋壳核内 GABA 神经元释放 GABA，后者发出纤维到外侧苍白球支配下一级 GABA 能神经元，使位于外侧苍白球内的 GABA 能神经元释放被抑制，这些作用与直接通路的相似。 所不同的是，当外侧苍白球的 GABA 能功能被抑制后，丘脑底核的谷氨酸能神经投射到内侧苍白球的兴奋性提高，导致内侧苍白球的 GABA 神经元释放增强。 由于 GABA 活性提高，对下一级神经元的抑制效应增加，导致丘脑的谷氨酸能神经元的兴奋性输出减少，从而对运动皮质的兴奋减低，引起运动抑制效应。

在正常的情况下，直接通路和间接通路平行进入丘脑的腹外侧核，再至大脑皮质，大脑皮质运动区将整合后的信号指令传达到脑干和脊髓，产生适当的运动活动。 因此，当间接通路兴奋时，对大脑皮质运动功能的兴奋性是减弱的。

（三）黑质-纹状体多巴胺通路

黑质-纹状体多巴胺通路是基底神经节环路中的一个旁路。 在该通路中，黑质 DA 能神经元发出投射纤维到纹状体，其末梢释放 DA 递质。 DA 与直接通路 D1 受体和间接通路 D2 受体结合，分别引起增强直接通路和减弱间接通路的效应，最终结果都是易化运动效应。 机体通过这种巧妙的调节作用，平衡运动功能。 这种平衡一旦被破坏，会导致运动功能失常。帕金森症病人是由黑质 DA 能神经元数量减少所导致运动功能失衡的脑疾病。 黑质发出的 DA 能神经纤维部分直接投射到外侧苍白球和丘脑底核，综合控制运动功能。

二、基底神经节的功能及调节神经递质

（一）直接通路

参与直接通路基底神经节运动功能调节的神经递质有 DA、谷氨酸、GABA、P 物质（SP）和强啡肽（DYN），黑质 DA 能神经的末梢释放 DA，通过 D1 受体兴奋纹状体 GABA 能神经，对直接通路起正性调节效应。 研究表明，DYN 具有抑制来自丘脑底核谷氨酸能对内侧苍白球 GABA 神经元兴奋性输入，从而阻断了苍白球对运动皮质的抑制作用，起到加强运动的功效。

（二）间接通路

参与间接通路调节的神经递质有谷氨酸、GABA、脑啡肽（enkephalin，ENK）、神经降压肽（neurotensin，NT）、腺苷（adenosine）和乙酰胆碱（ACh）。 黑质 DA 能神经末梢释放 DA，通过 D2 受体抑制纹状体 GABA 能神经，对间接通路起负性调节效应。 因此，当间接通路受到 D2 受体的负性调节时，对运动皮质是兴奋。 在间接通路中，ACh 对 GABA 神经元具有紧张性兴奋作用，对运动起抑制效应，而 D2 受体激动剂抑制纹状体释放 ACh。 另外，D2 受体兴奋时，胆碱能神经元的放电受抑制。

腺苷通过 A2 受体，在不同环节加强间接通路的抑制效应：①抑制 D2 受体的作用；②增加 ACh 对 M1 受体的紧张性兴奋作用，从而加强 GABA 的抑制效应；③直接抑制下一级 GABA 神经元的释放（图 14-3）。

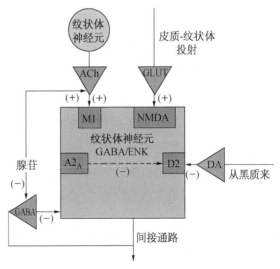

图 14-3　神经递质对间接通路 GABA 能神经元的调节作用示意图

第二节　帕金森病

　　帕金森病（PD）是一种进展缓慢，原
发于黑质-纹状体通路 DA 神经变性性疾病。 早在 1817 年，James Parkinson 首次描述患者
的临床症状为静止震颤（resting tremor）、肌肉僵硬（rigidity）、运动迟缓
（bradykinesia）和姿势反射受损，并命名为帕金森病。 现在了解到，PD 的病理特征为黑
质致密带 DA 神经元大量退化和丢失，某些残留的 DA 神经元胞质内含 lewy 小体的嗜酸性
包涵体。 PD 与 HD 均有基底神经节介导的运动异常性疾病。 但是，两者有一个明显的差
别。 在早期治疗中，PD 对左旋多巴治疗有一定的疗效，而 HD 则无效。

一、PD 的神经生化病理学变化特征

　　脑内黑质 DA 神经元的丢失是 PD 发病的重要病理学基础。

　　PD 患者尸体解剖观察到，PD 脑的黑质区色素减退，伴 DA 神经元的数量减少。 正常
青年人黑质 DA 神经元约为 40 万，正常 80 岁老人约为 20 万，PD 患者则少于 10 万。 此
外，脑内儿茶酚胺能神经元分布的脑区神经元大量丢失。 采用脑功能影像学技术动态观察
到， PD 患者脑内黑质区 DA 细胞减少达 60％以上，同时，伴纹状体的 DA 神经活性下
降，而皮质和下丘脑的 DA 神经元数量变化不明显。

　　当黑质 DA 神经元退化后，黑质-纹状体通路的 DA 对壳核内 GABA 能神经元的调节效
应减弱，尤其是间接通路对 D2 受体的兴奋作用减弱，使得间接通路的兴奋性提高，增强了
间接通路抑制运动皮质兴奋性作用，从而表现运动功能减退的临床症状（图 14-2B）。

二、PD 发病的分子机制

　　黑质 DA 神经元的丢失是引起 PD 临床症状的主要病理机制。 引起脑内的 DA 神经元
选择性地发生退行性病理改变的原因很多，包括遗传、环境和细胞自身代谢等因素。

（一）DA 神经元退行性病变的氧化应激学说

　　目前认为，氧化应激损伤是黑质 DA 神经元死亡的主要原因，无论是正常人还是 PD
患者，黑质内的氧化应激损伤均较其他脑区增多。 引起 PD 脑内氧化应激损伤增多可能有
以下原因：①外源性毒物的侵入；②DA 氧化应激代谢；③神经黑色素的存在；④清除自由
基的能力不全。

　　1. DA 的氧化应激代谢　脑内的 DA 神经末梢释放神经递质 DA 后，大多数 DA 通过
多巴胺转运体重摄取代谢失活。 在代谢中，77％ DA 被星形神经胶质细胞内的 MAO-B 所
氧化，23％DA 被神经元内 MAO-A 氧化代谢。 在有氧条件下，MAO-A 催化 DA 代谢为
DOPAC，同时也生成过氧化氢（H_2O_2），DOPAC 经 COMP 代谢生成 HVA（图 14-4）。

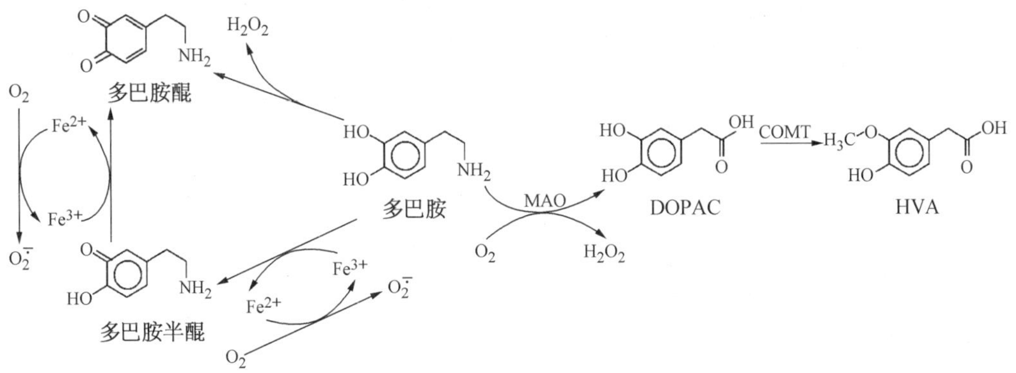

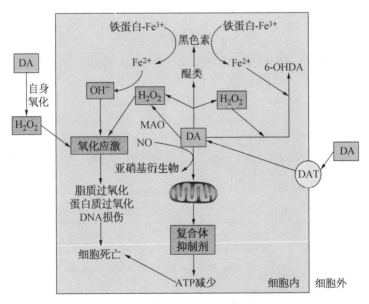

图14-4　多巴胺在神经元中的酶代谢及其代谢产物

（引自：金国章. 脑内多巴胺的生物医学. 1998）

在生理条件下，DA的酶促反应代谢较快。在氧化应激情况下，DA通过非酶促反应进行代谢。在活化铁离子参与下该反应加快，DA被氧化生成醌类衍化物（quinones），并形成黑色素（melanin）。在这条代谢通路中，产生超氧阴离子（O_2^-）和H_2O_2。此外，DA又被代谢形成6-羟基多巴胺（6-OHDA），后者作为单胺类神经元化学切割剂进一步损伤DA神经元（图14-5）。上述代谢过程中产生的H_2O_2通过Fenton反应，形成羟基（OH^-）和羟自由基（·OH）。在非酶促反应介导的DA代谢过程中所产生的自由基（O_2^-和·OH）进一步介导DA神经元的氧化损伤。

图14-5　DA神经毒的氧化应激机制

注：DA引起儿茶酚胺能细胞死亡主要通过：①细胞内和细胞外DA的自身氧化产生氧自由基；②MAO介导DA代谢产生的H_2O_2；③DA对线粒体呼吸链的直接抑制作用

2. 铁离子参与DA的氧化应激　脑内的铁离子主要分布在黑质、纹状体和苍白球，

PD 患者脑内铁离子含量升高。 铁离子可以通过以下途径促进氧化应激：①加速非酶促反应的 DA 自身氧化生成 H_2O_2 和 O_2^-；②促进 H_2O_2 和 O_2^- 形成·OH；③促使脂质过氧化物的分解；④铁离子与黑色素结合沉积于黑质，催化自由基产生。

（二）环境因素与 PD 发病

多种环境因素参与 PD 的发病，包括长期接触铜、锰、铁、铅或长期暴露于杀虫剂可增加 PD 发病。

另外，PD 发生与饮食和生活方式有关。 1915～1926 年，很多人感染了病毒性昏睡性脑炎(encephalitis lethargica)，幸存者中半数以上出现 PD 样症状， 用左旋多巴治疗可改善症状。 尸体病理检查表明黑质和纹状体的 DA 水平降低。

1982 年，加利福尼亚有一批吸食不纯海洛因的年轻人出现 PD 样症状。 以后发现 1-甲基-4-苯基-1，2，3，6-四氢吡啶（MPTP）是引起 PD 样症状的化合物。 这个偶然的发现促进了人们对 PD 病因学的认识，为 PD 发病的 DA 氧化应激学说和环境因素提供了实验依据，同时也为 PD 研究提供了实验模型。

（三）遗传易感性

导致 PD 发病的原因，除代谢致氧化损伤和环境因素外， 还包括遗传因素。 已发现多种与 PD 发病有关的家族性遗传基因。 表 14-1 中列举了一些致病基因及其可能的作用环节。 这些因子本身并不能引起 DA 神经元的丢失，往往是通过影响线粒体的功能、促进氧化应激损伤反应、抑制蛋白泛素化降解、造成蛋白异常聚积等环节，从而提高 DA 神经元丢失的易感性。

表 14-1　帕金森病的致病基因

基因命名（染色体部位）	基因产物命名	蛋白功能	疾病发作年龄（岁）
PARK1 (4q21-23)	α-SNCA	DA 传递和囊胞转运	20～25
PARK2 (6q25-27)	parkin	泛素 E3 连接酶	<20
PARK3 (2p13)			>60
PARK4 (4q21)	α-SNCA	DA 传递和囊胞转运	20～25
PARK5 (4p14)	UCHL-1	泛素 C 末端水解酶	20～25
PARK6 (1p35-36)	PINK1	线粒体激酶	<20
PARK7 (1p36)	DJ-1	氧化应激反应	>60
PARK8(12p11-q13)	LRRK2	蛋白激酶	20～25

1. α-神经突触核蛋白　神经突触核蛋白（synuclein，SNCA）基因是第一个被发现的 PD 致病基因。 SNCA 是分布于突触前末梢的一组蛋白，包括 α-、β-和 γ-SNCA。 它们参与 DA 神经传递和突触囊胞的转运。 其中，α-SNCA 与 PD 的发病有关。 PD 家系的研究发现，患者的染色体臂 4q21-23 携有 α-SNCA 突变位点，呈染色体显性遗传。 α-SNCA是 PD 患者脑内 Lewy 小体形成的聚积蛋白。

PD 病人的神经轴突末梢近突触囊泡处有大量 SNCA 免疫阳性反应细胞。 α-SNCA的 A53T 突变体可加剧细胞对氧化应激刺激的反应，诱导细胞死亡。 A30P 和 A53T 突变

α-SNCA 转基因动物出现 DA 神经元的丢失和类 PD 样运动异常。

研究发现 α-SNCA 突变体引起神经元退行性变的原因与脑内蛋白寡聚体的形成有关。α-SNCA 是 parkin（E3 连接酶）的底物，后者将泛素基团连接到底物蛋白上，有利蛋白质的降解代谢。而突变 α-SNCA 会影响 parkin 介导其泛素化降解。

2. Parkin 日本首先报道家族性少年型 PD 致病基因，命名为 parkin。携带 parkin 基因的 PD 患者发病年龄跨度大，但是年青人发病高达 60％以上。这类患者脑内 DA 神经元丢失，但是不存在 Lewy 小体。这类患者对左旋多巴的疗效明显，甚至产生左旋多巴反应过强。

parkin 分布于多种组织。在脑内，Parkin 主要分布于胞质、突触囊胞、高尔基复合体、内质网和线粒体外膜上。Parkin 具有泛素蛋白酶 E3 连接酶活性。α-SNCA 是 parkin 的底物，突变的 α-SNCA 不能被 E3 连接酶所降解。

3. 泛素 C 末端水解酶 泛素 C 末端水解酶（ubiquitin carboxy-terminal hydroxylase L1，UCHL1）是神经元特有的一种蛋白，该蛋白参与蛋白质的泛素代谢过程。UCHL1 的主要功能：①使多聚泛素体水解形成泛素单体；②参与二聚体依赖的泛素连接；③提高泛素单体的稳定性，维持泛素系统在体内的平衡。目前证实 UCHL1 参与家族性 PD 的发病。在散发性 PD 患者脑内的 Lewy 小体上有 UCHL1 聚积。

以上 3 种基因的共同点：①均参与蛋白泛素化降解的过程；②均与 α-SNCA 有关。这提示 α-SNCA 在 PD 的病理过程中具有重要作用。

近年来还发现一些致病基因。如 PARK6，又名 PTEN-诱导的激酶 1（PTEN-induced kinase-1，PINK1）。PINK1 位于线粒体，保护细胞免遭氧化应激损伤。突变型 PINK1 参与家族性早发型 PD，其机制与加剧 DA 神经元的氧化损伤有关。又如，家族性 PD 致病基因 PARK8，又名富含亮氨酸重复激酶 2（leucine-rich repeat kinase 2，LRRK2）。该蛋白是一种蛋白激酶。另外，还发现 synphilin 蛋白，主要位于神经细胞的胞质和突触前。synphilin 蛋白参与 PD 发病的证据：①synphilin 蛋白是 Lewy 小体的主要成分之一，也是 E3 连接酶的底物，能与 α-SNCA 和 parkin 相互作用，参与蛋白泛素化代谢；②某些散发性 PD 携有 synphilin 突变体。

（四）其他

1. 炎症反应参与 PD 发病 PD 病人或长期暴露 MPTP 动物的黑质和纹状体内星型胶质细胞和反应性小胶质细胞增生。在 PD 黑质中，胶质细胞表达白细胞介素、干扰素、肿瘤坏死因子 α 升高，而对照组则没有。用 MPTP 处理后，小鼠黑质内一过性胶质细胞反应以及白细胞介素-6 增加。小鼠预先接受阿司匹林和环氧化酶 2 特异性抑制剂 meloxicam 治疗，可对抗 MPTP 的 DA 神经毒作用。

2. 线粒体功能异常、细胞凋亡与 PD 发病 线粒体功能异常与 PD 的发病密切相关。全身使用线粒体复合体 I 抑制剂鱼藤酮（rotenone）可选择性地引起黑质 DA 神经元丢失及 Lewy 小体形成。在 PD 的黑质内，线粒体电子传递链的复合体活性降低，并与辅酶

Q10 水平变化相平行。 线粒体复合体 I 被抑制导致线粒体的耗氧量增加，导致氧化加强，自由基产生增加，后者引起氧化应激损伤，甚至细胞死亡。 如前所述，线粒体膜上有 PINK1 蛋白，在 PD 患者该蛋白突变，引起线粒体膜功能障碍，诱导 PD 的发生。

细胞凋亡可能参与 PD 的发病。 线粒体膜通透性发生变化时，线粒体释放细胞色素 C 和凋亡蛋白，这两种作用均可诱导细胞内凋亡信号分子的活化，从而引起神经细胞的凋亡。

3．免疫异常与 PD 发病 1978 年，Abramsky 提出免疫功能异常与 PD 发病有关系。Hao 等人发现，PD 患者的血清对大鼠中脑 DA 神经元有抑制作用，并呈补体依赖性的抑制效应。 Appel 等人报道用中脑组织匀浆或 DA 细胞株免疫动物，可以看到免疫动物脑内黑质区有大量的 IgG 抗体沉积，伴 DA 神经元变性。 McRae 等报道 PD 患者脑脊液中有抗 DA 神经元的抗体。 进一步研究发现，有 78％PD 患者脑脊液中含 DA 神经元抗体，而对照组仅 3％的人含 DA 神经元抗体。

三、PD 实验研究模型

（一）MPTP 作为 PD 实验研究模型

如前所述，MPTP 是偶然被发现的引起人类 PD 样病变的有毒化合物，这是迄今最接近临床发病的 PD 实验动物模型。 MPTP 脂溶性高，易透过血脑屏障。 在脑内，它被神经胶质细胞摄取，经单胺氧化酶-B(MAO-B)催化生成 $MPDP^+$，再生成 MPP^+。 MPP^+ 通过 DA 转运体（DAT）转运到 DA 神经元。 在神经元内的 MPP^+ 通过抑制线粒体功能和氧化应激两条通路诱导 DA 神经元死亡。 MPP^+ 选择性地抑制线粒体复合物 I 的活性，影响线粒体电子链的传递与氧化磷酸化，使细胞的能量供给受阻，继发性激活谷氨酸介导的神经毒机制，导致细胞死亡。 此外，在 MPP^+ 代谢中产生大量的自由基，后者诱导细胞的氧化损伤，导致细胞功能障碍和死亡（图 14-6）。

MPTP 制备 PD 实验模型的机制与 DA 神经细胞的自身氧化应激损伤极为相似。 值得注意的是，MPTP 必须先被 MAO-B 代谢成为 MPP^+ 后才会发生进一步反应。 因此在动物模型的制备中，必须选用富含 MAO-B 的动物。

在脑内，MAO-A 主要分布于神经元，而 MAO-B 主要分布于神经胶质细胞。 根据这样一个细胞选择性分布特点，在离体神经元细胞实验研究中，应该直接选用 MPP^+，而不是 MPTP。

（二）鱼藤酮

鱼藤酮是一种高亲脂性的除草剂，具有抑制线粒体呼吸链复合体 I 的作用。 全身给予鱼藤酮，可选择性地引起黑质 DA 神经元退行性病变，导致蛋白纤维化包涵体样病理改变，在该病变部位伴 SNCA 和泛素的聚积。 鱼藤酮的这一特性，对于研究包涵体样病理变化的机制提供了重要的实验模型。

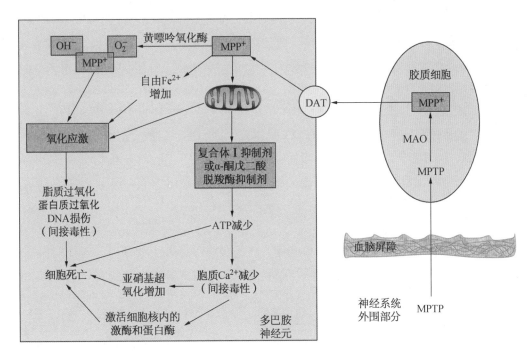

图 14-6 MPTP 神经毒机制示意图

（三）6-羟基多巴胺

6-OHDA 是单胺类神经末梢的化学切割剂。 6-OHDA被 DA 和 NE 能转运体所摄取，选择性地损毁单胺类神经末梢。 6-OHDA 直接注射到纹状体，通过逆向转运引起单侧黑质损毁，诱导动物单侧旋转模型。 该模型不引起包涵体和细胞凋亡形成。

（四）百草枯

百草枯（paraqua）是一种除草剂，其结构类似 MPP$^+$。 百草枯引起 α-SNCA 包涵小体的形成和 DA 神经元的退行性病变。 meneb 是杀真菌剂，与百草枯合用可引起 DA 神经元死亡和运动异常。

（五）转基因动物模型

根据致病基因，选择目的突变基因制备转基因模式动物，用于 PD 疾病机制和药物开发的研究。

四、治疗策略

根据发病原因，PD 的治疗有以下选择：①直接提高 DA 神经传递功能；②间接提高 DA 的功能；③细胞移植治疗；④脑深部电刺激或手术治疗。

（一）直接提高 DA 神经传递功能

根据 DA 神经递质的生物转换特点，从代谢、合成和受体不同水平促进 DA 神经传递功能。

DA 代谢主要依赖于突触前转运体的再摄取失活，少部分通过酶解失活。 因此，提高突触间隙中 DA 含量可以通过采用转运体再摄取抑制剂，或 MAO 和 COMT 抑制剂来实现。而提高 DA 神经的兴奋性，亦可以通过选用 DA 受体激动剂来实现。值得注意的是，DA 本身不透过血脑屏障，口服后在肝肠循环中很快被 MAO 和 COMT 代谢失活。此外，全身使用时会产生严重的外周副作用。因此，DA 不能直接用于 PD 的治疗。往往采用补充前体提高 DA 合成的方法来治疗 PD。左旋多巴是这类 PD 治疗的代表药。左旋多巴的优点：①透过血脑屏障；②自身对 DA 受体无生物活性。其不足之处：①外周血中含大量多巴脱羧酶（DD），左旋多巴口服后被快速代谢为 DA，后者不能进入脑内，并作用于外周受体产生不良反应；②左旋多巴还被 COMT 快速代谢形成 OMD。这样，口服左旋多巴仅 3% 的用量进入中枢。为提高左旋多巴疗效，临床上使用左旋多巴时，通常与 MAO 抑制剂和 DD 抑制剂联合应用。

在左旋多巴治疗过程中还存在很多问题，药物吸收差，仅 10% 的用量到达中枢。药物的生物半衰期仅约 2 小时。脑内 DA 受体分布广，当左旋多巴代谢成为 DA 在脑内发挥作用时，作用缺乏选择性，导致副作用大等问题。因此，临床亟待解决长期和有效治疗的问题。

（二）间接提高 DA 的功能

提高 DA 功能的间接方法包括采用改变参与黑质纹状体通路中神经递质或神经肽的释放量，来调节直接通路和间接通路的功能活性。另外，可以采用神经营养因子的补充疗法来保护脑内的神经细胞。

（三）细胞移植治疗

神经干细胞移植入神经组织后，在合适的条件下能分化成为局部的功能性神经元。人们利用神经干细胞的特性，采用神经干细胞移植的方法，以补充脑内丢失的 DA 神经元。已有临床治疗 PD 患者有效的报道。将胚胎中脑组织移植入 PD 患者的苍白球，10 年后进行脑功能影像学的检测，发现移植脑区的神经细胞能摄取 DA 及其前体[18]F-dopa，DA 受体与神经递质作特异结合。这表明移植存活的神经细胞可以发育为有功能的 DA 神经元。这是一个成功的病例。事实上，在细胞移植治疗中还存在很多困难和问题有待解决。

（四）其他治疗

其他治疗包括手术切除、深部脑区的电刺激和脑区局部给药治疗。在某些临床药物治疗无效的情况下，可开展手术治疗。针对 PD 患者黑质纹状体间接通路中丘脑底核以及内侧苍白球功能相对亢进这一原因，采用手术切割丘脑底核或内侧苍白球的投射纤维有一定的疗效。

近年来，国际上开展深部脑电刺激治疗 PD 患者，效果非常明显。国内也有多家医院进行这方面的治疗。但是现在并不清楚，电刺激治疗过程中脑内的结构会发生何种变化，电刺激治疗的有效维持时间是多久，是否会产生耐受或局部病理反应等问题有待研究。

第三节　亨廷顿病

亨廷顿病（HD）是一种单基因常染色体显性遗传性神经退行性疾病。1872年，美国医生 George Huntington 首先对其较为详尽的描述，并确定为遗传性疾病而得名。该病的发病率在白种人较高，是黄种人发病率的5～10倍。因患者发病时四肢活动失控，表现为手舞足蹈，故又称亨廷顿舞蹈症。此外，患者还伴有认知能力下降、精神行为学异常等症状，从发病到死亡经历15～20年。

一、病理改变

HD 患者以脑内纹状体神经元丢失为病理特征。HD 患者尸体脑解剖可见，脑的外表萎缩，脑沟扩大，脑回变窄，以额、顶、岛叶萎缩最为明显，尤其是内侧中央后回的皮质、扣带回皮质和海马周围的古皮质。脑的冠状切面可见大脑皮质变薄，尾状核和壳核极度萎缩，侧脑室扩大及苍白球轻度萎缩，有时小脑萎缩。显微镜下观察到尾状核和壳核内棘状神经元的丢失，星形胶质细胞增生。大脑皮质第Ⅲ、Ⅴ、Ⅵ层的锥体神经细胞死亡。小脑颗粒层变薄，蒲肯野细胞退变。

HD 的神经元退变主要发生苍白球外侧区。苍白球外侧区参与间接通路中 GABA 和 ACh 等神经递质的调节作用减弱，从而使丘脑底核向苍白球内侧核的兴奋性冲动发放减弱。HD 患者黑质 DA 神经元并不减少，因此，直接通路的兴奋性使得丘脑-皮质通路脱抑制，从而产生运动过度的现象。HD 的病理特征可解释患者对拟胆碱药治疗敏感而左旋多巴治疗无效的原因。HD 脑区神经细胞核内有包涵体形成，该包涵体内有泛素化蛋白聚集。

二、临床表现

HD 多发生于中年人，偶见于儿童和青少年。起病隐匿，呈进行性加重，平均生存期10～20年。该病的症状从初起时的动作笨拙，逐渐发展成舞蹈样不自主动作；言语、吞咽功能亦日渐受损，最终无法完成此类动作；情绪变得压抑，精神障碍；痴呆多在不自主动作出现数年后发生，但亦可先由智能减退起病。此外，幻觉、妄想和其他一些常见症状与精神分裂症极为相似。舞蹈样不自主动作、精神障碍和进行性痴呆为其"三联症"。

三、遗传学特征

HD 是典型的常染色体显性遗传性疾病，外显率较高，其基因 IT15 位于染色体 4p16.3 区域，长约185kb，其 mRNA 的转录本约13.5kb，含有67个外显子，编码的蛋白为亨廷素（huntingtin，Htt），约348kDa。在 IT15 基因编码区的5′端外显子1中含有 CAG 三核苷酸重复序列，正常人中重复拷贝数为 9～35 个，患者则大于 36 个，且具有不稳定性。HD 父亲常常在遗传给下一代时，子代出现 CAG 重复拷贝数目的增加，引起子代发病年龄提前，被称为"遗传早现"（anticipation）。 有时，一个携带近 36 个 CAG 重复碱基的正常父亲可能会传给子代大于发病低限的 CAG 重复碱基数，从而引起散发性的 HD 病例。研究证实，CAG 重复拷贝数目越多，发病越早，病程发展越快。

四、发病机制

HD 患者第四号染色体上的基因 IT15 外显子 1 的 CAG 重复拷贝数异常增多，这导致翻译的 Htt 蛋白带有一段扩展的多聚谷胺酰胺（polyglutamine，polyQ）片段。 HD 的发病机制可概括为 Htt 蛋白突变引起的正常功能丢失和毒性作用获得两个方面（图 14-7）。

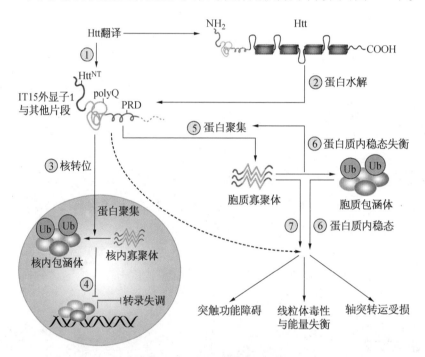

图 14-7 HD 发病的细胞学机制

注：①IT15 外显子 1 的 CAG 序列异常扩增，导致翻译后产物 Htt 蛋白带有突变 polyQ。 polyQ 长度决定 Htt 蛋白在体内的稳定性。 ②Htt 被蛋白酶水解切割产生带有突变 polyQ 的多肽片段。 ③多肽片段入核。 ④细胞核内的 polyQ 多肽片段形成包涵体，导致转录失调。 ⑤胞质内 Htt 片段聚集。 ⑥蛋白质内稳态失衡。 ⑦异常突变 Htt 蛋白导致细胞损伤，包括突触功能障碍、线粒体毒性和能量代谢障碍，轴突转运功能受损。 PRD：脯氨酸富集域。 Ub：泛素蛋白（改编自：Gillian P 等. 2015）

（一）Htt 蛋白突变引起正常功能的丢失

野生型 Htt 蛋白几乎在所有类型的细胞中表达，在脑组织中表达高。 Htt 可与 100 多种蛋白相互作用，这决定了其生物学功能的多样。 Htt 蛋白主要分布在胞质，也可被转运入细胞核。 Htt 蛋白参与胚胎发育、抗凋亡、囊泡转运、细胞骨架锚定、笼型蛋白介导的内吞、神经元细胞内物质转运和突触后信号传递调节、基因转录等过程。 Htt 蛋白突变可以导致上述功能丢失或改变。

（二）Htt 蛋白突变引起的毒性作用

1. 包涵体的形成　在 HD 的核内包涵体中，不仅有突变的 Htt 或带有突变的 polyQ 片段，同时也黏附有许多其他蛋白，其中有转录因子、热休克蛋白、蛋白酶体的一些亚单位和泛素。突变 Htt 对这些蛋白的吸附可能影响这些蛋白发挥正常功能。突变 Htt 形成的核内包涵体中也有野生型 Htt 存在，一般认为这是因为突变 Htt 扩展的 polyQ 片段对带有 polyQ 蛋白（无论是野生型还是突变型）有较强的黏附作用。

这些胞质分布的大分子蛋白是如何通过核膜沉积于核内的机制不明。大量实验结果表明，至少有两个机制参与了核内包涵体的形成：①Htt 突变体本身有自我聚集的特性；②Htt 存在 caspase 酶切位点，使 Htt 在体内会被切割为较小片段，被酶切下的带有突变的 polyQ 片段会进入核内并聚集形成包涵体。

2. 泛素-蛋白酶体系统（UPS）功能减弱　Htt 突变导致蛋白折叠异常，热休克蛋白可抑制其异常折叠而促进降解。但是，突变的 Htt 最终降解需要经过 UPS 系统。长期的大量突变 Htt 造成 UPS 超负荷而受损。反之，UPS 功能异常也可造成 Htt 的积聚。

3. 蛋白质的异常相互作用　在 HD 中，突变的 Htt 与其他蛋白发生异常的相互作用形成聚集体。若该作用发生在神经元突起和终末处，则导致突触传递、囊泡转运等功能异常。

（余　梅　孙凤艳）

第十五章 老龄化相关的记忆障碍

第一节 学习和记忆

学习（learning）和记忆（memory）是脑的高级功能。一般而言，学习是指人或动物通过神经系统接受外界环境信息而影响自身行为的过程，也是生物获得外界知识信息的神经过程。记忆是指将获得的经验或信息在脑内编码、巩固、储存和提取再现的神经活动过程。学习和记忆是相互依存的过程，学习是记忆的前提，而新的学习又常在获得的经验记忆基础上进行。但需要特别指出的是，在实验科学领域，学习和记忆的定义是从实验者观察被测试对象的角度来考虑的，这两个概念有其特定的定义。学习是指在外界刺激下获得行为反应的改变；记忆是指学习的信息被储存的过程，回忆（recall）是指有意识或无意识展现改变行为的回溯过程。有时记忆的概念可涵盖记忆信息的获取、编码、存储、巩固以及检索等。

一、记忆的分类

记忆是复杂的神经功能活动过程，采用不同的标准或从不同的观察角度，可对记忆进行不同的分类。

（一）陈述性记忆和非陈述性记忆

根据信息储存和回忆方式的不同，可将记忆分为陈述性记忆（declarative memory）和非陈述性记忆（nondeclarative memory），即外显性记忆（explicit memory）和内隐性记忆（implicit memory）。陈述性记忆指对与经历有关的地点、事件、情节和资料的记忆，可上升到意识层面并清醒地回忆，可用语言来陈述，并依赖于评价、计较和推理等认知过程。陈述性记忆能够较快地建立，却也相对地容易忘却。陈述性记忆又可分为情节记忆（episodic memory）和语义记忆两个系统。也有研究者把空间记忆作为一种独立的陈述性记忆，这是因为动物研究中陈述性记忆的多数资料是来自对空间记忆的研究。

非陈述性记忆具有自主或反射的性质，主要表现为习惯的形成或对某些操作能力的获取。非陈述性记忆的形成或读取可不依赖于意识或认知过程，其获取一般需要多次的反复学习，其不能用语言清晰地表达出来。该类记忆一旦获得，不易遗忘。非陈述性记忆可分为4种类型：①程序性记忆（procedural memory），如骑车；②初始化效应（priming），如在某场合经历过某一刺激，以后该刺激再次出现时，辨认的速度会增快；③经典的条件反射（simple classical conditioning），属于联合型学习；④非联合型学习记忆（nonassociative learning），包括习惯化和敏感化。

在记忆中经常有两种形式的记忆同时参与或切换。 通过学习和使用，陈述性记忆可以转化为非陈述性记忆，例如驾车，开始时需要有意识地学习和记忆，经过反复练习，最后这种技术性操作主要变成以无意识的习惯动作为主。 这些现象又衍生出一些概念，例如有意识或无意识的记忆、情绪性记忆和非情绪性记忆。

（二）短时记忆和长时记忆

按记忆保存时程的长短可将记忆分为短时记忆（short-term memory）和长时记忆（long-term memory）。 长时记忆又可分为中时记忆（intermediate-term memory）和真正的长时记忆两种形式。 短时记忆一般是指持续数秒至数分钟的记忆，容量有限；长时记忆则是指持续数小时甚至终生维持的记忆，容量极大。 短时记忆不仅包括对新感知信息的获得，也包括从长时程记忆中唤出并加工的信息。 短时记忆可分为 3 个基本组分，即感觉记忆（sensory memory）、短期存储（short-term storage）和工作记忆（working memory）。感觉记忆是感觉的临时储存期，是记忆的起始部分，以后由短期存储接管。 短期存储需要意识层面的活动，如果注意力被分散，信号可迅速消散。 短时存储的信息一旦被应用并进一步处理，这就形成工作记忆。 因此，工作记忆是特指容量有限并在短时间内被持有且正在被利用的信息，是知觉、长时记忆和动作之间的接口，是理解、思维、决策和解决问题等脑高级功能和执行复杂任务的基础。

短时记忆的进一步巩固即形成长时记忆。 短时记忆和长时记忆有着不同的神经机制，短时记忆痕迹形成需要相关的神经环路重复放电，而长时记忆痕迹被认为存储在分子表达和突触结构改变的层面上。 长时记忆与突触传递效能和突触结构的改变以及脑内新蛋白质的合成相关。

二、学习记忆相关的脑结构和神经环路

不同的记忆模式依赖于不同的脑结构及神经环路。 陈述性记忆需要边缘系统的参与，而非陈述性记忆系统则以基底神经节为主要环节，其中参与不同记忆环路的脑结构可在不同的记忆模式中被交叉使用。

（一）学习记忆相关的神经环路

1. 陈述性记忆的神经环路 陈述性记忆环路包括 3 个重要环节，即内侧颞叶（包括海马结构、海马旁回、嗅皮质和杏仁复合体等）、内侧丘脑（包括背内侧核和前部核团的巨细胞部）和前额叶腹内侧部（包括眶回、内侧前额叶和前扣带回）。 感觉信息到达大脑感觉皮质后，经联合皮质的加工、整合进入内侧颞叶边缘结构，由以海马结构为中心介导陈述性记忆。 大脑皮质通过颞叶内侧的海马旁回与海马联系，海马旁回的前端有嗅周皮质和嗅内皮质，其中嗅内皮质与海马发生直接联系。 海马与其他脑结构发生信号交流的另一条通道是通过 Papez 环，即通过穹窿沿着中线两侧向前与内侧膈区相连，然后转到下丘脑乳头体核。 该核团与内侧丘脑尤其是丘脑前核形成纤维联系，丘脑核团进而与大脑皮质形成

纤维联系。 陈述性记忆的主要神经通路由于不同神经递质纤维和其他脑结构的介入，形成复杂的调控系统。 例如，杏仁核的介入参与陈述性记忆的情绪相关部分。

2. 陈述性记忆在相关皮质的储存 长时程情节记忆和语义记忆的储存发生在初始处理感觉信号的联合皮质中。 例如，当看到某人的脸时，视觉信号在一系列视觉相关的皮质中进行处理。 一方面，信号在与识别脸有关的下颞叶区（视觉联合皮质）以单模式方式进行处理和储存；同时，视觉信号从颞叶中部经旁海马回、嗅周和嗅内皮质周转并通过穿通纤维（perforant pathway）传递到海马。 经过海马和颞叶中部信息的交流和处理，促进原先处理视觉的下颞叶区的储存。 另外，在海马的调控下，处理脸信号的视觉联合皮质中的神经元还与储存其他相关信号的脑区进行交流，赋予脸的关联信息（如"这是谁的脸"）。 不同记忆参与的皮质存在差异，例如关于时间、空间和地点的记忆，前额叶皮质可能参与更多作用。 而语义记忆因包含的知识更为丰富，在新皮质中的存储也更为分散和复杂。

3. 非陈述性记忆的神经环路及其存储 非陈述性记忆回路与运动调制系统有着密切关系。 基底神经节的纹状体在非陈述性记忆回路中发挥着主轴作用，帕金森病和亨廷顿病都涉及基底神经节功能的改变，导致病人获取新的运动技能的能力受损。

非陈述性记忆的神经环路至少包括以下几个方面： ①皮质感觉和运动系统的信号输入可激活新纹状体系统的尾核和壳核；②进一步通过纹状体苍白球的处理到达黑质、丘脑腹前核和腹外侧核，这些核团再投射到相关的边缘皮质和运动相关结构。 纹状体与中脑黑质和丘脑信号交流在该类记忆中发挥重要作用；③杏仁核、伏隔核和海马等边缘系统结构参与对非陈述性记忆的调节；④小脑可通过小脑-丘脑被内侧-边缘皮质结构的通路，参与非陈述性记忆调节。 此外，小脑是非关联型学习输入和运动输出的重要控制元件。 非陈述性记忆信息最终存储在感觉、运动和情绪相关的神经环路相关结构中。

（二）学习记忆相关脑结构

1. 前额叶皮质 前额叶皮质包括眶前额叶皮质、前内侧额叶皮质和腹外侧前额叶，思想、智力和认知行为直接与前额叶皮质有关。 眶前额叶皮质参与社会交流和情绪等的调控，前内侧额叶皮质在工作记忆的机制中负责空间信号的短时记忆，而腹外侧前额叶皮质参与非空间记忆（例如颜色、形状等）。 前额叶皮质不仅与海马有频繁的信号交流，还指导运动和前运动皮质的活动，进而在工作记忆中发挥作用。 此外，眶前额叶皮质和前内侧额叶皮质在工作记忆中负责结果的评估、计划和行动的整合等。

2. 海马 海马在陈述性记忆的形成中占主导地位，也参与其他形式的记忆、情绪以及认知活动等。

（1）海马的结构：海马包括海马回和齿状回。 海马回曾被称作阿蒙角（cornu ammonis，CA），其可进一步被分为 CA1-4 亚区。 海马回的单层神经元体积较大，主要是锥体细胞，因此被称为锥体细胞层。 齿状回有一层颗粒状神经元。 海马通过内嗅皮质和穹窿与其他脑区结构进行联系，海马内部的神经元也存在特殊的连接系统(图 15-1)。

海马接受大量外源信号的输入，其包含的神经递质类型很多，包括 ACh、NE、DA 和

5-HT 等。 海马的输出主要是 CA1 区的谷氨酸能锥体神经元，向内嗅皮质和皮质下的不同结构投射。 此外，海马内部也存在大量的 GABA 能和分泌不同神经调质或因子的中间神经元，这些外源和内源性因子的协同作用可优化海马功能。

（2）海马与记忆：海马在空间、时间记忆中尤其重要。 在空间探索时海马会出现 5 Hz 左右的 θ 波，而在海马单个神经元水平会出现与位置相关的特异神经元的放电，该类神经元被称为位置细胞（place cell）。 与海马相连的内嗅皮质有与位置细胞类似的网格细胞（grid cell），这两种细胞共同参与空间信息的记忆。 在关联事件的记忆中，海马可对不同的感觉输入信息进行关联，如空间的视觉标识、气味、地面质感和方向感等的整合。 一个海马位置细胞可以同时编码两个信号，形成两个信号的联系并共同参与位置的辨识。 另外，海马还参与介导短时记忆向长时记忆及永久性记忆的转化，以及对长时记忆信息的提取。

三、学习记忆的机制

突触是神经元之间信息传递的重要环节。 自 1949 年 Hebb 提出学习记忆的突触修饰理论以来，突触连接的功能与形态可塑性成为学习记忆研究领域中的重要目标。 所谓突触可塑性（synaptic plasticity）是指突触在一定条件下调整功能、改变形态及增减数目的能力，包括突触传递效能和形态结构的改变。

海马长时程增强（LTP）和长时程抑制（LTD）现象的发现，不仅为突触修饰理论提供直接的证据，也为从突触水平研究学习记忆的神经过程提供了重要的模型(图 15-1)。 已有的研究显示，神经递质系统、细胞信号系统、基因表达及神经环路等多个层面参与学习记忆相关的突触可塑性机制。

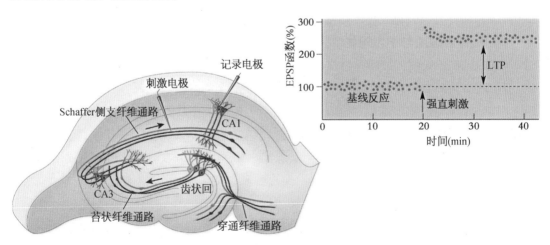

图 15-1 海马分区及海马的"三突触回路"

（引自：Bear. Connors and Paradiso. 1996）

（一）记忆相关蛋白激酶的激活和蛋白表达的调节

LTP 包括早时相和晚时相长时程增强。 LTP 可激活一些蛋白激酶，如 CaMKII 在细

胞信使 Ca^{2+}-钙调素的作用下可进行磷酸化修饰并被激活，激活的 CaMKII 参与 LTP 早时相的维持。 LTP 晚时相的维持需要新蛋白的合成，不仅包括相关的激酶、受体以及突触结构调整和形成新突触所需的蛋白，还包括与突触连接相关的细胞外基质分子和细胞黏附分子等。

LTP 中激活的神经递质受体通过转录因子调节基因的转录和蛋白质的合成，如 cAMP 反应元件结合蛋白(CREB)。 在该机制中，腺苷酸环化酶的活化诱导 cAMP 水平的升高，cAMP 即与 PKA 调节亚基上的 cAMP 位点结合而释放 PKA 的催化亚基；PKA 的催化亚基对 CREB1 的 Ser-133 位点进行磷酸化修饰，磷酸化的 CREB1 与协同活化因子 CREB 结合蛋白(CBP)相互作用，促进 CREB1 对 DNA 上的 cAMP 反应单元（CRE）的结合，从而易化 CRE 相关基因的转录。 另外，细胞内 Ca^{2+} 浓度的增加，还可通过其他激酶系统参与 CREB-CRE 的调节，例如 CaMKIV 激活可磷酸化 CREB，进一步加强 CREB-CRE 的作用。 除此之外，树突棘本身有核糖体和 mRNA 的分布，LTP 可直接诱导树突棘中蛋白的合成。

（二）表观遗传学修饰与记忆

学习记忆有表观遗传修饰机制的参与，表观遗传修饰机制中 DNA 甲基化修饰的调节及组蛋白的表达和修饰（包括乙酰化、甲基化、磷酸化和泛素化等）是重要的调节方式。已有的研究发现，恐惧情景记忆形成中海马组织有组蛋白 H3 的增加，并有组蛋白乙酰化的增加。 抑制组蛋白乙酰转移酶（histone transferase，HAT)可抑制长时记忆的形成，抑制组蛋白去乙酰化酶（histone deacetylase，HDAC)可促进记忆的形成，而抑制 DNA 甲基转移酶（DNA methyltransferases，DNMT)可抑制恐惧记忆的形成。 丰富环境促进记忆的功能与增加海马组蛋白的乙酰化有关。

（三）神经递质与学习记忆

在学习记忆相关的突触可塑性活动和 LTP 机制中，最为关键的神经递质是谷氨酸系统，但脑内参与调节学习记忆功能的神经递质和活性物质非常丰富。 ACh 及其受体在学习记忆和认知相关的脑结构中广泛分布，ACh 可调节神经末梢的递质释放、神经元兴奋性、神经可塑性及神经环路的形成。 ACh 参与记忆的至少体现在以下几个方面：①ACh 两类受体的激活都可促进情景和空间记忆中海马 LTP 和神经可塑性； ②ACh 可介导记忆编码和回忆有关的海马 θ 振荡的形成； ③海马神经元上分布的 M 受体可激活非特异性 Ca^{2+} 通道，进而维持神经元的持续激活，该机制参与工作记忆的运作； ④ACh 参与学习记忆相关的注意力集中的机制，ACh 可通过 N 受体促进外源性谷氨酸能输入反应，同时又可通过突触前结构上的抑制性 M 受体阻止内源性谷氨酸能的反馈信号，由此提高外源输入的信噪比。

学习和记忆机制涉及的基本结构是突触，尽管动物的种类、脑区、记忆类型会有不同，但其内在的基本机制是相通的。 记忆活动中具有代表性的事件首先是脑内电活动的改变，然后是第二信号分子，随之是突触相关蛋白合成的改变，其中最为关键的信号分子是钙离子。 这些事件有次序地交叠性进行，使得记忆的短时变化通过突触结构的改变转化为长时程记忆。 已知的学习记忆的调节机制还有很多，许多假说仍在研究中，如成年脑内神经元的新生可参与调节记忆的机制。

第二节 阿尔茨海默病的病理变化

老年性痴呆（senile dementia）是指大脑器质性病变造成的进行性智能衰退，它不同于智能发育不全，后者是指智能从未发育到正常水平。 随着人口老龄化，痴呆性疾病的患病率逐年增长。 可导致中老年人发生痴呆的病种很多，包括阿尔茨海默病（Alzheimer disease，AD）、血管性痴呆（vascular dementia，VD）、Lewy 包涵体痴呆、颞叶及顶叶帕金森症性痴呆，以及皮质下变性疾病（如 Huntington 病）伴发的痴呆等，其中以 AD 和 VD 最为常见。 AD 是一种常见的神经退行性疾病，其主要临床表现是进行性的记忆功能障碍。 目前认为，中老年人群的轻度认知障碍与 AD 相关，其中很大比例的病人会最终发展成 AD。

AD 患者脑内主要的病理学特征是脑组织内形成大量的神经元纤维缠结（neurofibrillary tangles，NFT）和老年斑（senile plaques，SP），以及神经细胞的大量缺失。

一、老年斑

老年斑是 AD 脑内细胞外的病理结构。 老年斑的主要成分是小分子的 β 淀粉样蛋白（β-amyloid protein，Aβ），因此老年斑又称为淀粉样斑。 老年斑内还有许多其他蛋白的沉积。 典型的斑块样成熟老年斑其核心由 Aβ 组成，斑块周围为变性或营养不良的神经突起和胶质细胞。 淀粉样沉积物可分布于 AD 的脑实质、脑膜及微小血管的管壁上。 利用显像剂匹兹堡复合物 B 标记 AD 脑内的 Aβ，PET 的结果显示，Aβ 在 AD 患者脑内大量增加。

二、神经元纤维缠结

NFT 是 AD 脑内神经原纤维变性性病理表现，还包括神经毡痕（neuropil thread），以及老年斑的变性神经末梢。 NFT 的主体骨架由双股螺旋纤维（paired helical filament，PHF）组成。 这种病理结构主要由过度磷酸化的微管关联蛋白 tau 组成，典型的 NFT 在形态上呈现火焰状。 在 AD 早期，NFT 主要在嗅周、嗅内皮质以及海马部位分布，之后向岛叶和下颞叶扩展；在 AD 发病后期，大多数新皮质皆可被 NFT 受累。 NFT 与 AD 早期的记忆损害有较好的关联，其病理进展与 AD 病程中其他脑功能的损害也密切相关。

三、神经细胞缺失

在 AD，一些脑区如内嗅皮质、海马 CA1 区、斜角带核的水平支、颞叶和额叶与顶叶皮质Ⅲ层与Ⅴ层的大锥体细胞以及中缝背核有神经元的大量缺失。 在某些脑区如海马的齿状回门区、Meynert 基底核和蓝斑等部位，尽管正常老年人中这些脑区也有神经细胞的减少，但 AD 患者脑中神经细胞的缺失更为明显。 神经细胞缺失可见于 AD 的早期阶段，例如，轻度 AD 患者内嗅区皮质的第Ⅱ层已有 50％ 的神经细胞缺失，内嗅皮质向海马脑区投射的穿通纤维通路严重受损。 随着疾病的进展，海马、颞叶和额叶等脑区发生更为广泛的损害，同时前脑投射性胆碱能神经元分布的脑区如 Meynert 基底核和斜角带核的神经元缺失也更为明显，这些病理改变将进一步损害记忆和认知功能。

第三节　阿尔茨海默病的分子病理基础

目前 Aβ 和 tau 是 AD 病理机制研究中的主流领域。 此外，早老蛋白（presenilin，PS）基因突变和载脂蛋白 E（ApoE）基因多态型可影响 Aβ 和 tau 代谢，故在 AD 病理中的作用也受到重视。

一、β 淀粉样蛋白代谢

AD 患者脑内 Aβ 的异常增加和聚集是 AD 发病的重要病理机制，认识 Aβ 的代谢可为 AD 的防治提供基础。

（一）β 淀粉样蛋白的形成

Aβ 由 39～43 个氨基酸残基组成，其最常见的长度为 40 个或 42 个氨基酸。 Aβ 由 β-淀粉样前体蛋白（β-amyloid precursor protein，APP）经分泌酶的剪切产生。 其中，α 分泌酶裂解 APP，产生一个较长的 N 端可溶性片段，并分泌到细胞外。 由于 α 分泌酶的切割位点位于 Aβ 分子内部，因此该分泌酶的剪切不产生完整的 Aβ，故被称为非 Aβ 生成途径。 β 和 γ 分泌酶依次裂解 APP 并产生 Aβ。 γ 分泌酶的作用位点可发生飘移，导致裂解产生的 Aβ 分子会长短不等。 目前认为，Aβ 生成途径中 β 位酶切是 γ 位酶切的先决条件，因此 β 位 APP 的酶切是 Aβ 产生的起始步骤。 由于 Aβ 的 C 端最后几个氨基酸残基是 APP 的跨膜序列部分，具有疏水性，Aβ 的 C 端越长越容易聚集，其细胞毒性也越强。 因此，γ 分泌酶是决定 Aβ 神经毒性的关键因素（图 15-2）。

（二）β 淀粉样前体蛋白

APP 基因位于 21 号染色体的长臂，APP 基因转录后的可变剪接可产生多种不同的蛋白质异构体。 APP 以单次跨膜的结构形式存在，包括较长的指向细胞外的 N 端和较短的指向细胞内的 C 端节段。 人脑主要表达 APP695 和 APP770，其中，APP770 含一段由 57 个氨基酸残基组成的插入区-kunitz 型蛋白酶抑制剂（KPI）的同源域，KPI 区域的存在与 Aβ 的过量产生有关。 另外 APP 的病理性突变亦会造成向 Aβ 生成途径的倾斜。

在 AD 病理中，APP 蛋白本身还有其他的作用，如 APP 的 N-端可降解为更短的片段

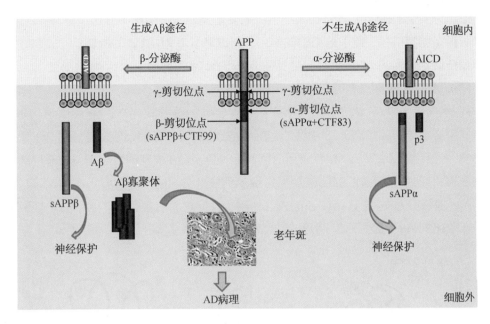

图 15-2　APP 剪切生成 Aβ 模式图

注：CTF：C端剪切片段；AICD：APP 胞内结构域

并通过死亡受体 DR6（death receptor 6）介导细胞的损伤，此外，APP 在老年斑周围的变性神经突起中亦有分布。目前，APP 的生理功能还不完全清楚，主要包括以下几个方面：①分泌的大片段 sAPP（secreted APP，sAPP）具有神经营养作用；②作为细胞表面分布的跨膜蛋白，APP 可参与细胞表面的黏附机制并参与调节突触的形成；③APP 可通过其 E2 结构域参与铁离子的转运；④可作为细胞表面受体参与细胞的信号传导，APP 可通过其 C 端片段的入核而调控基因的表达。

（三）分泌酶

参与 APP 代谢的剪切酶目前已经基本确定，包括 α、β 和 γ 分泌酶，其中 α 分泌酶属于解聚素和金属蛋白酶（α disintegrin and metalloproteinase，ADAM）家族成员的蛋白，ADAM9、10 和 17 皆具有 α 分泌酶的功能。β 分泌酶被克隆后命名为 BACE。α、β 分泌酶都是一次性跨膜的蛋白，其酶的活性结构皆指向细胞外。在 AD 患者，α 分泌酶活性有下降，而 β 分泌酶活性有异常增加。

γ 分泌酶是一个蛋白复合体，主要组成包括 PS、NCT、APH1 和 PEN2，其中多次跨膜的 PS 起最重要的作用。γ 分泌酶较为复杂，它可以对分布在细胞膜内的形成 α 螺旋空间结构的肽链进行酶切。除 APP 外，γ 分泌酶还可切割其他蛋白的跨膜序列，如 notch。notch 信号途径在发育过程中参与细胞的分化、增殖及凋亡。notch 信号通路的基本过程包括：当配体与作为受体的 notch-1 结合时，notch-1 在其跨膜区域被 γ 分泌酶裂解，释放胞内结构域 NICD，NICD 进一步转位至胞核并调节靶基因的转录。

下调 β 和 γ 分泌酶活性或上调 α 分泌酶活性，在理论上可减少 Aβ 的产生进而阻止

AD 的发生，这些分泌酶和 APP 在膜结构中尤其是膜的脂筏结构中分布。 研究发现，胆固醇增加可稳定脂筏结构，便于分泌酶的作用，促进 BACE 对 APP 的酶切。 而用 APP 的 N 端抗体铰链细胞表面的 APP 也可促进其被 BACE 酶切。

（四）Aβ 的聚集

Aβ 在水溶液中以 α 螺旋、随机螺旋和 β 片层结构的形式存在。 β 片层结构是 Aβ 聚合物形成所必需的中间状态。 β 片层结构的生成数量不仅与其 C 端长度有关，还受多种因素的影响。 温度的升高、Aβ 相互作用时间的延长以及 Aβ 浓度的增加均促进 β 片层结构的形成与聚集。 此外，偏酸性的溶液及某些金属离子（如 Zn^{2+}）均可加速 Aβ 的聚集。 在脑内，Aβ 与其他蛋白（如 ApoE4）的相互作用也会促进其聚集。 Aβ 的毒性与其聚集状态有关，寡聚化的 Aβ 已经显示有明显的神经毒性作用（图 15-3）。

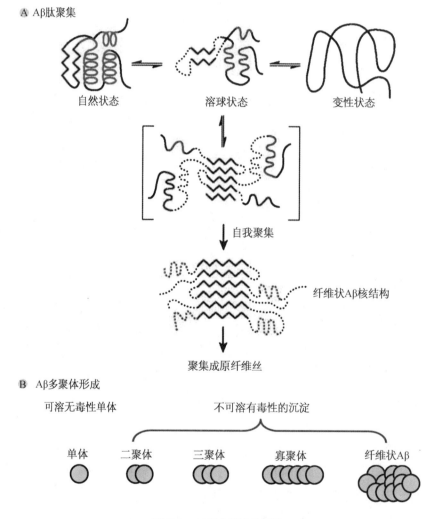

图 15-3 Aβ 聚集形成示意图

另外，Aβ 产生后，其氨基端的两个氨基酸可被氨肽酶切除，暴露的第三个谷氨酸残基可在谷酰胺基环化酶的作用下形成焦谷氨酸，此时的 Aβ 称为焦谷氨酸 Aβ（pyroglutamate Aβ）。 这种 Aβ 可作为"种子"促进 Aβ 的聚集，神经毒性也更大。

（五）Aβ 的降解途径

脑内有 Aβ 的降解系统。 Aβ 可通过中性内肽酶（neprilysin，NEP）、胰岛素降解酶（insulin-degrading enzyme，IDE）和纤维蛋白溶酶（plasmin）进行降解，内皮肽转换酶（endothelin-converting enzyme，ECE）、血管紧张素转换酶（angiotensin converting enzyme，ACE）及基质金属蛋白酶（matrix metalloproteinases，MMP）等也可通过胶质细胞的内吞作用清除 Aβ。 此外，Aβ 还可被转运到外周通过肝脏系统进行降解。 在 AD 脑内，这些 Aβ 的降解系统有不同程度的损害。

二、Aβ 的神经毒性及其作用机制

Aβ 在 pmol/L 水平具有生理调节作用，而高浓度聚集的 Aβ 对神经系统有毒性作用，其神经毒性的表现形式和机制非常复杂，有些机制至今仍然不完全清楚。

（一）Aβ 与氧化应激

Aβ 的毒性机制中氧化应激损伤是重要方面。 Aβ 介导的氧化应激涉及多个途径，包括：①Aβ 可攻击生物膜脂质双层结构中的磷脂多不饱和脂肪酸，从而生成具有细胞毒性的脂质自由基和脂质过氧化物，后者可分解形成更多的自由基；②Aβ 可诱导细胞膜允许 Ca^{2+} 进出，导致细胞内 Ca^{2+} 浓度的增加，进一步增强氧化应激损伤；③Aβ 通过影响离子型受体和离子通道的活性增加细胞内 Ca^{2+} 的浓度；④Aβ 可直接或间接抑制线粒体的功能，破坏线粒体的内环境和结构，引起氧化应激；⑤Aβ 可与内质网相关结合蛋白发生作用，通过内质网应激机制导致氧化应激的发生；⑥Aβ 可触发胶质细胞反应，诱导其释放炎症因子，从而诱发应激反应（详见第十八章相关内容）。

（二）Aβ 与神经网络和突触功能损害

在 Aβ 为主要成分的老年斑周围有神经突起的变性，树突减少和神经突起走向的改变，由此损害神经网络的正常结构和功能。 此外，Aβ 可通过影响神经递质系统以及损害突触的结构和功能而导致神经网络的功能异常。

研究认为，Aβ 可损害突触的传递和抑制 LTP，Aβ 损害突触结构的机制主要包括：①Aβ 可诱导突触 NMDA 和 AMPA 受体的内吞，导致突触部位信息传导系统的改变，抑制 LTP 而促进 LTD。 另外，Aβ 可促进非突触部位谷氨酸受体的激活，诱导细胞的损伤。 ② Aβ 可诱导树突棘的萎缩，抑制突触相关蛋白的表达。 ③Aβ 可诱导 tau 蛋白的磷酸化和聚集进而影响突触的功能。

Aβ 损害突触的研究中主要强调寡聚化 Aβ 的作用。 寡聚化是一种"黏性"的复合分子，在神经细胞表面有许多它们的结合位点，包括 NMDA 受体、mGluR5、PrP^C、EphB2 和 MHC1 等，通过这些神经元表面分子介导的信号机制可引起突触损害。

（三） Aβ 对神经递质系统的影响

AD 脑内神经递质系统会发生广泛的改变，包括谷氨酸、GABA、ACh 及单胺类等。研究发现，Aβ 可从不同层面影响神经递质系统。 例如，对 ACh 系统而言，Aβ 的作用包括：①诱导胆碱能神经元的死亡；②抑制神经元 ACh 合成原料胆碱的摄取；③抑制 ACh 的释放；④干扰胆碱 M1 受体下游的信号系统；⑤纳摩尔水平的 Aβ 即可激活 α4β2 型 N 受体，这类受体通常在 GABA 能神经末梢分布，Aβ 的作用可促进 GABA 释放的增加；⑥Aβ 抑制谷氨酸能的突触前和突触后 α7 型 N 受体，抑制突触前谷氨酸的释放及突触后的兴奋作用。

三、tau 蛋白

tau 蛋白属于微管关联蛋白，其基因定位于 17 号染色体。 在正常成人脑中，通过 mRNA 可变剪辑至少可形成 5～6 种异构体，其表观分子量为 48 000～60 000。 tau 蛋白异构体的差异在于 N 端的两个片段以及 C 端有无插入片段。 C 端插入片段的有无决定 tau 蛋白重复的结合微管序列是 3 个还是 4 个，即 3R-tau 或 4R-tau。 胎脑中 tau 蛋白不含 N 端插入序列。 正常 tau 蛋白的生物学功能主要体现在促进微管蛋白的正确组装和稳定微管，另外，tau 蛋白还参与细胞信号的转导以及介导其他激酶的功能，例如突触后 tau 蛋白可参与 Fyn 激酶在突触后的分布。

AD 患者脑内 tau 蛋白的异常修饰包括磷酸化、糖基化、泛素化和硝基化等。 此外，还发现 tau 蛋白的异常截断、构象改变以及在其他神经退行性病中有 tau 基因的异常等。

（一）tau 蛋白异常磷酸化机制及其介导的细胞毒性作用

AD 患者脑中 tau 蛋白总量显著高于正常对照组，其增高的部分为异常过度磷酸化的 tau 蛋白。 生化分析的结果显示，AD 患者 tau 蛋白的磷酸含量比正常水平增高 2～5 倍。迄今已发现 tau 蛋白有 40 多个位点可发生异常磷酸化。 与其他蛋白质磷酸化一样，tau 蛋白的磷酸化受蛋白激酶和磷酸酯酶的双重调节，前者的功能使蛋白质发生磷酸化，而后者则是去磷酸化。 因此，蛋白激酶和磷酸酯酶调节系统的失衡是导致 tau 蛋白异常磷酸化的直接原因。

1. 蛋白激酶在 tau 蛋白异常磷酸化中的作用 大量体外和整体动物水平的研究发现，多种蛋白激酶可催化 tau 蛋白的 AD 样过度磷酸化。 根据蛋白激酶催化靶蛋白的序列特点，可将丝氨酰/苏氨酰蛋白激酶分为两大类型：①脯氨酸指导的蛋白激酶（proline-directed protein kinase，PDPK），这类激酶催化底物发生磷酸化反应的序列特点是-X（Ser/Thr）Pro-（X，任一氨基酸；Ser，丝氨酸；Thr，苏氨酸；Pro，脯氨酸）；②非脯氨酸指导的蛋白激酶（non-proline-directed protein kinase，non-PDPK）。 可诱导 tau 蛋白磷酸化的 PDPK 主要包括 ERK、cdk-2、cdk-5 和 GSK-3β 等；能使 tau 蛋白发生磷酸化的 non-PDPK 包括 PKA、PKC、CamKII、CK-1 和 CK-2 等。 研究发现，若将 tau 蛋白先采用 non-PDPK 处理，则可显著提高后续的 PDPK（如 GSK-3β）催化 tau 蛋白发生磷酸化的速率，这说明 PDPK 催化的 tau 蛋白磷酸化可受 non-PDPK 的正性调节作用。 另外，tau 的一些酪氨酸位点的磷酸化亦可正性调节丝氨酰/苏氨酰蛋白位点的磷酸化。

2．蛋白磷酸酯酶在 tau 蛋白异常磷酸化中的作用 哺乳动物体内蛋白磷酸酯酶（protein phosphatases，PP）可分为 5 类，包括 PP-1、PP-2A、PP-2B、PP-2C 和 PP-5。前 4 种酶均可使磷酸化 tau 蛋白的多个位点发生去磷酸化，并不同程度地恢复其促微管组装的活性。 PP-2A 和 PP-2B 可被二价金属阳离子如 Mn^{2+} 和 Mg^{2+} 激活，诱导异常磷酸化的 tau 蛋白发生去磷酸化，此外，Ca^{2+}/钙调素也可上调 PP-2B 的活性，使 tau 蛋白去磷酸化并恢复其功能活性。

3．tau 蛋白异常磷酸化对细胞的毒性作用 tau 蛋白异常磷酸化的毒性效应主要表现在以下几个方面：①导致 tau 蛋白促进微管组装的正常活性降低或缺失，异常磷酸化的 tau 还可与微管蛋白竞争，夺取微管上结合的正常 tau，导致微管的失稳；②过度磷酸化的 tau 趋于聚集，大量聚集的 tau 蛋白可影响神经细胞内物质的正常转运和分布；③聚集的 tau 可介导细胞的毒性作用；④tau 蛋白在正常神经元内有向轴突分布的特点，而异常磷酸化的 tau 蛋白在神经元内发生分布的改变，表现为在胞体和树突中的分布有异常增加，并促进 Fyn 在树突的分布，tau 蛋白的这种分布模式更易接受 Aβ 的毒性信号（图 15-4）。

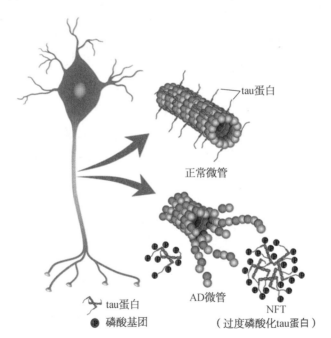

图 15-4 AD 脑中 tau 蛋白的异常磷酸化及聚集

（二）tau 蛋白异常糖基化机制

糖基化（glycosylation）作用是指在特定糖基转移酶的作用下，将糖基以共价键（N-糖苷键或 O-糖苷键）形式连接到蛋白质分子上形成糖蛋白的过程。 AD 中异常磷酸化的 tau 蛋白可被异常糖基化修饰。 tau 蛋白的异常磷酸化可促进其异常糖基化，而 tau 的异常糖基化又可在底物水平加速 tau 的磷酸化或抑制 tau 的去磷酸化，进而增加 tau 蛋白的磷酸化水平。

tau 蛋白的异常磷酸化在 PHF/NFT 形成及稳定性的维持中均起作用，而 tau 蛋白的糖基化作用则主要与 PHF 结构的稳定性，尤其是 PHF 结构中螺旋的周期性维持有关。 此外，tau 蛋白的糖基化还可引起分子间的广泛交联，引起氧化应激反应，从而产生细胞毒性。

（三） tau 蛋白的其他修饰及对细胞的影响

AD 脑中的 tau 蛋白可被异常糖化（glycation）。 糖化是指蛋白质分子自身的 ε-NH$_3$ 与细胞内糖类物质的醛基经氧化形成 Shiff's 碱，再经分子内重排，从而形成不溶性的、可抗酶解的晚期糖化终产物（advanced glycation end products，AGE）的过程。 tau 蛋白分子中所含的赖氨酰残基约占总量的 10%，富含 ε-NH$_3$，故易形成 AGE。 AGE 的形成可促进 tau 蛋白向 NFT 转变，从而导致神经细胞发生不可逆性损害。

tau 蛋白的多胺化可导致其形成对抗蛋白酶的不溶性复合物。 tau 蛋白的截断作用（truncation）是指 tau 蛋白 N 端或 C 端被酶切除而使 tau 分子变短的过程，截断后的 tau 蛋白失去其正常的生物学活性，容易形成具有神经毒性的二聚体结构，并促进脑内 NFT 形成。

（四）tau 蛋白的构象改变

可被磷酸化的丝氨酸或苏氨酸残基后接着一个脯氨酸残基，这之间的肽键可有顺式和反式两种结构形式，两者之间可相互切换。 磷酸化后两种结构的转换变慢，异构酶 Pin1 可促进两种的转换。 对 tau 蛋白的 Thr231-Pro 位点的磷酸化而言，反式的 pThr231-Pro tau 蛋白仍然具有生理活性，而顺式的 pThr231-Pro tau 蛋白不能促进微管的组装，并抵抗磷酸酶的去磷酸化，不易降解而倾向于聚集。 在 AD 患者中发现有这种异常的 tau 蛋白，并可在脑脊液中被检出，此可作为 AD 诊断和治疗的潜在靶点。

（五） Tau 与 Aβ 的相互关系

NFT 的形成不仅需要 Aβ 的作用，还依赖于 tau 蛋白本身的因素。 例如向 tau 病理突变的转基因动物脑内注射 Aβ，可诱导 NFT 的形成；在野生型动物脑内尽管可诱导 tau 蛋白磷酸化增加，但却不能诱导 NFT 的形成。 目前认为，Aβ 诱导的神经毒性机制中，至少有一部分是由 tau 蛋白介导的，Aβ 可诱导突触后树突棘内异常寡聚化的 tau 蛋白生成和聚集，并进一步损害突触功能，抑制 tau 蛋白表达可减少 Aβ 诱导的毒性效应。 另外，tau 蛋白和 Aβ 皆可在突触部位释放，病理性的异常 tau 蛋白和 Aβ 可通过作用于下级神经元而使得病理改变沿神经网络在脑内逐渐扩散。

四、 阿尔茨海默病的分子遗传学

AD 的病因非常复杂，目前肯定的因素有两个，即增龄与遗传。 部分 AD 病例的发病呈家族性，属常染色体显性遗传。 目前至少明确 3 个家族性阿尔茨海默病（familial

Alzheimer disease, FAD)遗传学位点,包括位于第 1、14 和 21 号染色体的 PS1、PS2 及 APP 基因。

针对易感基因早期的研究发现,ApoE ε 4 型等位基因是迟发性 AD 的易感基因。 目前已发现多个 AD 易感基因。 根据对易感性排在靠前的 10 个基因的已知功能的分析发现,它们的主要功能涉及:①APP 以及 Aβ 代谢或聚集;②炎症和免疫反应;③脂质代谢及与心血管危险因素关联的系统。 这提示上述因素与 AD 的病理机制有密切的关联性。

(一)APP 基因突变

APP 基因突变是最早发现于早发性 FAD 中的基因异常,已确定有多个 APP 突变位点。 APP 基因的病理突变位点常位于分泌酶的酶切位点附近,其中 β-位点附近的突变更容易被 β-分泌酶作用;而 γ-位附近的病理突变可造成酶切位点向后漂移并导致产生 Aβ 的 C 端的延长,或使 γ-位更易发生酶切;α-位附近的病理突变导致 α-位不易被酶切。 另外,Aβ 序列中的某些突变可导致 Aβ 更易聚集并增加其神经毒性,有些突变还可导致 APP 表达的增加。 通过影响分泌酶的酶切位点,APP 病理突变可诱导 Aβ 生成增加,促进 Aβ 聚集以及增加其神经毒性。

(二)早老蛋白基因突变

PS 包括 PS-1 和 PS-2,两者为高度同源的跨膜蛋白,有 50%～80% 的显性遗传家族性 AD 与 PS 的基因突变有关。 PS 作为 γ 分泌酶复合体的主要组分,参与 APP γ 位点的切割,直接参与 Aβ 的生成。 PS 基因突变的家族性 AD 患者脑内有 Aβ 生成的增加,并以 Aβ_{42} 为主,这提示 PS 的病理突变可增加分泌酶的活性并改变酶切特性。

另外,PS-1 突变亦可影响 tau 蛋白的异常磷酸化。 病理突变的 PS-1 促进 GSK-3β 的活性,从而增加 tau 蛋白的磷酸化状态。 PS 的突变还可破坏钙离子的稳态,增加氧自由基的产生,包括影响 Akt/PKB 和 JAK 激酶在内的信号转导途径而诱导细胞的凋亡。

(三)载脂蛋白 E ε4 等位基因与迟发性 AD

在人群中,ApoE 主要有 3 种等位基因,包括 ε2、ε3 和 ε4。 其中 ε3 最为常见,在人群中出现概率为 80%。 已经明确 ε4 是迟发性 AD 的遗传性易感因子。 两个 ε4 拷贝携带者的 AD 发病率约增加 12 倍,而 AD 患者携带 ε2 的频率极低,目前认为 ε2 是保护性的。 在脑内,ApoE 主要由星形胶质细胞产生,它是脑内高密度脂蛋白样颗粒中的主要脂蛋白成分。 ApoE 通过结合细胞表面的 ApoE 受体,在脑内参与胆固醇和其他脂质的转运。 ApoE 通过受体介导的内吞作用进入细胞后,可被转到细胞表面或在细胞内被降解。 在 CNS,ApoE 通过胆固醇的转运参与脑损伤后的修复以及突触结构的维持和可塑性变化。

ApoE 可参与调节 Aβ 的产生、聚集、脑内的内吞降解及跨血脑屏障转运等过程,而 ApoE ε 4 可从多个方面影响 Aβ 的代谢,增加 Aβ 在脑内的含量。 此外,ApoE ε 4 还可能通过非 Aβ 依赖的途径促进 AD 的病理进展,如 ApoE ε 4 可促进脑内的炎症反应。

ApoE 与 NFT 也有一定关联。 研究认为,促进 NFT 形成的因素是 ApoE ε 3 或

ApoE ε2 的缺失，而不是 ApoE ε4 的存在。 其可能机制为：ApoE ε3 或 ε2 与 tau 蛋白结合可防止后者被过度磷酸化。 相反，ApoE ε4 不与 tau 蛋白结合，裸露的 tau 蛋白易被过度磷酸化。

（四）tau 蛋白基因异常

tau 蛋白作为 AD 最主要的两种病理结构之一的组成蛋白，至今未在 AD 病人中发现其基因的突变。 tau 基因突变的研究来自于 17 号染色体连锁遗传的额颞叶痴呆帕金森病 (inherited frontotemporal dementia with Parkinsonism linked to chromosome-17, FTDP-17)。 已从 FTDP-17 家系中鉴定出 30 多种 tau 突变基因，包括编码区的错义突变、缺失突变、沉寂突变以及外显子 10 下游内含子剪切位点附近的内含子突变。 其中很多突变涉及 tau 蛋白的功能，例如降低 tau 蛋白与微管的结合能力，并促进 tau 蛋白聚积。 而有的突变在非编码区，这些突变会干扰可变剪辑机制而使得 4R-tau 和 3R-tau 比例发生改变，从而促进 tau 病理改变。 tau 突变可导致痴呆，尽管不是 AD，提示了 tau 蛋白对痴呆性疾病的病理意义。

第四节　常用的实验动物模型

一、非转基因动物模型

对 AD 机制的研究可采用多种动物模型。 早期研究通常采用特定脑组织部位的损毁模型，例如海马损伤、穹窿切断、含胆碱能神经元的核团 Meynert 基底核的损毁等，这些模型在某些方面与 AD 有不同程度的关联，但其模拟 AD 的病理却有明显的缺陷。 另外，有用外周给药的方式诱导类似 AD 相关的脑病理改变（例如慢性给予 D-半乳糖或高剂量铝制剂等），这类动物模型已逐渐少见。 随着对 Aβ 在 AD 病理机制中作用的认识，有些研究采用向海马内或脑室内急性或慢性注射 Aβ 来模拟 AD 脑内 Aβ 诱导的损伤。 由于 AD 是老化相关性疾病，因此也有用老年动物来进行实验研究。 但是，只有灵长类动物和某些品种的狗具有典型的老年斑病理，而啮齿类动物极少或没有淀粉样斑块的出现，研究者认为这可能与啮齿类动物的 Aβ 序列与高等动物不同有关。 亦有研究者利用快速老化动物来模拟 AD，例如 SAMP8 品系小鼠，该品系动物脑内有 Aβ 的沉积和 tau 蛋白磷酸化的增加。

二、转基因动物模型

PDAPP 小鼠模型是最早的 AD 转基因动物模型，其转入了突变型 APP（V717F），由血小板衍生生长因子 β 启动子（platelet-derived growth factor-β promoter）控制。 该模型动物脑内有 Aβ 沉积，以及突触丢失、小胶质细胞和星形胶质细胞的反应等病理改变，Aβ 斑的形成在 6~9 个月明显发展。 Tg2576 小鼠模型是应用最广的 AD 动物模型，它表达双病理突变（K670N/M671L）的人 APP695，在海马 CA1 区有显著的神经元丢失，且在其他病理改变和学习功能损害方面与 PDAPP 动物相似。 研究发现，Tg2576 鼠在 8 月龄时，APP 基因表达可增加 2 倍并开始出现明显的 Aβ 斑。 这种动物 $Aβ_{40}$ 可增加 5 倍，$Aβ_{42}$ 可增加 14 倍。 随着转基因技术的发展和投入的增加，目前已成功制备了多种双转基因和多转基因动物模型。 例如携带病理突变的 APP 和 PS1 基因的小鼠，有 $Aβ_{42}$ 的显著增加；携带突变的 tau、PS1 和 APP 基因的动物，其 tau 蛋白病理改变更为显著。

第五节　阿尔茨海默病治疗的研究基础与策略

针对 AD 的发病机制，目前对其治疗主要集中在以下几个方面，包括作用于分泌酶和针对受体的抑制剂、阻断剂和激动剂、神经营养和神经生长因子以及抗感染治疗、免疫疗法等。

一、针对 β 淀粉样蛋白

鉴于 Aβ 在 AD 病理机制中的重要地位，干预 Aβ 的产生以及促进其清除的研究受到广泛重视。

（一）β 分泌酶或 γ 分泌酶抑制剂与 α 分泌酶激动剂

β 分泌酶有 BACE1 和 BACE2 两种亚型，两者都属于天冬氨酸蛋白酶类。 BACE1 由于其底物的专一性曾被认为是最有希望治疗 AD 的药物靶点，但近期研究发现 BACE1 还有许多底物蛋白，这使得其副作用增加。 目前，BACE1 抑制剂和抗体在向临床转化中遇到很多的困难，有些药物已经停止临床研究。

与 β 分泌酶相比，对 γ 分泌酶的作用机制和催化部位拓扑结构的了解较少，另外因其对 notch 信号系统的作用可能同时产生副作用等原因，这使得对 γ 分泌酶抑制剂的临床研究和研发存在不少困难。 ADAM 家族的 α 分泌酶本身亦参与多种信号通路机制，目前认为诱导 α 分泌酶激活的药物具有潜在的临床应用价值。

（二）阻止 Aβ 的聚集或加速 Aβ 的清除

Aβ 主动免疫或注射抗 Aβ 抗体的免疫疗法能加快 Aβ 的清除并阻止其聚集，是降低脑内 Aβ 的有效方法。 其机制包括：①促进 Aβ 从 CNS 向血浆重新分布；②Aβ 抗体可通过 Fc 受体信号转导，激活单核细胞和小胶质细胞清除 Aβ；③抑制 Aβ 的聚集，促进 Aβ 聚集体的解聚。 从临床效果来看，Aβ 抗体清除 Aβ 的效果非常强，但是，其长期的延缓认知功能下降的保护作用却非常有限。

除免疫治疗外，目前的研究还试图从激活 Aβ 降解的相关酶、促进 Aβ 向外周转运、利用金属螯合剂抑制 Aβ 的聚积及应用短肽或化学药物（如 3-氨基-1-丙磺酸）抑制 Aβ 聚集等多个角度进行探索。

二、针对 tau 蛋白异常磷酸化

抑制 tau 蛋白过度磷酸化的化合物有可能成为防治神经退行性疾病的药物，一些蛋白激酶的抑制剂已成为研究的靶点。GSK-3β 和 CDK5 是 tau 蛋白异常磷酸化的关键酶，目前已经开发了针对这些酶的抑制剂，临床效果和副作用尚在研究之中。另外，一些化合物如亚甲蓝，具有溶解神经元纤维缠结、抗氧化应激及增强线粒体功能的作用，临床研究显示可改善认知功能。此外，tau 的免疫治疗研究也已经开展起来。

三、针对炎症反应

AD 患者脑组织中有明显的星形胶质细胞的异常激活和小胶质细胞介导的炎症反应，胶质细胞反应和炎症可发挥保护和损伤两个方面的作用。在 AD 早期，有些脑区有 Aβ 的分布和胶质细胞反应的增加，此时神经元损伤并不明显，提示这些胶质细胞可能发挥一定的保护作用；而在神经元损伤明显的部位，一般认为炎症反应主要介导损害作用。研究发现，长期应用非甾体类抗炎药（nonsteroidal anti-inflammatory drugs，NSAID）人群的 AD 患病率明显较低，该类药物可同时对几个炎症靶点起作用，包括环氧酶-1、环氧酶-2 和过氧化物酶体增生物激活受体（peroxisome proliferator-activated receptor，PPAR）。基于 NSAID 的安全性，人们对此类抗炎药用于 AD 的预防和延缓症状寄予厚望。但目前直接针对 AD 患者的研究结果却不乐观。

四、针对神经递质系统

（一）胆碱酯酶抑制剂

胆碱酯酶抑制剂（AChEI）可以提高脑内 ACh 的含量，改善 AD 的认知功能及行为症状，是最早被美国 FDA 批准的治疗 AD 的药物。尽管 AChEI 的治疗效果有限，但其耐受性好，目前仍是治疗 AD 的一线药物。目前国际上临床应用较广的 AChEI 药物包括多奈哌齐、利斯的明和加兰他敏，其中利斯的明和加兰他敏是植物提取药。我国也开发出一种从植物中提取的 AChEI"石杉碱甲"，其在国内应用较多。

AChEI 药物的作用机制可能比原先设想的要复杂。例如，加兰他敏除抑制胆碱酯酶外，还可作用于突触前膜的乙酰胆碱受体，诱导 ACh 释放的增加。

（二）NMDA 受体拮抗剂

谷氨酸的 NMDA 受体在学习记忆机制及其他脑功能活动中发挥重要作用，但 NMDA 受体过度兴奋介导的毒性效应亦参与 AD 的脑损伤机制。美金刚（memantine）是 NMDA 受体的非竞争性拮抗剂，其可拮抗谷氨酸的兴奋毒性作用，是临床上目前应用较多的治疗 AD 的药物。

五、精神和生活方式的调整

研究发现社会接触面广、性格开朗的人群其 AD 发病率相对较低，而应激则被认为是导致 AD 的危险因素。 动物研究发现，应激可促进 Aβ 生成和 tau 蛋白磷酸化。 相反，如果动物在丰富环境中饲养，可减少 AD 转基因动物中老年斑的形成，其机制涉及 Aβ 降解酶表达的增加。 另外，合理饮食和适量运动等生活方式对预防和延缓 AD 发生具有积极意义。

六、其他

针对 AD 发病的其他可能机制，目前治疗 AD 的措施还包括：①降低胆固醇疗法，动物实验表明，他汀类降胆固醇药物辛伐他汀可降低 Aβ 的生成和沉积，利用降胆固醇药物控制脑内 Aβ 的水平并进一步防治 AD 目前正在引起更多的重视。 ②抗过氧化物和自由基清除剂，通过降低并阻止活性氧和自由基对神经细胞的损伤，可延缓脑组织的退行性变，应用维生素 C、维生素 E 复方制剂改善 AD 症状的治疗正在临床试验阶段。 ③调节能量代谢，根据 2 型糖尿病是 AD 的重要危险因素，提出抗糖尿病药物可用于 AD 的治疗或症状的缓解。 ④神经营养因子，神经营养因子可促进基底前脑胆碱能神经元的存活和分化，防止胆碱能神经元的丢失。 神经营养因子一般不易透过血-脑屏障，因此目前研究的重点是如何促进这类因子透过血-脑屏障。 ⑤性激素疗法，老年人脑内 Aβ 的增加还与性激素的下降有关，调节激素水平从而改善 AD 的脑损害也是一个研究的方向。 ⑥针对老化，老化是 AD 的主要病因，老化主要是由脑内氧化损伤的累积、性激素系统的低下、代谢系统和自身调节系统功能的下降以及神经递质和调质系统的变化等多因素导致，老化对 AD 病理的形成和发展起一定的推动作用。 因此，抗衰老也是一个非常值得关注的问题。 中医探索的补肾抗 AD 也属这个理念。

总之，目前有关 AD 治疗的临床和基础研究非常活跃。 在临床方面，AChEI 和 NMDA 受体拮抗剂仍是治疗 AD 的一线药物，而抗炎药和抗氧化药可作为辅助治疗的措施。 在基础研究方面，尽管 Aβ 和 tau 蛋白在 AD 整个病理过程中扮演着核心角色，但相关的靶向性药物在临床应用中的效果却非常有限。 这可能是一旦出现临床 AD 的症状，脑内的损害已经很严重，此时 Aβ 的清除并不能有效地修复已损害的脑功能。 因此，早期诊断和早期治疗是重中之重。 另一方面，逆转已经异常的脑功能是接下来研究需要解决的关键问题，表观修饰的调节和促进神经元的新生可能是此方面潜在的作用靶点。

（朱粹青　许玉霞）

第十六章　睡眠与睡眠障碍

　　人生约 1/3 的时间在睡眠中度过，睡眠是生活必不可少的过程，如同空气、水和食物一样重要。 充足的睡眠能消除疲劳，恢复体力，增强免疫力，稳定情绪，促进生长发育，加快皮肤再生，是大脑发挥正常运动和认知功能的保障。 但是，人们尚未充分认识到睡眠的重要性，由于工作、学习压力，以及不良生活习惯等而忽略睡眠时间的保障。 睡眠剥夺是现今普遍存在的社会现象，广泛影响着人们包括青少年的生活质量。 因睡眠剥夺而造成的警觉和判断障碍，不仅降低工作和学习的效率，而且增加事故发生率，给工作和日常生活带来了严重的危害。 本章将介绍睡眠的生物学、睡眠-觉醒调节的神经生物学机制和常见的睡眠障碍。

第一节　睡　　眠

　　人类对睡眠的认识随着脑电记录技术的发展而逐渐深入。 1875 年，英国生理学家 Caton 从家兔和猴脑上记录到电活动，1929 年德国精神病学家 Hans Berger 首次记录到了人类的脑电波，并发现脑电波在睡眠和觉醒状态下存在显著差异。 在头皮表面记录到的自发脑电活动称为脑电图（electroencephalogram，EEG）。 通过对脑电图形态的研究，人们开始认识睡眠的客观过程，并根据 EEG 的形态将睡眠分为不同的时相。

一、睡眠时相及生理意义

（一）睡眠的两种时相

　　在睡眠过程中，随着睡眠深度的不同，脑电图发生各种不同的变化。 在 20 世纪 50 年代，美国芝加哥大学的 Aserinsky 和 Kleitman 在研究婴儿睡眠时发现，婴儿在睡眠后出现快速眼球运动为特征的"活动"相睡眠。 之后 Kleitman 和 Dement 在对成人的研究中，将脑电活动与眼球运动相结合，明确肯定了人类睡眠存在 2 种类型，即非快动眼睡眠（non-rapid eye movement sleep，NREM 睡眠）和快动眼睡眠（rapid eye movement sleep，REM 睡眠）。 根据这两种睡眠脑电波的形态，NREM 睡眠又称慢波睡眠（slow wave sleep），REM 睡眠又称快波睡眠（fast wave sleep）或异相睡眠（paradoxical sleep，PS）。 根据脑电波的频率和波幅，结合肌电波和眼电波的变化，可以正确区分 NREM 睡眠和 REM 睡眠。

（二）NREM 睡眠的分期及其生理意义

在 NREM 睡眠期间，全身代谢减慢，与入睡前安静状态相比，总体代谢率下降 10％～25％；脑血流量减少，脑内大部分区域神经元活动下降；循环、呼吸和交感神经系统的活动水平都有一定程度的降低。表现为呼吸变浅、变慢而平稳，心率减慢、血压下降、体温降低、全身感觉功能减退、肌张力减弱（但仍能保持一定的姿态）、无明显的眼球运动。1968 年，Allan Rechtschaffen 和 Anthony Kales 首次根据正常睡眠状态将 NREM 睡眠分为 4 期（R & K 分期）。此后 40 年来，随着现代电子技术、生物传感器技术和计算机技术的发展，以及人们对睡眠及相关事件认识的深入，2007 年美国睡眠医学学会制定了睡眠及相关事件评分手册，将 NREM 睡眠的分期由 4 期改为 3 期（表 16-1，图 16-1）。成年人睡眠分期：清醒期（stage of wakefulness，Stage W）、NREM 1 期、NREM 2 期、NREM 3 期和 REM 期。

表 16-1　睡眠-觉醒时相的判断标准（美国睡眠医学学会睡眠分期指南，2007）

清醒期		注意力集中或紧张时，呈现 16～25 Hz 的低幅 β 波（10～30 μV）；安静闭眼时，主要呈现 8～13 Hz，波幅为 20～40 μV 的 α 波；肌电活跃
NREM 睡眠	1 期	浅睡期，注意力丧失；α 波所占比例减少至 50％以下，出现低幅、低频 θ 波（4～7 Hz）；伴有慢动眼，肌张力较清醒期低
	2 期	在低幅、混合频率脑波的基础上，出现睡眠纺锤波（11～16 Hz）和 κ 复合波（由正向和负向大慢波组成）；肌张力显著降低，无眼球运动，易被唤醒
	3 期	呈现中或高波幅的 δ 波（0.5～2 Hz，>75 μV），比例>20％；肌张力低或静息，无眼球运动，不易被唤醒
REM 睡眠		呈现低幅 θ 波，伴有快速眼球运动，肌电安静

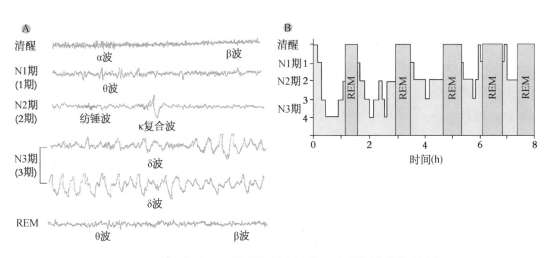

图 16-1　成人觉醒与睡眠不同阶段的脑电图波形(A)及睡眠时相转换示意图(B)

1. 清醒期（Stage W）　清醒状态下，注意力集中或紧张时，呈现 16～25 Hz 的低幅（10～30 μV）β 波；安静闭眼时，主要呈现频率为 8～13 Hz，波幅为 20～40 μV 的 α 波；肌电活跃。

2. NREM 1 期睡眠（Stage 1/N1，为 R&K 分期的 1 期）　为浅睡期，是由 W 期过渡到其他睡眠期的时段，或睡眠期间出现体动后的过渡时段。　α 波所占比例减少至 50％以下，出现低幅、低频 θ 波（4～7 Hz）。　人对周围环境的注意力已经丧失，处于似睡非睡、迷迷糊糊的状态。　伴有慢动眼，有肌张力，但一般低于清醒期水平。

3. NREM 2 期睡眠（Stage 2/N2，为 R&K 分期的 2 期）　在低幅、混合频率脑波的基础上，出现睡眠纺锤波和 κ 复合波。　睡眠纺锤波频率约为 11～16 Hz（大部分频率为 12～14 Hz）串联的脑电波，整体形状像纺锤形，持续时间≥0.5 秒。　κ 复合波形态上先出现一个向上的负向波，紧接着一个向下的正向波，持续时间≥0.5 秒。　此期全身肌张力显著降低，几乎无眼球运动，表明已经入睡，但易被唤醒。

4. NREM 3 期睡眠（Stage 3/N3/慢波睡眠，SWS，为 R&K 分期的 3/4 期）　出现中或高波幅的慢波 δ 波，所占比例超过 20％，频率为 0.5～2 Hz，波幅标准为＞75 μV。　无眼球运动，肌张力明显受抑制，可以呈现如同 REM 睡眠期的静息状态。　睡眠程度深，对外界的刺激阈值明显升高，不容易被唤醒。

N1～N2 期睡眠浅，N3 期睡眠深。　成年人绝大部分深度 NREM 睡眠出现在上半夜，下半夜则以浅度 NREM 睡眠为主。　NREM 睡眠有着重要的生理意义，在深度 NREM 睡眠时，人体的免疫功能提高，生长激素分泌增加。　生长激素有助于核糖核酸和蛋白质的合成，这种同化作用与睡眠时机体的恢复机制有关，促进全身细胞的新陈代谢，有利于养精蓄锐，为觉醒时的活动做好准备。　睡眠剥夺后主要表现为 NREM 睡眠，特别是深度 NREM 睡眠补偿性增加，可见深度睡眠对保证人体健康的重要意义。

（三）REM 睡眠及其生理意义

REM 睡眠呈现低幅的 θ 波（4～7 Hz）（图 16-1），以快速的眼球运动为特征（50～60次/分），肌电明显减弱甚至消失，尤其以颈后及四肢肌肉为显著，呈姿势性张力弛缓状态，由此与觉醒相区别。　REM 睡眠无分期，虽然躯体肌肉处于放松休息状态，大部分脑区神经元却表现出类似于觉醒期的活动，故又称之为异相睡眠。　与 NREM 睡眠期相比，脑代谢和脑血流量显著增加，脑组织温度升高；自主神经功能活动波动大，呼吸浅快而不规则，心率加快，血压波动，瞳孔时大时小；体温调节功能丧失；各种感觉功能显著减退；肌张力显著降低，呈松弛状态，但支配眼球运动、呼吸运动的肌肉持续活动；阴蒂或阴茎时有勃起。

REM 睡眠仅在哺乳动物和雏鸟的睡眠中出现。　人类的 REM 睡眠随着年龄的增长而变化。　在婴幼儿期 REM 睡眠占时较多，新生儿平均每昼夜睡 15～18 小时，其中 50％以上时间是 REM 睡眠；而早产婴儿的 REM 睡眠更多，可达 75％以上。　儿童自 5 岁开始，REM 睡眠已和成年人相近，约占每晚总睡眠量的 20％～25％。　可见 REM 睡眠对婴幼儿的发育具有十分重要的意义。　REM 睡眠每晚平均间隔 90 分钟出现一次。　由于 REM 睡眠和觉醒状态相似，这种间隔出现可能对保持成人和动物睡眠的"警戒"水平非常重要。此外，REM 睡眠与记忆、体温调节、一些疾病的发生（如急性脑血管疾病、心绞痛、哮喘、消化性溃疡等）、阴茎勃起等密切相关。

（四）睡眠时相交替

睡眠呈现周期性变化，正常睡眠通常始于 NREM 睡眠 N1～N2 期，然后再到 N3 期，接着出现 REM 睡眠，完成第一个睡眠周期，共约 90 分钟。上述睡眠周期在整夜睡眠中重复 4～6 次，N 期睡眠逐渐缩短，R 期睡眠逐渐延长。在典型情况下，第一个睡眠周期中，N3 期睡眠占主导地位，随后逐渐减少。睡眠结构图可清楚了解睡眠结构情况。以纵坐标表示清醒状态及各期睡眠时相，以横坐标表示时间流程（图 16-1B）。从一个 REM 睡眠至下一个 REM 睡眠平均相隔时间约为 90 分钟，婴儿的时间间隔约为 60 分钟。成人 8 小时睡眠时间内各期的时间大致为：N1 期睡眠占 ≤5%，N2 期睡眠占～50%，N3 期睡眠占 20%～25%，REM 睡眠占 20%～25%。

除 NREM 睡眠与 REM 睡眠的循环交替外，NREM 睡眠阶段的各期与 REM 睡眠均可直接转变为觉醒状态。正常成年人由觉醒转入 NREM 睡眠，不会直接转入 REM 睡眠。

二、睡眠-觉醒调控

自 20 世纪 30 年代开始，人们运用毁损和刺激方法在动物大脑中寻找影响睡眠和觉醒的区域，这为研究人类睡眠和觉醒机制提供了神经解剖学基础。通过记录脑内特定区域神经细胞的电活动，明确了一些睡眠-觉醒的细胞调控机制，但更多的研究则聚焦于神经递质对睡眠-觉醒的调节作用。随着近年来神经科学研究新技术的发展，光遗传学及药理遗传学技术在睡眠研究领域的应用，进一步促进了人类对睡眠和觉醒调控机制的认识。目前认为睡眠和觉醒的发生与维持有特定的神经核团参与，通过脑内神经递质和内源性睡眠促进物质共同作用、相互影响而实现，其本身又受昼夜节律、人体生物钟及内环境的影响与调控。

20 世纪初期，Hess WR 等极少数学者曾提出存在睡眠中枢的观点，但当时人们普遍认为，睡眠是源于因疲劳而引起的大脑活动的减缓；还有人认为，感觉信息传入大脑维持了觉醒状态，这种信息传入的停止则产生睡眠。这种睡眠的"被动"学说或脑的"去传入"理论，随着机体内睡眠相关结构的鉴定而被一一否定。目前，广为接受的是睡眠的"主动"学说，即睡眠是一个主动的过程，是 CNS 与睡眠调节相关的神经结构（睡眠中枢）积极活动的结果。生物体脑内存在两个系统，一个促进觉醒，另一个促进睡眠。这两个系统均由众多的神经核团和递质组成与参与，彼此间形成相互作用、相互制约的神经网络，以调节睡眠-觉醒的发生与维持（图 16-2）。

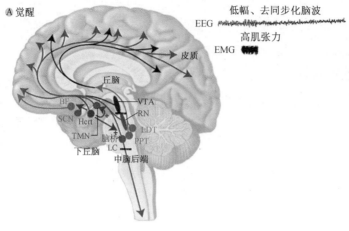

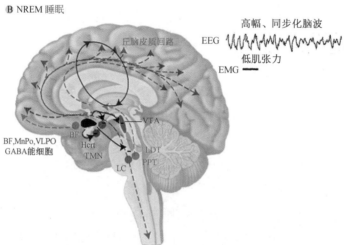

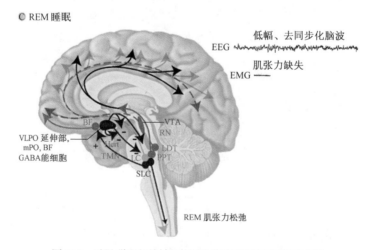

图 16-2　睡眠-觉醒相关神经核团及递质调控神经网络模式图

注：各神经递质系统分别以不同的颜色表示：红色，NE、His、5-HT；橘黄色，ACh；深红色，Hcrt；粉红色，DA；深紫色，GABA 能和谷氨酸能 NREM 和 REM 睡眠神经元。 BF：基底前脑；LC：蓝斑核；LDT：外侧被盖核；mPO：下丘脑视前区中部；PPT：脑桥被盖核；RN：中缝核；SCN：视交叉上核；SLC：蓝斑下区；TMN：结节乳头核；VLPO：腹外侧视前区；VTA：腹侧被盖区

（一）觉醒促进系统

1. 脑干促觉醒系统　20 世纪 40～50 年代，Moruzzi 和 Magoun 先后提出，脑干网状结构对于维持大脑皮质兴奋、保持机体觉醒具有极其重要的作用。他们对猫的电刺激研究显示，反复刺激睡眠中猫的延髓、脑桥和中脑网状结构的内侧区，可使其觉醒，EEG 也由慢波很快转变为清醒时的去同步化快波。破坏中脑被盖中央区的网状结构，而未伤及周边部的特异性上行传导束，动物可进入持续性昏睡状态，脑电呈现持续性慢波。因此认为，在脑内存在上行网状激动系统（ascending reticular activating system，ARAS），此系统的正常活动可维持大脑皮质的觉醒状态。但后续的研究发现，脑干、中脑、脑桥部向前脑投射的引起觉醒的细胞主要是位于特定核团内的单胺能和胆碱能神经元，而非位于网状系统内的细胞。目前认为脑干内与觉醒相关的系统包括蓝斑核 NE 能神经元、中缝核 5-HT 能神经元、中脑 DA 能神经元和脑桥-中脑 ACh 能神经元。此外，最新研究结果提示脑干臂旁核和蓝斑前区的谷氨酸能神经元是调控觉醒的重要区域。

（1）蓝斑核 NE 能神经元：蓝斑（LC）神经元的轴突不仅可分为升、降支，且在行程中反复分支，广泛分布在脑及脊髓各部位。LC 发出的上行神经纤维经下丘脑、基底前脑，投射至大脑皮质，刺激大脑皮质诱发觉醒。LC 神经元放电在觉醒期活跃，NREM 睡眠时减弱，REM 睡眠时停止。

LC 是脑内 NE 能神经元最多、最集中的地方。NE 通过作用于不同的受体而选择性地兴奋其他觉醒系统，抑制睡眠。如 NE 通过 $\alpha 1$ 受体兴奋前脑的 ACh 能神经元，通过 $\alpha 2$ 受体抑制基底前脑和视前区而促进觉醒。NE 能神经元及终末的自身 $\alpha 2$ 受体，兴奋后通过影响钾离子、钙离子通道，从而减少 NE 的释放，降低 NE 能神经元的活性。此外，$\alpha 1$ 受体拮抗剂哌唑嗪，通过阻断突触后膜 $\alpha 1$ 受体而诱发睡眠；$\alpha 2$ 受体拮抗剂育亨宾，通过阻断突触前膜抑制性 $\alpha 2$ 自身受体，增加 NE 的释放，进而激活 $\alpha 1$ 受体，抑制睡眠的发生。

（2）中缝核 5-HT 能神经元：中缝核（RN）是脑内 5-HT 能神经元分布的主要部位。与 NE 能神经元相似，5-HT 能神经元放电在觉醒期最为活跃，NREM 睡眠时减弱，REM 睡眠时停止，表明 5-HT 有促觉醒作用。但 5-HT 能神经元的活动度似乎与低兴奋度的觉醒状态更相关，诸如动物梳理毛发或其他一些刻板的节律运动。

5-HT 受体亚型种类繁多，以致 5-HT 在睡眠觉醒调节中作用复杂，促觉醒作用的受体主要是 5-HT1A、5-HT3。例如，5-HT1A 部分激动剂丁螺环酮（buspirone）和吉吡隆（gepirone）皮下注射可使大鼠清醒期延长，各睡眠成分缩短；选择性 5-HT3 受体激动剂氯苯胍（m-chlorophenyl biguanide）注入大鼠侧脑室可增加觉醒，减少 NREM 和 REM 睡眠。

（3）中脑 DA 能神经元：中脑 DA 能神经元与觉醒调控相关，其上行神经纤维投射走行与上述蓝斑 NE 能和中缝核 5-HT 能神经元相似，主要投射至基底前脑和大脑皮质。这些 DA 能神经元放电特性也与 NE 能与 5-HT 能神经元相似，在觉醒期最为活跃，NREM

睡眠时减弱，REM 睡眠时停止放电。

位于中脑黑质致密部和腹侧被盖区的 DA 能神经元，其纤维主要投射到纹状体、基底前脑和大脑皮质。 这部分 DA 能神经元的放电特性并不随睡眠觉醒时相的转变而变化，外源性促进 DA 能神经元传递的药物对睡眠-觉醒以及 NREM-REM 周期有一定的影响。 例如，可卡因通过阻断 DA 和 NE 的再摄取，安非他命通过刺激 DA 的释放，均可增加觉醒，减少睡眠。 由此推测 DA 能神经元可能通过与其他神经递质系统的相互作用，调节睡眠觉醒。 另有研究发现，特异毁损大鼠黑质内 DA 能神经元，减少背侧纹状体内 DA 的含量，或运用光遗传学方法特异性激活背侧纹状体内 DA 能神经末梢，增加 DA 的释放，分别引起动物觉醒和睡眠，提示与其他部位的 DA 作用相反，来源于黑质的 DA 可抑制觉醒，促进睡眠。

（4）脑桥-中脑 ACh 能神经元：脑干内有两群 ACh 能神经元，分别位于脑桥吻侧和中脑尾侧的外侧被盖核（LDT）及脚桥被盖核（PPT）。 两者发出的上行纤维经腹侧延伸到下丘脑和基底前脑，经背侧由丘脑中继，向上广泛投射到大脑皮质，刺激大脑皮质兴奋。 LDT 和 PPT 的神经元放电在觉醒期活跃，NREM 睡眠期减弱，REM 睡眠期又重新活跃。 因此，引起大脑皮质兴奋的 ACh 能神经元放电并不一定伴随觉醒行为的产生，如在脑桥中脑被盖区给予 ACh 能受体激动剂卡巴胆碱，能兴奋大脑皮质，伴肌张力消失状态（类似 REM 睡眠）。

（5）臂旁核及蓝斑前区谷氨酸能神经元：脑干中与觉醒相关的区域可能还包括含谷氨酸能神经元的臂旁核（PB）及蓝斑前区（PC），它们发出大量上行纤维投射至外侧下丘脑、基底前脑和大脑皮质。 这些谷氨酸能神经元主要是觉醒和 REM 睡眠相关的神经元。细胞特异性毁损 PB-PC 区域可造成动物进入昏迷状态，而通过药理遗传学方法激活 PB 内神经元，动物可持续觉醒 12 小时以上，提示 PB 是调控觉醒的重要神经核团。

2. 前脑促觉醒系统 Adametz 和 Posner 等发现，动物或人在急性脑干觉醒系统毁损后数月内，他们的觉醒-睡眠周期可以恢复。 这表明在正常情况下前脑的作用可能依赖于脑干的觉醒效应，在失去来自脑干的输入后，前脑也可重组发挥活化大脑皮质的功能。 前脑参与觉醒的系统包括结节乳头核组胺能神经元、下丘脑食欲素能神经元、基底前脑 ACh 能神经元和基底前脑非胆碱能神经元。

（1）结节乳头核组胺能神经元：中枢组胺能神经元的胞体集中分布在下丘脑后部的结节乳头核（TMN），纤维广泛地投射到不同的脑区，同时也接受睡眠中枢——腹外侧视前区（VLPO）发出的抑制性 GABA 能及甘丙肽（galanin, GAL）能神经纤维的支配。 下丘脑外侧部的食欲素能纤维也投射到 TMN。 TMN 神经元自发性放电活动随睡眠-觉醒周期而发生变化。 觉醒时放电频率最高，NREM 睡眠期减弱，REM 睡眠期放电终止。 脑内组胺释放呈明显的睡眠觉醒状态依赖性，清醒期是睡眠期的 4 倍。 脑内的组胺受体分为 H1、H2 和 H3 亚型。 常见的第一代 H1 受体阻断药有明显的嗜睡作用。 阻断 H1 受体或抑制组胺合成酶可降低脑内组胺及诱发睡眠。利用 H1 受体基因敲除动物，发现 H1 受体是控制中途觉醒的重要受体，药物阻断 H1 受体，中途觉醒次数显著减少。食欲素、EP4 激动剂、H3 受体拮抗剂等可激动组胺系统引起觉醒。

（2）下丘脑食欲素能神经元：食欲素神经元具有维持睡眠和抑制 REM 睡眠的作用，分布于下丘脑外侧及穹窿周围，数量仅数千个，其纤维和受体分布十分广泛。纤维投射至整个大脑皮质、基底前脑及脑干，在 TMN 和 LC 区的投射尤其密集，促进觉醒相关递质的释放，减少睡眠，增加和维持觉醒。同时，食欲素能神经元本身也受来自上行觉醒系统，包括 LC、DR 和 PB，以及来自大脑皮质和杏仁核的纤维支配。此外，食欲素能神经元作为 VLPO 最多的纤维传入者，通过与 VLPO 的交互联系，在睡眠-觉醒周期调控中可能发挥重要作用。顺行追踪研究显示食欲素能神经元直接接受来自视交叉上核（SCN）的投射，这条神经通路可能是昼夜节律系统参与睡眠-觉醒周期调节的解剖学基础之一。

食欲素能神经元变性是人类发作性睡病的重要病因。食欲素基因敲除或特异性毁损食欲素能神经元，小鼠表现出人类发作性睡病样症状，包括猝倒和病态 REM 睡眠等；狗食欲素 R2 基因自发突变后也表现出发作性睡病的症状。向大鼠或小鼠的 TMN 灌注食欲素，或在 LC、LDT、脑室内局部给予食欲素，可抑制睡眠，增加觉醒。光遗传学方法激活食欲素能神经元，可快速唤醒动物。这些结果表明，食欲素是很强的促觉醒物质。

（3）基底前脑 ACh 能神经元：基底前脑 ACh 能神经元对维持大脑皮质的兴奋具有重要作用。它们接受来自脑干及下丘脑觉醒系统的纤维投射，进而广泛投射到大脑皮质，激活皮质锥体细胞。电生理研究显示，基底前脑的 ACh 能神经元在觉醒和 REM 睡眠期活跃，放电频率与脑电的 γ 波（30～60 Hz）及 θ 波（4～7 Hz）的强度呈正相关，与 δ（1～4 Hz）的强度呈负相关。由此认为，基底前脑的 ACh 能神经元与觉醒和 REM 睡眠期间产生高频率的 γ 波和 θ 波有关。

（4）基底前脑非乙酰胆碱能神经元：除胆碱能神经元外，基底前脑还分布有 GABA 能神经元和少量谷氨酸能神经元。大脑皮质兴奋时，它们放电增加，其神经纤维投射到大脑皮质。基底前脑 GABA 能神经元投射并抑制大脑皮质的 GABA 能中间神经元及深层的锥体细胞，导致皮质环路的去抑制，而兴奋大脑皮质。同 ACh 能皮质投射神经元，基底前脑 GABA 能、谷氨酸能神经元的节律性放电与节律性 θ 样脑电活动相关。基底前脑非 ACh 能神经元与 ACh 能神经元共同组成了基底前脑中继站，中继从脑干及其他觉醒系统的神经纤维向皮质脑区投射。

（二）睡眠促进系统

1. 下丘脑腹外侧视前区　下丘脑腹外侧视前区（VLPO）是调节睡眠的关键核团之一。VLPO 的兴奋和睡眠量成正相关；选择性破坏 VLPO，睡眠量减少。

VLPO 分"密集区"和"弥散区"两个区域，不同区域对睡眠的影响并不相同。 毁损 VLPO 的密集区可使 NREM 睡眠时间减少 50％～60％，NREM 睡眠时间与残留神经元数目成正比；而毁损 VLPO 弥散区域可显著减少 REM 睡眠，而对 NREM 睡眠影响小。

VLPO 神经元发出的纤维投射到多个觉醒相关神经核团及脑区，例如 PPT 和 LDT 的 ACh 能、RN 的 5-HT 能、LC 的 NE 能、TMN 的组胺能神经元、臂旁核的谷氨酸能神经元及外侧下丘脑区域等，抑制觉醒脑区的活性，促进觉醒向睡眠的转化，特别是使深度 NREM 睡眠增加。 VLPO 在睡眠的启动和维持过程中，主要以抑制性 GABA 和甘丙肽作为神经递质。 VLPO 密集区的神经元发出纤维密集投射到 TMN，弥散区的神经元纤维则更多地投射到脑干的 LC 和 DRN。 VLPO 也接受上述觉醒核团内组胺能、NE 能、5-HT 能及谷氨酸能神经纤维的支配，但目前的研究尚未发现 DA 能神经元及基底前脑、脑干的 ACh 能神经元纤维投射到 VLPO。 离体脑片电生理研究发现，ACh、NE、5-HT 和 DA 可抑制 VLPO 的 GABA 能神经元。 尽管 VLPO 有大量的组胺能神经纤维支配，但组胺并不影响 VLPO 神经元的电活性。 睡眠中枢 VLPO 与主要觉醒系统在解剖学上的紧密联系，可能导致睡眠和觉醒系统功能上彼此强烈的交互抑制，形成一个双稳态反馈环路，促发睡眠-觉醒两种模式交替出现，而避免产生中间状态。

与正常大鼠相比，VLPO 毁损的大鼠仍有约 50％的睡眠量，说明除了 VLPO，脑内还存在其他抑制觉醒系统促进睡眠的区域。 最近研究显示腹侧纹状体，即伏隔核以及苍白球毁损可致大鼠觉醒量显著增加，并伴有睡眠片段化；脑干延髓的面神经旁区（PZ）在睡眠期间 c-Fos 表达增加，毁损后大鼠睡眠量显著减少。 此外，药理遗传学方法激活 PZ 的 GABA 能神经元，小鼠睡眠量显著增加。 这提示这些脑区也参与睡眠的调控。

下丘脑的 SCN 是哺乳动物的昼夜节律中枢，在睡眠觉醒周期中发挥重要的调控作用。尽管 SCN 至 VLPO 的神经纤维投射很稀少，但研究发现，SCN 发出的神经纤维可通过亚室旁核（SPZ）腹侧中继，再由 SPZ 发出纤维投射至下丘脑背内侧核（DMH），DMH 进而发出神经纤维投射到 VLPO 及下丘脑外侧食欲素能神经元等核团，调节睡眠和觉醒（图 16-3）。 由此推测，SCN 可能以 DMH 为中转站向 VLPO 传递睡眠节律信号。

2. 基底神经节和大脑皮质系统 基底神经节和大脑皮质可能也与睡眠的启动和维持有关。 1972 年，Villablanca 等研究发现，动物在被去除皮质和纹状体、完整保留低位脑干和间脑前区后，它们的睡眠周期发生异常，NREM 睡眠大大减少，提示基底神经节和大脑皮质在睡眠的诱发和维持方面发挥了一定的作用。 此外，电刺激尾状核与额叶皮质可引发皮质同步化活动和睡眠发生；毁损双侧前脑皮质可导致睡眠明显减少；破坏尾状核也会使睡眠暂时性下降。

最近研究发现，大鼠背侧纹状体毁损后，在睡眠上表现为类似 PD 患者睡眠总量的增加和睡眠的片段化。 而腹侧纹状体（伏隔核）及苍白球毁损大鼠的觉醒量显著增加，表明基底神经节在睡眠觉醒调控中具有重要作用。 此外，通过化学性毁损方法特异毁损黑质的

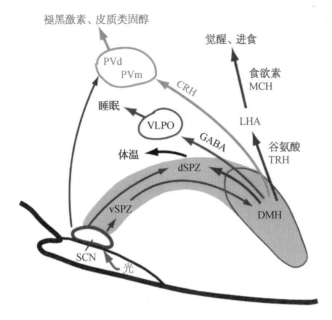

图 16-3　节律中枢 SCN 对睡眠-觉醒的影响

注：CRH：皮质激素释放激素；DMH：下丘脑背内侧核；dSPZ：亚室旁核背侧部；LHA：下丘脑外侧区；MCH：黑色素聚集激素；PVd：下丘脑室旁核背侧部；PVm：下丘脑室旁核内侧部；VLPO：腹外侧视前区；SCN：视交叉上核（改编自：Saper CB Nature，2005；Curr Opin Neurobiol. 2013）

DA 能神经元，耗竭纹状体内的 DA，大鼠觉醒量显著增加。而通过光遗传学方法激活纹状体内 DA 能神经元终末，增加纹状体内 DA 的释放，大鼠睡眠量增加。光遗传学方法直接激活苍白球 GABA 能神经元，大鼠睡眠量也增加。表明基底神经节来自黑质的 DA 递质具有促睡眠的作用，可能通过 D2 受体抑制纹状体间接通路上支配 GP 的 GABA 能神经元，从而使 GP 去抑制而促进睡眠。这与传统认为 DA 为觉醒递质的观点相反。

3. 基底前脑及视前区 γ-氨基丁酸能神经元　参与睡眠促进作用的 GABA 能神经元主要分布在基底前脑、视前区（POA）含有 α$_2$ 受体的神经核团和脑干、丘脑网状核，以状态选择性方式释放 GABA，抑制觉醒系统神经元。

基底前脑和 POA 的 GABA 能神经元由背侧投射纤维到下丘脑食欲素能神经元，下行性投射到组胺能神经元和篮斑核 NE 能神经元，促进睡眠。有别于基底前脑的 ACh 能和谷氨酸能神经元，基底前脑及 POA 的 GABA 能神经元在睡眠期放电明显高于觉醒期，在睡眠剥夺后的睡眠恢复期这些神经元的 c-fos 表达明显增加，提示基底前脑及 POA 对于促进睡眠具有重要作用。基底前脑及 POA 的 GABA 能神经元活性也受到很多觉醒递质影响。药理学研究显示，基底前脑和 POA 的 GABA 能神经元的兴奋性在觉醒期被 NE 所抑制，随着 LC 神经元放电减弱，GABA 能神经元去抑制而活化，促进 NREM 睡眠。

4. 脑干及丘脑的 γ-氨基丁酸能神经元　GABA 能神经元也局部分布于脑干网状结构和 LC。睡眠期 GABA 能神经元被选择性活化，抑制包括脑干网状结构和 LC 等在内的促觉醒系统的神经元。尾侧延髓网状结构的 GABA 能神经元及甘氨酸能神经元在 REM 睡眠期放电活跃，其神经纤维投射到脊髓，并抑制脊髓运动神经元。

1986 年，Elio Lugaresi 等在致死性家族失眠症患者尸检中发现，丘脑前部腹侧核和背内侧核严重退变，而其他脑区仅有轻度退行性改变。由此推断，丘脑前部在睡眠调节中起重要作用。大鼠和猴的丘脑网状核中大部分是 GABA 能神经元。1990 年，Steriade 和 McCarley 认为 NREM 睡眠 2 期中纺锤波是丘脑网状核中 GABA 能神经元与丘脑-皮质神经元之间相互作用的结果。从脑干投射到丘脑的 ACh 能神经纤维，可使网状核 GABA 能神经元超极化，并随即阻断纺锤波的出现。大脑皮质是 NREM 睡眠发生的执行机构，深睡期 δ 波活动的幅度和数量反映了大脑皮质的成熟程度，δ 波总是在丘脑-皮质神经元超极化时出现，因此任何使丘脑-皮质神经元去极化的因素皆可阻断 δ 波。

常用的催眠药和麻醉药可增加 GABA 能神经元介导的神经传导，且大多是作用于 GABA$_A$ 受体。GABA$_A$ 受体是一个五聚体，含有 GABA 识别位点、苯二氮䓬识别位点和 Cl$^-$ 通道 3 个部分。氟西泮、唑吡坦等苯二氮䓬类药物可与苯二氮䓬识别位点结合，通过 GABA 结合位点的变构相互作用，增加 Cl$^-$ 通道的开放，产生抑制性突触后电位，抑制觉醒系统 ACh 能和 NE 能神经元，从而诱发睡眠。

GABA$_B$ 受体是一个 G 蛋白偶联受体，通过促进 K$^+$ 外流而实现突触后抑制。实验发现，嗜睡型大鼠的皮质和丘脑中注射 GABA$_B$ 受体拮抗剂可导致深度 NREM 睡眠减少。给予 GABA$_B$ 受体激动剂如巴氯芬则可增加 NREM 睡眠，降低肌张力。

5. 控制 REM 睡眠发生和维持的神经元　REM 睡眠启动的关键部位在脑干，尤其是脑桥和中脑附近的区域。通过微电极记录神经元的电活动，在这些区域鉴定出两类神经元：一类神经元的电活动在觉醒期间保持静止，而在 REM 睡眠之前和 REM 睡眠期间明显增加，这类神经元被称为 REM 睡眠启动（REM-on）神经元；另一类神经元则恰好相反，在觉醒期间电活动发放频率较高，在 NREM 睡眠期间逐渐减少，而在 REM 睡眠中保持静止，被称为 REM 睡眠关闭（REM-off）神经元。

REM-on 神经元主要是分布在中脑背外侧亚核（SLD）的谷氨酸能及 GABA 能神经元、蓝斑前区（PC）的谷氨酸能神经元和内侧臂旁核（mPB），以及脑桥-中脑连接部位的 LDT/PPT ACh 能神经元。REM-on 神经元不仅对 REM 睡眠有"启动"作用，引起脑电的去同步化快波，诱发脑桥-膝状体-枕叶波和快速眼球运动，SLD 而且还能通过传出纤维兴奋延髓巨细胞核及脊髓抑制性中间神经元，进而抑制脊髓运动神经元，引起四肢肌肉松弛和肌电的完全静寂。REM-off 神经元主要位于腹外侧导水管周围灰质（vlPAG）及邻近的脑桥外侧被盖（LPT）的 GABA 能神经元，在非 REM 睡眠期间发放电活动抑制 REM 睡眠的发生。

SLD/PC 与 vPAG/LDT 是控制 REM 睡眠的核心脑区，顺/逆行追踪实验显示 REM-on（SLD/PC）及 REM-off（vPAG/LDT）脑区间存在 GABA 能纤维的交互投射，相互抑制控制 REM 睡眠的开或关；此外还受其他递质系统的调节。LC 的 NE 能神经元及 DR 的

5-HT 能神经元对两个脑区都有作用：通过兴奋 REM-off 神经元，抑制 REM-on 神经元来抑制 REM 睡眠。 LDT/PPT 的 ACh 能神经元同样共同作用于这两个脑区，却通过相反的作用促进 REM 睡眠的发生。 vPAG/LDT REM-off 神经元还接受来自 VLPO 弥散区抑制性投射和食欲素神经元的兴奋性投射，分别易化或抑制进入 REM 睡眠。 mPB 和 PC 的谷氨酸能神经元上行投射至前脑引起皮质 EEG 的去同步化及海马的 θ 节律，出现 REM 睡眠期的特征性脑电图（图 16-4）。

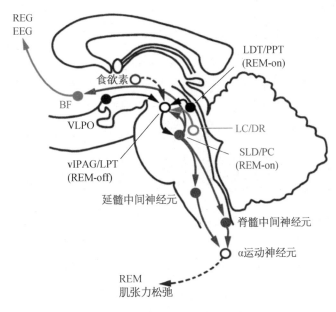

图 16-4　REM 睡眠调控网络模式图

注：BF：基底前脑；DR：中缝背核；LC：蓝斑核；LDT：外侧被盖核；LPT：脑桥外侧被盖；PC：蓝斑核前区；PPT：脑桥被盖核；SLD：背外侧亚核；vlPAG：腹外侧导水管周围灰质；VLPO，腹外侧视前区

综上所述，有关 REM 睡眠的发生和维持机制，以及 REM 睡眠与 NREM 睡眠、REM 睡眠与觉醒状态间的转化，SLD/PC REM-on 神经元、LDT/PPT ACh 能促 REM 睡眠神经元、vPAG/LDT REM-off 神经元、LC/DR 单胺能抑制 REM 睡眠的神经元起着十分关键的作用。 它们之间存在着相互的纤维联系，彼此影响，构成一个复杂的网络调控系统。

（三）内源性促睡眠物质

除了脑内多种神经环路和递质，睡眠-觉醒还受多种睡眠促进因子的调控。 法国生理学家 Piéron 和日本生理学家石森国臣几乎在同一时期做了这样一个实验：将剥夺睡眠 150～293 小时狗的脑脊液注射到正常狗的脑室，接受注射的动物沉睡了几个小时，因而提出了催眠素的概念。 他们的实验肯定了促睡眠物质的存在。 至今，已发现内源性催眠物质至少有 24 种（表 16-2），主要包括脂类、核苷代谢产物、细胞因子/神经生长、神经肽和激素等，其中最为重要的是前列腺素 D_2 和腺苷。

表 16-2 内源性促睡眠物质及其睡眠调节作用

分　类	名　称	NREM 睡眠	REM 睡眠
前列腺素类物质	前列腺素 D_2（prostaglandin D_2，PGD_2）	+	+
核苷	腺苷（adenosine）	+	+
	尿苷（uridine）	+	+
内源性大麻素类	内源性大麻素（anandamide，ANA）	+	+
胺类衍生物	褪黑素（melatonin）	+	+
细胞因子/生长因子	干扰素-α（interferon-α，IFN-α）	+	+/−
	白细胞介素-1（interleukin-1，IL-1）	+	−
	肿瘤坏死因子（tumor necrosis factor-α，TNF-α）	+	−
	成纤维细胞生长因子（fibroblast growth factor，FGF）	+	−
	粒细胞-巨噬细胞集落刺激因子（granulocyte-macrophage colony-stimulating factor，GM-CSF）	+	+
	神经生长因子（nerve growth factor，NGF）	+	+
	脑源性神经营养因子（brain derived neurotrophic factor，BDNF）	+	+
神经肽/肽类激素	生长激素释放激素（growth hormone releasing hormone，GHRH）	+	+
	生长激素抑制素（somatostatin，SRIF）	−	+
	血管活性肠肽（vasoactive intestinal polypeptide，VIP）	+/−	+
	氧化型谷胱甘肽（oxidized glutathione，GSSG）	+	+
	催乳素释放肽（prolactin-releasing peptide，PRRP）	+	+
甾体激素	糖皮质激素（glucocorticoid）	+/−	−
	孕烯醇酮（pregnenolone）	+	+/−
	黄体酮（progesterone）	+	+/−
激素	胰岛素（insulin）	+	+/−
	生长激素（growth hormone，GH）	+/−	+
	催乳素（prolactine，PRL）	+/−	+
其他	一氧化氮（nitrogen oxide，NO）	+/−	+/−

注：＋：促进；−：抑制；＋/−：不确定或两种作用都存在

1. 前列腺素 D_2　在内源性催眠物质中，PGD_2 是最强的内源性睡眠诱导物质之一。脑脊液中 PGD_2 水平呈昼夜节律性波动，并在睡眠剥夺后明显升高。PGD_2 由花生四烯酸衍生而来，经脂质蛋白运载型前列腺素 D 合成酶（lipocalin-type PGD synthase，L-PGDS）催化 PGH_2 转化而成。L-PGDS 主要分布在大脑蛛网膜、脉络丛及少突胶质细胞。生成的 PGD_2 在脑室和蛛网膜下隙中循环，与基底前脑腹内侧面软脑膜上的 PGD_2 受体（DP_1R）结合，增加 DP_1R 密集区局部细胞外腺苷水平，可能通过活化腺苷 A_{2A} 受体，将睡眠信号传入并激活 VLPO，进而抑制位于 TMN 组胺能神经元，诱导睡眠。相反，PGD_2 的同分异构体 PGE_2 具有促觉醒作用。TMN 组胺能神经元表达 PGE_2 受体亚型 EP_4，激动 EP_4 受体能增加脑内组胺的释放，促进觉醒。PGD_2 和 E_2 睡眠调节机制见图 16-5。

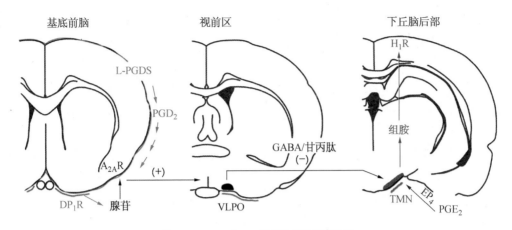

图 16-5　PGD₂ 和 E₂ 的睡眠-觉醒调节机制

注：$A_{2A}R$：腺苷 A_{2A} 受体；DP_1R：PGD_2 受体；EP_4：4 型 PGE_2 受体亚型；H_1R：1 型组胺受体亚型；L-PGDS：脂质蛋白运载型前列腺素 D 合成酶；PGD_2：前列腺素 D_2；PGE_2：前列腺素 E_2；TMN：结节乳头核；VLPO：腹外侧视前区

2. 腺苷　腺苷（adenosine）也是重要的促睡眠物质。 基底前脑及大脑皮质细胞外腺苷水平随着觉醒时间的增加或睡眠剥夺时间的延长而升高，在睡眠后降低。 哺乳动物脑中存在 4 种腺苷受体亚型：A_1、A_{2A}、A_{2B} 和 A_3。 哪种受体参与了腺苷的睡眠调节作用仍存在很大的争议。 目前的研究显示腺苷 A_1 和 A_{2A} 受体可能与腺苷的睡眠调节作用相关，其作用可能因分布脑区的不同而不同。 例如，腺苷 A_{2A} 受体激动剂 CGS21680 蛛网膜下隙灌流入脑可增加慢波睡眠，并诱导 VLPO c-Fos 蛋白的表达；但给予腺苷 A_1 受体激动剂 CPA 则增加觉醒，慢波睡眠相应减少；而若灌流 CGS21680 至前额叶皮质则增加觉醒和 ACh 的分泌，灌流 CPA 则引起截然相反的结果。

（四）昼夜节律与睡眠-觉醒调控

1. 昼夜节律　持续运行约 24 小时为周期，与 24 小时自然昼夜变换同步，称昼夜节律（circadian rhythms）。 这是最常见的生物节律，也称日周期。 下丘脑视交叉上核是哺乳动物生物钟所在部位，为昼夜节律的主要起搏系统，控制着机体的行为和生理节律，包括睡眠-觉醒、运动、体温、心血管功能和许多内分泌过程等。 自身节律性具有内在的遗传基础，同时又受到环境光照信号以及某些物质（如褪黑素等）的诱导和影响。

虽然地球上的一切生物都受制于地球自转的昼夜节律，但动植物的内源性昼夜节律并非绝对地遵守 24 小时昼夜节律。 一般夜行动物（如啮齿类）的昼夜节律略短于 24 小时，而昼行动物（如人类）则稍长于 24 小时。 人类在"非拖曳"（disentrained）环境（即完全黑暗环境，无外界光照导引）下的内源性昼夜节律约为 25 小时，女性较男性短，老年人有所缩短（约 24.3 小时）。 人类在"非拖曳"环境下的另一个特点是每晚将平均拖后 1.3 小时入睡，因此人类对"相位延迟"（phase delay）适应性强，而对"相位提前"（phase forward）的适应性差。 时差反应是人在穿过多个时区时"体内时钟"和外源性时间的相位失调所致。 人对自东向西的飞行（如自上海向西飞至巴黎）较自西向东的飞行（如自巴黎向东飞至上海）的适应可快约50%，因为前者是"相位延迟"，而后者是"相位提前"。

2. 睡眠-觉醒调控和昼夜节律导引

（1）光感受器与下丘脑视交叉上核（SCN）的联系：SCN控制哺乳动物的昼夜节律，是神经内分泌、体温及睡眠-觉醒周期的主要起搏点。毁损动物的SCN，睡眠-觉醒节律消失，提示SCN对维持睡眠-觉醒节律非常重要。哺乳动物谷氨酸能视网膜神经节细胞（RGC）产生的信息，通过视网膜下丘脑束（RHT）传至SCN，有助于产生昼夜节律。RHT破坏引起自行节律（"free-running" rhythm），说明RHT通路对光信号及昼夜节律偶联至关重要，全盲人出现的睡眠模式异常与该通路信息传递障碍有关。来自RGC的信号还可通过两条间接途径到达SCN，即下丘脑的外侧膝状体和脑干的背侧中缝核（DRN），这两条通路被认为是非感光介导的信号途径。

黑视素（melanopsin）已被确认是存在于视网膜-下丘脑通路的RGC的感光色素，黑视素的光效应可能是启动SCN生物钟的第一步。因此对于光诱导生物钟来说，RGC可能是主要的光感受器。

（2）SCN、下丘脑以及脑干的联系：生物节律诱导机制与SCN邻近的下丘脑神经结构相关，其中包括室旁核（PVN）和SCN主要投射核团亚室旁核（SPZ）以及接受SPZ神经纤维投射的下丘脑背内侧核（DMH）。

兴奋性毒素毁损SPZ可引起睡眠、运动、体温的昼夜节律衰减。SPZ背侧部毁损更多地是影响体温节律，而腹侧部毁损则更多地影响睡眠与运动节律。SPZ的主要投射靶点是DMH，DMH再发出纤维投射到VLPO。在SPZ神经元变性的基础上，再毁损DMH则可衰减大鼠睡眠与体温变化的节律，表明这些核团可能将SCN昼夜节律信号输出，实现昼夜节律相关行为和生理指标的表达。SCN对VLPO的神经支配很弱，而DMH对VLPO的支配很强，故而DMH是SCN与VLPO的中继站（图16-3）。

Trans-synaptic逆行性示踪实验发现，发自SCN的神经纤维经过下丘脑的DMH、PVN、VLPO神经核团投射到LC。DMH毁损后，LC的昼夜节律性周期活动消失，SCN-DMH-LC途径似乎是生理功能性回路。DMH含有食欲素能神经元，发自大鼠SCN的神经纤维投射到外侧下丘脑的食欲素能细胞。食欲素不仅能增加LC的活动，也增加觉醒行为。大量的食欲素能神经纤维投射到LC、TMN等觉醒系统，因此食欲素可能协助传递昼夜节律信息到觉醒系统。

（3）SCN向其他组织的输出：昼夜节律不仅表现为睡眠、体温及运动的节律变化，也包括神经内分泌系统的节律变化，诸如肾上腺皮质激素、甲状腺激素及甲状旁腺激素释放激素、生长激素、泌乳激素、褪黑素等的呈昼夜节律性释放。褪黑素是松果体分泌的吲哚类激素，合成和分泌受SCN的传入调控，在人体血液中浓度表现为夜高昼低。褪黑素可通过SCN内的褪黑素受体调节SCN的节律。

SCN也投射至非下丘脑区域，如基底前脑、杏仁核。除了松果体外，其他与昼夜节律的生理性功能表达有关的组织也可反馈信息以调节 SCN。

第二节　睡　眠　障　碍

睡眠障碍严重危害人们的工作及日常生活。 21 世纪初世界卫生组织报道全球有 27％ 的人存在睡眠问题。 中国成人失眠发生率为 38.2％，而且失眠症患者群日益年轻化。 睡眠障碍可引发许多健康问题，如机体免疫力低下、精神烦躁，使人处于"亚健康"状态，同时还容易引发高血压、神经衰弱、心脑血管意外以及心理疾患等，甚至造成猝死。

美国睡眠医学协会于 2014 年发布了第三版国际睡眠障碍性疾患分类（ICSD-3）。 睡眠障碍性疾患分为七大类，包括失眠、与呼吸相关的睡眠障碍、中枢性障碍导致的过度睡眠、昼夜节律紊乱所致的睡眠障碍、睡眠相关的运动障碍、异态睡眠和其他睡眠障碍。 本节将简要介绍几种常见的睡眠疾病（失眠、睡眠呼吸暂停综合征、不宁腿综合征和发作性睡病）。

一、失眠

睡眠障碍中最常见的是失眠症（insomnia），是持续的长时间的对睡眠的质和量不满意的状况，常表现为入睡困难、睡眠浅、睡眠频度短而无法保持连续睡眠状态，过早或间歇性醒来而导致睡眠不足。

1. 导致失眠的常见原因　有环境因素、个体因素、躯体原因、精神因素、情绪因素等。 几乎每个人都有短期失眠（short-term insomnia）的经历。 精神紧张、时差反应、倒班、睡前饮用茶或咖啡等兴奋性饮料等易造成短期失眠，这类失眠一般无需特殊治疗，改善生活习惯，避免刺激因素或短期服用睡眠促进药物即可纠正。

2. 失眠的分类　按失眠病程的长短，失眠分为：①急性失眠，病程小于 4 周；②亚急性失眠，病程＞4 周，＜6 个月；③慢性失眠，病程≥6 个月。 按病因失眠分为原发性失眠和继发性失眠。 只有连续长期无法成眠者才能被诊断为失眠症。 长期失眠会引起一系列的临床症状，直接或间接诱发精神抑郁、免疫力及身体健康状况，甚至导致智力下降等心身性疾病。

3. 失眠症的诊断标准　①不是任何一种躯体疾病或精神障碍继发的症状。 ②以睡眠障碍为最重要的症状，其他症状均继发于失眠，这些症状包括多梦、早醒、易醒、难以入睡（就寝后 30 分钟不能入睡）、睡眠不深、维持睡眠困难（夜间醒转≥2 次）、醒后不易再睡、醒后感不适、疲乏或白天困倦。 ③上述睡眠障碍的症状每周至少发生 3 次，并持续 1 个月以上。 ④失眠引起显著的心情烦躁或抑郁，导致精神活动效率下降，妨碍日常生活和工作。

4. 治疗失眠的方法　①精神松弛法，使处于兴奋状态的头脑安静下来，适用于精神紧张、应激和焦虑导致的失眠。 ②改善睡眠环境，床的大小和床垫的软硬、睡衣及被子、窗和窗帘、枕头的高低、室内的温度和光照度等都可能影响睡眠。 ③平衡饮食和注意睡眠卫生，养成良好的生活习惯，规律作息，避免长时间午睡，睡前避免饮茶和咖啡及吃太多的食物，坚持体育活动，增强体质。 ④合理使用睡眠促进药物或采用中医中药调理。

二、 睡眠呼吸暂停综合征

睡眠呼吸暂停综合征（sleep apnea syndrome，SAS）是指睡眠状态下反复出现呼吸暂停和（或）低通气，引起低氧血症、高碳酸血症，从而使机体发生一系列病理生理改变的临床综合征。 在每晚 7 小时的睡眠中，每次呼吸暂停 10 秒以上，并反复发作 30 次以上。SAS 发生率颇高，美国流行病学调查表明，40 岁以上男性患病率达 1.2%。 严重的 SAS可引起许多并发症，严重者引起患者睡眠过程中死亡，是具有一定潜在危险的疾患。 SAS分为阻塞型、中枢型和混合型。

1. 阻塞型睡眠呼吸暂停综合征（obstructive sleep apnea syndrome，OSAS） 由于上呼吸道阻塞，腹壁肌和膈肌虽出现持续性运动，但鼻腔、口腔却无有效的气流通过。 OSAS患者通常体型肥胖，男性发病率高于女性，睡眠时常打鼾。 夜间反复发生的气道阻塞导致睡眠、阻塞型窒息和惊醒喘气呈周期性反复，导致患者睡后仍不解乏，晨起头疼，白天嗜睡和困倦。 有些患者憋醒后常感心慌、胸闷和心前区不适。 在 OSAS 病例中，因脑卒中与心肌梗死造成的死亡率明显高出正常人群。 部分患者出现智力损害、性功能障碍。

2. 中枢型睡眠呼吸暂停综合征（central sleep apnea syndrome，CSAS） 即呼吸气流及胸腹呼吸运动均出现暂停 10 秒以上。 CSAS 较少见，可与 OSAS 并存。 可发生于任何睡眠时相，但明显的异常仅见于 NREM 睡眠时。 患者清醒时可保持适当的通气功能，但睡眠时则出现呼吸中枢调节异常，出现中枢型（或合并阻塞型）呼吸暂停。

3. 混合型睡眠呼吸暂停综合征 其临床表现介于阻塞型和中枢型两者之间。 开始为短暂的中枢型呼吸暂停，紧接着膈肌运动恢复之后延续为阻塞型呼吸暂停。

三、 不宁腿综合征

不宁腿综合征（restless legs syndrome，RLS）是指下肢出现一种难以言状的不适感觉，游走不定，以致造成腿动不宁，在夜间入睡前或休息时明显。 多见于老年女性，常反复发作，无明确的神经损害体征。 该综合征由 Willis 在 1685 年首次记述，1945 年经Ekbom 详细报道。 据美国国家神经疾病和脑卒中研究所报道，约有 10% 的美国人患有RLS。 该病疑有家族遗传性。 胃手术后、糖尿病、尿毒症、缺铁性贫血患者以及妊娠妇女，本病发病率明显增高。 另外发现影响神经递质 DA 的药物可缓解症状，提示 DA 系统异常与此病相关。 咖啡因和烟酒可加重病情。

RLS 的症状随年龄的增长而加重，其最显著的特点是入睡严重障碍。 约 80% 的 RLS患者伴有周期性肢体运动障碍（periodic limb movements disorder， PLMD），入睡后出现肢体不自主甩腿等运动，导致夜间多次觉醒，加重睡眠问题，造成白天嗜睡。

目前尚无有效的医治方法，行走、踢腿等运动下肢或按摩和冷压法可能会暂时减轻病痛和不适。

四、发作性睡病

发作性睡病（narcolepsy）是与睡眠觉醒调节相关的神经系统疾病。 典型的临床表现包括睡眠的突然发作、白天过度嗜睡（excessive daytime sleepness，EDC）、入睡前幻觉、夜间睡眠不安、睡眠片段化、REM 睡眠异常、猝倒和睡眠瘫痪。 情绪激动时常诱发发作。

发作性睡病大多在青春期首次出现症状，高峰发病年龄为 15～25 岁。 但在幼年也有发作性睡病或相关的症状出现。 第二个发病的高峰年龄是 35～45 岁。

首发症状通常是白天嗜睡和不可抗拒的睡眠发作，即可单独出现，也可伴随一个或多个症状出现，环境高温、室内活动以及懒散可加重症状。 白天反复出现的睡眠发作，不仅发生在单调、静止的状态或饱餐之后，也可发生在患者工作、进餐和行走时。 病情较重时，在任何场合都可发作，例如在主持会议、人多拥挤之处行走时等；若在游泳或驾车时发生可危及生命。 发作时患者力求保持清醒，但在 1～2 分钟就入眠。 发作的时间从几分钟到 1 小时以上。 醒后头脑清醒，在下次发作之前有几小时的不应期。 除了睡眠发作之外，患者可能感觉到异常困倦，一整天处于低觉醒状态，工作效率低，记忆力差。

患者可出现突然、短暂的肌张力减弱或丧失而发生猝倒，发作时患者意识清楚，通常只持续数秒钟，50%～70% 的患者有猝倒发作。 猝倒一般和异常睡眠发作一起出现，但也可在发病多年之后才出现，偶然会出现在异常睡眠发作之前。 发作频率差异较大，可能终生仅发作几次，也可能每天有 1 次或几次发作。 猝倒常由情绪诱发，如大笑、愤怒、惊异或突然紧张等。 典型发作表现为颌部松弛，头垂落，双臂倒向一侧和双膝张开。

入睡前幻觉和睡眠瘫痪并不影响患者的正常生活，且常常较短暂，早期很少睡眠不安，一般随着年龄增大而出现。 入睡前幻觉发生于将睡未睡之际的生动梦样体验，在白天和晚上睡眠时均可出现。 幻视是眼前出现大小一致或变化的简单形状，或动物和人的形象，突然以黑白或更多地以彩色的形式出现。 幻听也较常见。 睡眠瘫痪发生在将睡未睡或将醒未醒时，为松弛型瘫痪，常累及全身肌肉。 发作时患者突然发觉不能自主移动肢体，不能讲话，甚至不能深呼吸，常常伴随有幻听。 发作性睡病可并发阳痿、抑郁症等，还可导致交通意外、工伤事故、工作困难等问题。

发作性睡病与基因的关系是近年研究的热点，发作性睡病患者尸检显示，食欲素能神经元变性和受体含量减少。 食欲素或其受体基因敲除动物表现出与患者高度相似的症状。斯坦福大学睡眠研究中心从世界各地找来与发作性睡病-猝倒综合征症状极为相似的狗，发现这些狗的食欲素 2 型受体缺失。

临床表现、脑电和肌电检查及脑脊液食欲素定量检测有助于诊断。 目前只能对症治疗。

（邱梅红）

第十七章 应激致病的中枢机制

第一节 应激概述

应激（stress）是生活中不可避免的事件，没有应激就没有生活。人们因生活和工作的需要会承受来自不同方面的压力，由此，使自己常常处于应激状态。长期的应激引起的心身健康问题。研究和理解应激机制是干预应激反应的基础。

一、应激的概念

20世纪20～30年代，美国生理学家 Walter Cannon 从交感-肾上腺髓质的角度探讨了机体在感受威胁时的状态，即"战斗与逃跑反应"或"应急反应"（emergency reaction）。同时期的加拿大内分泌生理学家 Hans Selye 首次将应激概念引入医学和心理学领域，用以描述机体遭受各种内外环境刺激，并激发机体适应性反应而产生的普遍性适应综合征（general adaptation syndrome, GAS）。Selye 强调了心理因素以及腺垂体-肾上腺皮质系统在应激中的作用。目前医学和心理学范畴的应激已在应用中演化成为多尺度的组合概念，包含应激源（stressor）、应激反应（stress response）以及应激源刺激机体产生反应的调节过程。

以机体作为主体，应激包含3个相互关联的组成部分：①察觉和评估（appraisal）输入信号，辨识应激信号；②应激信号的处理；③输出或应激反应。这3个组分通过复杂的自身调节性反馈机制相互作用，最终目的是通过行为和精神的适应性反应，达到维持机体内环境新的稳态。因此，应激是机体的防御反应，如果负荷超过其系统调节能力，系统将崩溃而导致疾病的发生。

二、应激源与应激分类

（一）应激源分类

应激源系指对机体构成威胁的刺激。从性质上应激源可分为机械性（如创伤）、物理性（如过冷、过热、电离辐射等）、化学性（如毒物、酸、碱等）、生物性（如细菌、病毒等）、心理性（如悲伤、恐惧等）。这些应激源可归纳为躯体性应激源与心理或精神性应激源两大类。

（二）应激分类

应激按性质可分为躯体性应激（physical stress）和精神性应激（psychological stress）；

按时程可将应激分为急性和慢性应激。 一个强的应激源不仅可使应激反应加强，还可使反应的时间窗延长，并可转化为慢性应激。 如果超过机体的处理能力最终导致疾病或增加疾病的易感性。 另外，按应激结果可分为良性应激（eustress）和病理性不良应激（distress）。 从人际关系和生活状况的角度可将应激粗略分为家族应激、学校应激、工作应激及地区应激等。

三、应激的个体主导性

从应激源到最终的应激反应都有精神心理因素成分的参与，比如创伤刺激，虽然躯体因素可能是主要的，但不适的情绪以及恐惧的产生，使得应激反应不仅与创伤的强度有关，更取决于个体的综合素质。 因此，应激是以生物体为主导的。 所谓的强应激源，大多具有不可预测和不可控制的感觉或威胁为特点，不管是真实的还是想象的。 因为它有觉察和评估的神经精神因素涉及其中，导致同样一个应激源的作用，不同个体的反应会有很大差别。 处理应激源的能力依赖于精神因子，受认知、非认知及环境输入等因素的影响。而经历、基因或遗传相关的因子、社会地位、社会支持、资源掌握度和势力依附度等多个方面组成了所谓的精神因子。

四、应激反应的不同层面

应激反应包括多个层面，既有生理层面的神经、内分泌免疫反应，又有心理、行为层面的反应。 心理、行为和生理反应之间，以及神经、内分泌和免疫反应之间存在相互影响。 应激在神经方面的反应主要表现为交感-肾上腺髓质轴的兴奋；在内分泌方面的反应主要是下丘脑-垂体-肾上腺（HPA）皮质轴的兴奋，但也会涉及下丘脑-垂体-甲状腺轴、下丘脑-垂体-性腺轴及下丘脑-垂体-生长轴的兴奋或抑制反应。 交感-肾上腺髓质轴和 HPA轴既相互作用，又各自有一定的独立性。

第二节　应激动物模型和神经解剖学基础

一、应激动物模型

（一）急性应激模型

多种不可逃避的刺激作为应激源可用于急性应激动物模型的制作，如电、高温和低温刺激、倒悬、束缚和制动、长时间强迫游泳或负重游泳等。 模拟旁观的应激环境，如旁观其他动物遭受电击后的过程。 社交失败模型以突出社会群体中的相互冲突带来的应激，可把受试动物置于有攻击倾向动物的笼子内诱发。 另外，还有模拟大手术创伤的应激。

（二）慢性应激模型

慢性应激模型可在急性应激模型的基础上进行反复的刺激，也可进行组合刺激。 常见的慢性应激模型有：①慢性束缚应激。 这是一种与人类慢性心理应激有相似过程的模型。②慢性不可预见性应激。 每天给予动物不同的应激刺激，例如夹尾、震荡、冷水游泳、禁食、禁水、昼夜颠倒或热环境等交替使用，使得动物不能预知第二天的应激刺激方式。 这类模型用于体现复杂环境中的应激。 ③社会隔离应激。 ④慢性社交失败模型。 ⑤心理冲突性应激模型。 每当大鼠去摄食或饮水时就会遭电击，于是大鼠就产生了想进食又怕遭电击的矛盾心理。 ⑥母爱剥夺模型，模拟生命早期的应激。

二、 应激反应相关的神经结构及神经回路/通路

应激刺激可作用于躯体与内脏感觉输入系统并通过脊髓或脑干感觉神经元抵达 CNS。除低位中枢的反射性输出外，高位中枢参与应激信号的处理并调节应激反应的输出，通过躯体与内脏的感觉和运动系统来体现。 同时，脑在应激作用下，其本身在神经生化和神经结构方面也会发生改变，导致其脑的高级功能发生变化包括情感和情绪、学习记忆能力以及认知和辨识能力等，甚至产生病理性改变。 自主神经系统-肾上腺髓质和下丘脑-垂体-肾上腺髓质，以及对它们进行控制的下丘脑、边缘系统是参与应激的神经结构。

（一）自主神经系统的支配特点

自主神经系统（autonomic nervous system，ANS）又称植物神经系统（vegetative nervous system），是指支配内脏、心血管和腺体等的内脏感觉和运动神经系统，但主要指内脏运动神经。 自主神经系统活动一般不受意识控制。 自主神经系统有 3 个主要组成部分，包括交感神经系统（sympathetic nervous system，SNS）、副交感神经系统（parasympathetic nervous system，PSNS)和肠神经系统（enteric nervous system）。

交感和副交感神经从解剖上可分为中枢部和周围部，前者位于脑干和脊髓内，后者分布于外周。 交感和副交感神经支配的特点，可归纳为以下几点：①交感的中枢传出，主要在脊髓的胸段和上腰段，副交感在脑干和脊髓的骶段。 ②中枢发出的传出纤维（即节前纤维）在交感和副交感神经节(ganglion)换元，节内的神经元发出纤维（即节后纤维）到达效应器。 交感神经节是指交感链神经节或椎前神经节，副交感神经节一般分布在器官旁或器官内，另外副交感系统在颅部分布有特殊神经节。 ③交感节前纤维在交感神经节以及肾上腺髓质中释放 ACh 作为递质，并主要作用于突触后 N 型胆碱能受体；节后纤维可支配汗腺、竖毛肌及骨骼肌血管的神经，释放 ACh 作用于靶器官的 M 型胆碱能受体；支配内脏的节后纤维释放 NE，作用于靶器官的 α/β 受体；受节前纤维支配的肾上腺髓质嗜铬细胞分泌肾上腺素。 ④副交感节前纤维在副交感神经节释放 ACh，主要作用于突触后 N 型胆碱能受体；节后纤维也以 ACh 作为递质，作用于靶器官的 M 型胆碱能受体。 在第 3 章中介绍的神经递质和受体是最为常见的形式，其实自主神经系统释放的神经递质非常复杂，经常伴有其他神经肽的分泌。

（二）脊髓和脑干与自主神经系统

脊髓的自主神经系统节前神经元主要分布在灰质的中间外侧柱（IMLC）内，相当于脊

髓侧角。 脊髓是一些内脏反射如血管张力反射和排尿反射的初级中枢。 这些反射一般都有高级中枢参与调控，在应激情况下，上级中枢神经活动的变化可影响这些反射。

脑干也有自主神经系统的节前神经元，例如延髓的迷走神经背核和疑核是迷走神经副交感纤维的中枢起源部位。 其次，许多重要内脏反射的中枢整合过程在延髓完成。 例如，头端延髓腹外侧区（RVLM）的前交感神经元直接下行支配脊髓交感神经节前神经元，并主要通过释放谷氨酸产生紧张性缩血管作用和心率加速作用，因此RVLM又名缩血管区。 尾端延髓腹外侧区（CVLM）内的GABA能神经元通过抑制RVLM前交感神经元，可抑制交感神经活动。 此外，延髓也是内脏神经传入的重要结构。 延髓的孤束核（NTS）是内脏感觉传入中枢的第一级换元的突触部位，该核团有纤维直接支配CVLM调节其功能（图17-1）。

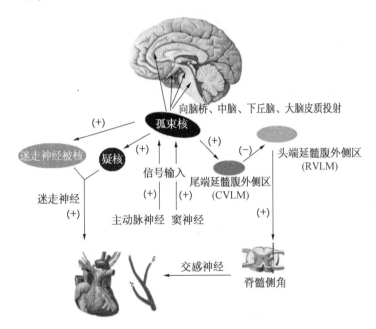

图17-1 动脉压力感受性反射在延髓的整合通路

脑桥的臂旁核可接受来自孤束核的感觉信息，并将其向上传到中脑导水管中央灰质、丘脑和大脑皮质。 中脑导水管中央灰质接受来自孤束核、臂旁核和下丘脑的传入，并发出纤维投射到延髓头端网状结构，参与自主神经活动的行为调节。 另外，脑干中还有单胺类（NE、5-HT、DA）神经元的核团，以及在网状系统中分布的ACh能神经元，它们在应激机制中发挥重要作用。

（三）下丘脑

下丘脑是体温、营养摄取、水平衡、内分泌、情绪反应、生物节律、睡眠与觉醒等重要生理活动的调节中枢。 这些作用不仅涉及自主神经和神经内分泌，还包括行为调节。应激可导致下丘脑发生功能性或器质性病变，而下丘脑病变也会引起应激机制失调。

作为大脑皮质下调节自主神经活动重要的高级整合中枢，下丘脑通过内部核团的信息整合以及与边缘前脑及脑干网状结构的信息整合,最终表现为以下 3 个方面的功能输出:①参与情绪和行为的调控;②直接支配下级的自主神经系统;③通过下丘脑-垂体系统,参与神经内分泌。 这种多功能输出依赖于下丘脑神经元的复杂投射,例如下丘脑室旁核(PVN)内的神经分泌大细胞合成血管加压素和催产素投射到垂体后叶,PVN 的小细胞部分合成 TRH、CRH 等投射到正中隆起释放神经肽到垂体门静脉系统,而另一些 CRH 小细胞的下行纤维直接支配延髓的迷走神经背核、RVLM 和脊髓 IMLC 神经元形成兴奋性突触联系,还可通过与延髓孤束核的联系调节压力感受性反射。

(四)边缘系统

边缘系统是中枢处理应激信号的重要结构,也是应激导致脑功能损害的主要靶结构。边缘前脑包括海马、穹窿、海马回、扣带回、杏仁核、隔区、梨状区、岛叶、颞极、眶回等结构,而边缘中脑指中脑的中央灰质、被盖的中央部分及外侧部、脚间核等结构。

1. 海马 海马参与应激相关的记忆和情绪变化。 海马可直接向下丘脑投射,还可与杏仁核、伏隔核、终纹床核、膈区、前额叶内侧皮质等结构进行信息交流进而调节下丘脑的功能。 应激激素可通过海马对 HPA 轴发挥调节作用,而应激激素水平的持续增加则可导致海马功能和结构的损害。 一系列神经精神异常疾病如创伤后应激、抑郁症和双向障碍等皆发现有海马体积的缩小和功能异常。

2. 杏仁核 杏仁核参与感觉信号转化为情绪及心境、应激或情绪相关记忆和行为的形成。 杏仁核由基底外侧复合体(BLAC)、中央核以及皮质内侧核群组成。 简化的杏仁核信号传输模式如下:BLAC 的外侧核接受感觉相关皮质、感觉相关的丘脑核团、边缘前脑结构以及脑干单胺类神经纤维的输入,发出投射纤维到杏仁中央核以及 BLAC 的基底核和基底外侧核,再由这些核团发出长距离投射纤维。 其中,向皮质、海马、纹状体、伏隔核、终纹床核和膈区的投射,参与应激情绪体验和记忆。 杏仁中央核协同纹状体和终纹床核参与情绪行为调控。 杏仁中央核的输出至丘脑和中脑导水管周围灰质介导回避行为。对下丘脑的投射,调节自主神经系统和 HPA 轴,并进一步通过下丘脑的信号影响行为。

第三节　应激反应与应激调节因子

CNS 是应激源作用的靶器官,也是应激反应的调控中心,是产生和调控产生应激调节因子的主要部位。 应激时 CNS 应激调节因子的释放,引导内环境的再平衡,而内环境的失平衡会产生自主神经系统和神经内分泌的功能紊乱以及脑结构和功能的病理性改变。

一、应激调节因子调控应激反应的中枢模式

躯体性应激信号除可直接激活低位中枢的自主神经反射系统外,还可通过脑干的上行单胺能(特别是 NE)信号激活 PVN;精神性应激信号在边缘脑结构进行处理,输入到

PVN，调节 CRH 等神经肽的释放，由它们来驱动自主神经系统和神经内分泌反应，以及针对应激的行为反应。

在边缘系统中，杏仁核处理应激信号，并把它转化成为情绪和心境，进一步调控 PVN；而在海马这些情绪被标记上时间、空间和相关情景进行记忆存储，可在后续的检索中反映出来。 在应激中，下丘脑的 CRH、血管紧张素、催产素和其他神经肽对涉及认知、记忆和情绪的边缘系统进行作用；同时应激中产生增加的糖皮质激素（glucocorticoid，GC）也靶向到边缘系统，与其他信号系统一起调节行为的适应性变化。

二、促肾上腺皮质激素释放激素和糖皮质激素

（一）HPA 轴

HPA 轴通路是经典应激反应机制的主要组成部分。 下丘脑室旁核小细胞合成 CRH 并释放至垂体门静脉系统中，刺激垂体前叶细胞释放 ACTH，进而促进肾上腺皮质合成和释放 GC 增加。

（二）糖皮质激素

在应激机制中，GC 除对蛋白质和糖代谢、心血管、炎症和免疫及内分泌系统的影响，对神经系统亦有广泛的作用。 GC 参与神经系统快速应激反应，然后通过调节能量代谢来应对应激源和促进恢复，并进一步介导延迟的适应性反应；同时，可反馈于激活的 HPA 轴以及神经精神反应相关的神经递质系统，阻止应激的过激反应导致的机体损害。 应激反应起始过程的反应强度受 HPA 轴激素基础活性的控制。 GC 基础水平的异常将导致应激反应的异常。

1. 糖皮质激素的受体　GC 可与盐皮质激素受体（mineralocorticoid receptors，MR）和糖皮质激素受体（glucocorticoid receptor，GR）结合，其与 MR 的结合力比 GR 强 10 倍。 脑内 MR 的配体不是醛固酮特异性的，其结合最多的是皮质酮；而在肾、膀胱和汗腺内皮细胞的 MR 是醛固酮选择性的，这是因为它们含有 2 型 11β-羟化类固醇脱氢酶，可使 GC 快速失活。 GR 在各脑区的分布相对均一，而 MR 在边缘系统中有相对高的表达。

2. 糖皮质激素和盐皮质激素受体的基因组和非基因组效应　GR 与 MR 都属于核受体，与 GC 结合后可与其他转录调控因子一起调节一系列的基因转录，这类作用被称为 GC 的基因组效应。 此外，研究发现 GR/MR 受体在细胞膜上也有分布，细胞膜上 GC 受体介导的快速效应被称为 GC 的非基因组效应。

高浓度 GC 可快速抑制下丘脑 PVN 神经元的活性，这种抑制作用主要通过细胞膜 GR 受体实现。 而在高浓度 GC 诱导的海马 mEPSC 频率增加的机制中，GC 通过作用于谷氨酸能神经末梢的突触前膜 MR 受体，并通过 ERK 信号系统促进谷氨酸神经递质的释放。 另外，GC 在杏仁核也有促进谷氨酸神经递质传递的效应，但效应延续时间更长，这可能与在杏仁核 MR 膜受体不仅在突触前末梢结构中分布，还在树突、树突棘等结构分布有关。

3. 糖皮质激素和盐皮质激素受体在应激机制中的作用　膜 MR 与 GC 的结合力较弱，

在非应激的基础情况下 GC 水平较低，因此大部分的 GC 与基因组效应的 MR 结合，其效应参与 HPA 轴基础活性的反馈调控。 海马对下丘脑 PVN 的 GABA 能紧张性抑制支配就是由海马 MR 参与调控的。 脑内 GC 在基础水平波动时，GR 很少与 GC 结合；大部分 GR 与 GC 结合的状态只出现在 GC 浓度串升时，如应激状态下。 这时高浓度 GC 可通过下丘脑 GR 发挥直接负反馈调节作用。

在应激初期，GC 浓度升高，膜 MR 被激活参与了 HPA 轴、交感系统和应激行为的活化。 随后，以 GR 为主的 MR/GR 协同作用，执行应激后续反应与应激的恢复和适应。正常情况下，脑内的 MR/GR 表达和活性处于平衡状态。 在 MR/GR 不平衡时，GC 不能使脑区之间进行有效的交流来协同应对应激信息，导致神经内分泌失调，损害行为适应，并可能促进应激相关衰变和应激性疾病。 MR/GR mRNA 剪辑，基因多态性和基因突变等原因可导致 MR/GR 平衡发生改变。 老年人的海马 MR 功能下调，在抑郁症病人脑内有 MR 表达下降。

（三）促肾上腺皮质激素释放激素

下丘脑室旁核 PVN 产生的 CRH 是 HPA 轴激活的关键环节，在 AVP 的协同下调控 ACTH 的释放。 此外，CRH 还在其他脑区如杏仁核、海马等部位表达。 CRH 能神经末梢除在下丘脑和垂体分布外，还分布于边缘前脑，并向脑干投射，尤其是蓝斑的 NE 能神经元。 CRH 对于脑内相关靶区的支配，不仅参与应激时的自主神经系统、HPA 轴神经内分泌以及适应性行为的反应机制，而且在应激导致的神经系统损害中也起关键作用。 外周给予或脑内注射 CRH 受体拮抗剂可抑制应激导致的焦虑和抑郁症状和海马神经元损害。

三、单胺类神经递质与应激反应

脑干的各种单胺能神经递质系统都参与了应激机制，也是治疗应激相关疾病的重要靶点。

（一）去甲肾上腺素和肾上腺素

脑干有 NE 核群。 NE 核群中以蓝斑核（LC）最为著名，LC 接受内脏感觉相关的脊髓和孤束核输入，也接受边缘前脑和下丘脑的输入；通过其复杂的上行和下行纤维投射参与应激引起的自主神经、神经内分泌、情感和行为的反应。 LC 神经元显示有紧张性（tonic）和相位性（phasic）电活动。 LC 的紧张性放电频率与警觉状态呈现正相关，而不同的应激刺激可诱导激活相位性电活动的增加，相位性电活动呈现一个短促的放电增加伴随一个长的不应期。 相位性电活动的放大程度依赖于背景的紧张性电活动。

中度紧张性电活动是一种最适状态，而不是低度（如睡眠状态）或高度（如慢性应激状态）。 中度紧张性电活动促进了感受外界刺激信号所需要的警觉。 蓝斑的高紧张性电活动对应于高应对状态，这种状态下机体通常不能通过行为调整来有效应对应激。 这是因为机体的警觉模式发生了改变，单一感觉刺激的输入不易引起注意，电生理层面体现在单一感觉刺激不易诱导出相位性电位；同时机体会对环境进行扫描，其本意是试图在更广泛的范围内寻找合适的替代应对方式。

在精神应激或慢性应激时蓝斑的放电模式向高紧张性特性发展，其机制涉及 CRH 对蓝斑输入的增加；CRH 可促进蓝斑紧张性放电，而减弱谷氨酸介导的相位性放电的作用。阿片肽通过 MOR 受体可起到与 CRH 相反的作用，抑制 LC 紧张性放电。

（二）多巴胺

中脑腹侧被盖区（VTA）DA 能神经元的纤维投射到前额叶皮质和扣带回，以及伏隔核、下丘脑、杏仁核、外侧僵核、苍白球和终纹床核等核团。在动物研究中发现，不同的应激可导致 VTA 的 DA 神经元的兴奋或抑制。而用社交失败作为应激源，使有的动物出现了快乐缺失症状，这些动物向伏隔核投射的 DA 神经元的放电频率增加并有超极化激活电流（hyperpolarization-activated current，Ih)的增加；但向前额叶皮质投射的 DA 神经元的发电频率减少；逆转这些异常的电活动，可改善动物的症状。这些结果说明不同的 DA 投射对神经精神活动具有不同的效应。值得注意的是，部分动物可对社交失败应激具有抗性（resilience）或能有效应对，而不产生症状；向伏隔核投射的 DA 神经元的放电频率基本正常，但是，这与正常神经无有本质的不同，它们显示有更强的内向的 Ih 同时有钾离子通道电流的显著增加，由此产生了一种有别于正常动物的平衡态。

（三）5-羟色胺

5-HT 能神经元分布在脑干的中缝核群，纤维投射广泛。已知 5-HT 与睡眠、疼痛、精神活动、行为、精神病等有非常密切的关系。不同应激刺激或在应激的不同阶段，5-HT 可出现增加和降低。应激初期通常 5-HT 释放增加，可能在一定程度上对抗应激性兴奋反应。持续的 5-HT 释放增加，在精神行为方面可出现迟钝、无欲、恐惧、愤怒等心理和行为反应。5-HT 耗竭则可能与焦虑、亢奋有关。

已发现应激时 CNS 内多种神经递质和调质系统发生变化，并不断有新的调节因子被发现。这些信息为理解应激机制提供了基础。

第四节　应激与脑功能改变和应激性疾病

应激可导致 CNS 的神经结构和神经生化的改变，影响脑的功能。这类变化作为机体对抗过强或有害刺激的一种防御反应，是有一定积极意义的，但过度或长期应激，不仅可使脑正常功能受抑，还会导致自主神经和神经内分泌系统功能紊乱，使得相关疾病的易感性或发病增加。研究认为75％～90％的人类疾病与应激机制的激活有关，可被应激机制诱发或恶化。例如，冠心病、高血压、消化性溃疡、癌症、抑郁、焦虑、神经官能症、神经退行性疾病等。

一、应激对脑功能的影响

应激对脑功能的影响广泛，而应激引起的记忆功能改变是重要表现。应激反应机制涉及记忆和认知层面，轻度或良性应激引起的兴奋、警觉、警惕和注意力集中等反应有利于记忆，而强的应激刺激和慢性应激可导致记忆损害。 应激对记忆的影响除取决于应激的性质和强度外，还与以往习得资料的编码、情绪编码、应激与学习记忆的时间间隔等因素相关。

（一）糖皮质激素和去甲肾上腺素在应激中对记忆的影响

在经历一个短时程强应激刺激时，首先有记忆相关脑区快速的 NE 输入的增加。 啮齿类动物，一波 NE 持续时间一般少于 30 分钟。 而 GC 动态变化较 NE 慢，GC 在脑内达到峰值一般在应激刺激后 20 分钟，在 1～2 小时后恢复正常。 在同时有这两种物质的显著增加的时间窗内，GC 的作用以非基因组效应为主。 这个时间窗内 NE 和 GC 的协同，促进记忆编码和巩固，但抑制以前记忆的检索或回忆。 在随后的延长的 GC 基因组效应期间，则抑制对新的记忆信息的编码和巩固，但对已经编码和巩固的应激相关记忆的储存有促进作用（图 17-2）。

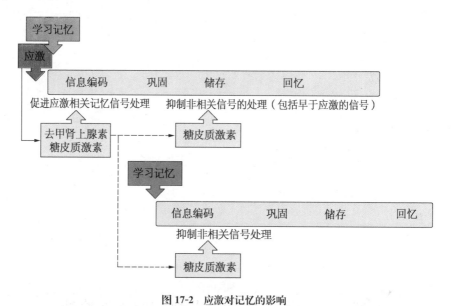

图 17-2 应激对记忆的影响

因为，应激反应与情绪和认知是相关的，所以在应激相关的记忆中有杏仁核、前额叶皮层与海马的协同。 一般具有情感色彩的记忆内容更易被应激促进。 其次，应激状态下的记忆检索模式通常倾向于习惯性记忆模式，这类记忆需要纹状体通路和杏仁核参与。

（二）谷氨酸系统在应激中对记忆的影响

应激促进应激相关记忆与 AMPA 受体激活有关。 其机制包括：①应激时的 GC 的非基因效应和其他神经递质效应协同，促进杏仁核、海马和内侧前额叶皮层的谷氨酸释放，并通过 PKA 和 CaMKII 使 AMPA 受体亚单位 GLUA1 磷酸化，随后向突触后膜转运和分布。 ②GC 非基因组效应使神经元细胞膜上的 GLUA2 侧向扩散到突触后部位，增加接受谷氨酸信号的效能。 ③GLUA1、β2 受体和 PKA 可形成复合体，NE 可促进 GLUA1 的磷酸化。④GC 通过基因组效应上调 AMPA 受体的表达，尤其是 GLUA2 表达。通过这些方式谷氨酸传递效率增加，从而促进了应激相关记忆形成。

过强的延长应激、高水平的 GC 还可激活突触外的 NMDA 受体，触发 AMPA 受体内吞，使得突触后 AMPA 受体减少，导致谷氨酸信号传递效率下降。

二、应激与脑功能损害

（一）糖皮质激素级联学说与海马损害

应激可导致脑组织损害包括海马结构。慢性应激可导致 MR/GR 失平衡，这会使得 HPA 轴的负反馈机制失调，使脑内 GC 慢性增加。慢性应激或长期的 GC 高水平暴露可引起海马神经元丢失、海马神经元树突分支减少以及胶质细胞的反应，从而引起学习和记忆能力下降。GC 对海马神经元的损害主要通过 GR，而 MR 具有抗 GR 介导的神经元损害的作用。海马对下丘脑 CRH 神经元的活性有直接抑制作用，海马的损害会减弱其对下丘脑 CRH 活性的抑制作用，反过来又增加 HPA 轴的活性，使得 GC 增加，这就是应激导致脑损害的"糖皮质激素级联学说"，该机制被认为与老年痴呆、创伤后应激障碍（post-traumatic stress disorder，PTSD）、库欣病（Cushing's disease）以及抑郁等疾病的发生有关。

（二）新生神经元减少与脑组织萎缩

应激性神经系统疾病常见海马和前额叶皮质体积减小。应激是抑郁产生的重要原因，抑郁患者海马体积较小，该病理变化甚至被作为预后的指标。应激诱导海马体积减小的原因除了包括部分神经元的死亡增加外，还因为应激可导致神经突起的损害、树突棘的减少以及海马新生神经元的减少。近期的研究认为这种脑结构的缩小与神经元新生减少的关系更为密切。应激导致的海马体积缩小与应激引起的激素水平的异常、不同神经递质含量的改变、BDNF 等营养因子表达的下降以及炎症因子的增加等多种因素有关。

成年脑内干细胞可表达 MR 和 GR，应激和 GC 可影响神经干细胞的自我更新、增殖、成熟和存活。慢性应激引起的 GC 过高常伴有促神经元新生因子的减少（如 BDNF、VEGF 和 5-HT）。在这种状况下，GR 的高兴奋可抑制干细胞增殖以及新生神经元在脑内的整合。但是，在丰富环境中生活、体育锻炼和学习可适度增加 GC，并伴随促神经元新生的因子增加，这可促进神经干细胞增殖和神经元的新生。而在低 GR 活性状态，例如过度安静的生活方式，也不利于神经元新生。

（三）应激激活 CRH 系统与神经系统疾病

应激性疾病的机制非常复杂，涉及许多脑内应激调节因子系统复杂环路的改变。应激诱导的抑郁与 CRH 的过度合成和释放有关，CRH-R1 拮抗剂可减轻抑郁的临床症状；病人用其他药物治疗使抑郁病情缓解的，其 CRH 的水平也随之降低。

除 HPA 轴效应外，CRH 可通过非 HPA 轴效应参与应激机制。在海马，短时应激刺激中，CRH 促进 LTP 形成，但在长时的应激中 CRH 抑制 LTP 并消减树突棘。CRH 的这种效应需要有 NMDA 受体参与。 应激中谷氨酸释放的增加和谷氨酸转运体的下调，可导致细胞间隙中谷氨酸含量增加，导致 NMDA 受体兴奋增加。 童年经历会影响个体素质塑造，幼年期的应激会通过表观修饰机制使成年后 CRH 表达上调。 另外，CRH 还以 HPA 轴非依赖的方式，参与应激诱导 tau 蛋白磷酸化和 Aβ 生成增加，通过这种方式 CRH 参与了应激促进阿尔茨海默病发展的机制。

三、 应激与心血管疾病

慢性应激所致的心血管病主要是冠心病和高血压，还涉及心肌缺血和心绞痛、心肌梗死、心律失常等。 应激导致冠心病和高血压病的机制还不完全清楚，但至少包括以下几个方面。

（一） 交感-肾上腺髓质系统的持续兴奋

该系统的兴奋会产生多种效应，包括：①小动脉和静脉持续收缩。 ②心脏 β 受体兴奋使心脏收缩加强、加快，使心输出量提高。 ③直接或间接地激活肾素-血管紧张素系统（RAS）引起缩血管，并刺激盐皮质激素醛固酮的分泌，从而增加血容量。 血管紧张素、醛固酮还可作用于中枢，增加交感神经冲动发放，例如醛固酮可以强烈兴奋 RVLM 前交感神经元。 血管紧张素 II 还可促进血管增生肥厚，并上调血管的血管紧张素受体，使其对交感神经的反应性增大。 ④促进血糖、血脂和血液黏稠度的增加。

（二） HPA 轴的兴奋

下丘脑分泌的 CRH、AVP 和内皮素增加，通过 HPA 轴诱导 ACTH 和 GC 分泌增加。 AVP 和内皮素本身均有强烈的缩血管作用，内皮素还可刺激血管内皮和平滑肌增生。 而 GC 可通过多种机制升高血压，包括：①增加肾上腺素的合成，抑制其降解；②上调肾上腺素受体的表达；③抑制缓激肽、前列腺素、5-HT 等扩血管因子的合成；④促进肾小管的重吸收，增加血容量；⑤通过对 RVLM 前交感神经元的兴奋作用进一步兴奋交感神经-肾上腺髓质系统。

（三） 中枢乙酰胆碱递质参与高血压的机制

脑内调节血压的 ACh 能系统在正常血压时处于相对静息状态，高血压可激活胆碱能系统，导致脑内 ACh 的合成和释放增加，这可促进高血压的发展和持续。 急性应激反应时脑内 ACh 的合成与释放大量增加，如发展为慢性应激则会诱导突触后膜 M 受体数目的增加，导致 M 型胆碱能系统敏感性增高。 RVLM 胆碱能机制的激活可能是紧张导致高血压的一个重要原因。 应激致高血压的大鼠，延髓腹外侧 ACh 含量明显增加；给这种大鼠双侧 RVLM 微量注射东莨菪碱或阿托品，有明显降压效应。 ACh 中枢效应的发挥有赖于中枢 NE 系统结构和功能的完整性，而胆碱能系统活性的增高又可促使脑内儿茶酚胺的合成加快。 另外，由 GC、醛固酮通过快速非基因组效应作用于 RVLM 所致的升压、加快心率的作用也是由胆碱能系统的激活所介导，这种反应可被事先静脉注射 M 型胆碱能受体拮抗剂所阻断。

第五节 应激和应激性疾病的防治途径

一、 减少应激源的作用，降低应激反应

从个人而言，对生活和事业的目标进行合理的规划和灵活的调整，保持工作张弛有度，合理安排参加文体活动等是减少精神和心理应激的有效方法。 合理规避可预见的强应激源也是需要重视的方面。

从社会角度来说，应广泛建立心理指导的网络，加强精神和心理卫生教育，建立有效的干预机制。 实施应激应对指导训练，加强社会支持措施等方式对慢性应激进行干预。开展具有针对性的心理松弛训练、调节情绪以及太极拳和瑜伽锻炼等可缓解不良应激反应，稳定自主神经功能，从而预防应激性疾病的发生。 在严重应激反应时，配合对症治疗药物，如抗焦虑药、降压药、抗心律失常药等是必要的。

二、 治疗慢性应激性疾病的探索

对应激性疾病的治疗，除了对症治疗外，对于应激反应源头的 NE 系统及 HPA 轴相关激素的调节已有广泛的研究，目前正从如何精确把控用药时间点、不同性别年龄基因背景的区别用药等角度作更深入的研究。 其次，调控脑内神经元的新生，减少应激诱导的脑内炎症和氧化损伤，以及消除顽固性应激记忆也是治疗研究的重要方向。

总之，持续紧张和应激可导致疾病。 由于对应激源种类的认识仍不全面，应激刺激尚难以形成统一的指标并量化，因此应激性疾病的机制并不完全清楚。 防治应激所致疾病是一个复杂的过程，也是一项长久的系统工程。

（许玉霞　朱粹青）

第十八章 神 经 免 疫

第一节 神经免疫学概论

神经免疫学（neuroimmunology）是神经病学、精神病学、心理学和免疫学之间的一门交叉学科。 神经免疫学涉及的内容主要包括整体水平的神经-内分泌-免疫功能调控，在细胞和分子水平研究神经系统与免疫系统中各类细胞之间的相互作用及其功能调节，参与这种调节的神经递质与免疫调节分子间的相互作用及其对神经免疫系统功能调控的影响。 在医学上，神经免疫性疾病常见的有重症肌无力、多发性硬化、格林-巴利综合征等。 近来研究还发现免疫功能的改变参与脑内神经元的退行性病变的发生发展和脑的老化。

由此可见，神经免疫学横跨神经和免疫两大系统，两系统间存在多重往返联系及信息交流。 实验证明脊椎动物的自主神经纤维可直接支配淋巴组织，通过神经递质与淋巴细胞和其他免疫组织上的特异受体结合从而影响其免疫应答。 骨髓、胸腺、脾、腔上囊、淋巴系统、淋巴结均受到交感和副交感神经支配，在电子显微镜下甚至可见神经细胞与免疫细胞相互接触的现象。 20 世纪 80 年代后，神经免疫学的研究进入了一个新的阶段，研究发现：①许多的神经递质和神经肽可作用于免疫细胞和免疫应答的不同环节；②免疫细胞的细胞膜上和胞质中表达多种神经递质和神经肽的受体；③免疫细胞可合成某些神经肽或激素；④神经细胞也可合成及分泌一些免疫活性分子。

神经系统和免疫系统在信息分子和细胞表面标记物、信息的储存和记忆、周期性变化以及正负反馈调节网络等方面都存在不同程度的相似之处。 愈来愈多的证据表明，神经系统和免疫系统可共享一些信息分子、受体及细胞表面标记物，例如大多数神经肽和细胞因子可分别在神经及免疫组织的细胞内转录、翻译、加工、储存和释放。 神经和免疫细胞的标记物也呈现重叠分布，如胸腺细胞抗原 1（Thy 1，CD90）是啮齿动物胸腺细胞和神经元共同的表面标记物；免疫细胞表面的 MHC I 型和 II 型抗原分子也可在神经胶质细胞及垂体前叶滤泡星形细胞上表达。 而激活的人 T 细胞亦能合成神经元标记物——神经细丝（neurofilament）；神经胶质细胞的标记物 S-100 存在于垂体滤泡星形细胞和胸腺的树突状细胞内。 神经系统和免疫系统存在各自的正负反馈性调节机制，由此两大系统的功能更趋协调、准确而精细。

一、 神经系统和免疫系统的异同点

（一）相似点

从解剖学上看，神经系统和免疫系统均有中枢和周围两大组成部分；均有特异性的细胞和可溶性生物活性分子，后者通过效应器官和（或）相应细胞发挥作用，形成作用链。从功能学上看，神经系统和免疫系统具有下列共同点：①能够接受刺激，然后呈现出兴奋或抑制性效应；②具有识别能力，免疫系统识别自己与非己，神经系统识别有意义和无意义的刺激；③呈现应答反应，免疫系统中存在细胞免疫和体液免疫应答，神经系统中存在运动输出应答和神经内分泌输出应答；④免疫活性细胞和神经细胞的细胞膜上存在某些相似甚至相同的表面标记物和受体；⑤具有记忆功能。 免疫细胞按其分泌产物可分为不同的亚型，如主要分泌 IFN-γ 的 Th1 细胞亚型和主要分泌 IL-10 的 Th2 细胞亚型。 神经元也可按其对各种不同神经递质的反应进行分类，如胆碱能神经元、多巴胺能神经元、去甲肾上腺素能神经元等。

（二）不同点

两大系统除有诸多相似点外，也有一些不同之处。 比如特异性，免疫系统除非特异性免疫应答外，尚存在高度特异的免疫应答，这取决于抗原与相应抗体分子 Fab 段和免疫活性细胞表面受体结合的特异性，而神经系统则缺乏此类高度特异的结合。 另外，在记忆能力方面，神经系统的记忆时间相对较短暂，而免疫系统的记忆时间较持久，有些甚至是终身，比如疫苗免疫。

二、 神经系统和免疫系统的双向调节

在电子显微镜下，人们观察到自主神经系统的神经末梢可直接支配淋巴器官，与免疫细胞有着类似神经突触的接触。 这种接触方式使神经细胞释放的活性物质可对免疫细胞进行调节。 神经系统可能以"自分泌"或"旁分泌"（分别是指由细胞产生的活性物质作用于该细胞本身或作用于其邻近细胞）方式产生和分泌神经活性物质，免疫系统亦对此类活性物质作出应答，这样就把神经系统和免疫系统联系起来。 另一方面，神经系统可通过影响内分泌系统，以及调节血液循环中的激素水平间接影响免疫功能。 然而，神经系统和免疫系统是双向调节，有证据表明免疫系统也会影响神经系统。 由免疫细胞合成的细胞因子也可能作用于支配淋巴器官的内脏感觉性神经末梢，从而发挥其调节神经活动的效应，如细胞因子 IL-1、IL-2 等可不同程度地影响神经元的放电活动。 当病原菌入侵，首先激活体内免疫活性细胞，随后可使免疫细胞释放各种活性物质，如细胞因子和趋化因子等。 这些免疫活性物质除有效作用于免疫细胞外，也可能影响神经细胞的活动或激活神经系统内的免疫反应细胞（小胶质细胞或星形胶质细胞），以便机体能够通过神经系统和免疫系统的相互作用进行整合与应对。 另外，人淋巴细胞经病毒、细菌感染后被活化，也会分泌肾上腺皮质激素和脑啡肽等。

神经系统、内分泌系统和免疫系统之间的关系十分密切，这 3 个系统以各自特有的方式在机体稳态调节机制中发挥着重要作用，三者间形成了一个稳固的"调节三角"模式。它们两两间形成了双向往返联系，神经内分泌系统通过释放各类激素或神经递质作用于免疫系统，调节免疫系统的功能；而免疫系统则通过释放多种细胞因子等活性物质作用于神经内分泌系统，从而使机体的调节系统间形成完整的调节网络，使机体的稳态得以维持。

第二节 神经细胞的免疫反应

一、中枢神经系统的特殊结构

（一）血-脑屏障

血液与脑组织之间存在血-脑屏障（BBB）。BBB 被破坏后，激活的胶质细胞产生细胞因子和趋化因子，导致内皮细胞的通透性增加和淋巴细胞的趋向性运动，有助于 BBB 功能的重建。

然而，血脑构建的屏障并不是全封闭的。脑内存在与淋巴引流有关的"类淋巴系统（glymphatic system）"。形态学研究证实"血管周围间隙"（virchow-robin space）的存在，并认为这是神经系统变相的淋巴系统。神经系统的某些代谢产物或免疫活性细胞可通过血管周围间隙再经过蛛网膜下隙、蛛网膜颗粒和颅内静脉窦等带回到周身血流中。因此，免疫细胞和相应的大分子可有条件地通过血-脑屏障。CNS 内的抗原也能转移至周围淋巴结。最新的研究证实脑膜淋巴管的存在，大脑通过淋巴管与免疫系统建立直接的联系。另一方面，脑内有些区域，如终纹血管器（organum vasculosum laminae terminalis，OVLT）、最后区（area postrema）、脉络丛及正中隆起等缺乏 BBB 结构，也为血液循环中的生物大分子直接影响 CNS 提供了路径。

（二）免疫豁免内环境

实验发现脑内异种移植并不像周围系统一样引起快速的免疫应答反应，提示神经系统具有免疫豁免性（immune privilege）。除了 BBB 的作用，CNS 还具有一个生理的免疫监护内环境，以保护脑免受各种刺激物引起的损伤。脑内有完整的免疫效应机制，但在正常情况下免疫系统并不能识别脑内抗原，原因如下：①CNS 缺乏树突状细胞、巨噬细胞和 B 细胞一类的抗原呈递细胞（antigen presenting cells，APC），这类细胞的缺乏防止抗原特异性免疫反应的形成和扩展；②CNS 内免疫细胞（小胶质细胞和星形胶质细胞）上主要组织相容性复合体（major histocompatibility complex，MHC）和共刺激分子（costimulatory molecules）的表达非常低，不能有效触发免疫反应；③CNS 受较强的免疫抑制细胞控制，如星形胶质细胞上表达 FasL，可导致表达 Fas 的 T 细胞凋亡，神经元也具备抑制免疫反应的潜能，预防和限制感染反应；④CNS 内有大量的免疫抑制因子，如 TGF-β、IL-10 和 TRAIL，这些因子有很强的免疫抑制能力，星形胶质细胞是这些因子的主要来源，神经肽也能扮演免疫抑制分子的角色。 这些机制为保护神经元和胶质细胞避免损害或死亡提供了一个特殊的内环境。

人们习惯把神经系统视为免疫豁免区，然而神经系统的免疫细胞与外周血液的免疫细胞表达同样或相似的表面标记物，神经细胞表面也有免疫应答有关的 MHC 的表达，说明神经系统具备参与免疫应答的必要条件。 但是，正常情况下脑内的免疫应答受到脑内微环境的严格控制，神经系统免疫反应则远低于身体其他部位，自 1948 年该现象被发现至今都未改变，而其多样的分子机制依然在积极研究中。

二、 中枢神经系统的免疫反应

（一） 中枢免疫反应

由 BBB 将脑实质与周围免疫细胞和免疫大分子分割开来，它们不易进入脑内，因而不会影响脑的功能。 在神经系统疾病进程中，BBB 遭到破坏，外周免疫细胞和免疫大分子可以进入脑内。 脑部感染后即使没有明显的 BBB 损伤，血液循环中激活的淋巴细胞仍然会通过 BBB 进入脑实质，启动脑内的免疫应答。

激活的淋巴细胞穿过 BBB 是一个复杂的过程，通过脑血管内皮细胞和淋巴细胞的相互作用来完成。 脑内有两种抗原呈递细胞：血管周细胞和小胶质细胞。 血管周细胞上 MHC 呈强阳性，具有较强的抗原呈递功能，可以在 CNS 和血管界面启动免疫反应。 小胶质细胞上 MHC 呈弱阳性，刺激后呈现强阳性，可启动 CNS 实质内的免疫应答。 进入脑实质的 Th1 细胞可分泌促炎因子（如 IFN-γ、TNF-α），调节神经元和神经胶质细胞的激活、增生、分泌、存活。 激活的小胶质细胞本身成为抗原呈递细胞，可进一步刺激 Th1 细胞增生，同时分泌 TNF-α、IL-1、NO 等促炎因子，引起炎症反应。 Th2 细胞主要分泌 IL-4 和 IL-10，可激活 B 细胞，促进 B 细胞合成免疫球蛋白，同时抑制 Th1 细胞分化，抑制巨噬细胞和小胶质细胞活化，发挥抗炎效果。 Th1 和 Th2 细胞之间存在数量和功能的平衡，将脑的免疫反应控制在正常水平。 图 18-1 总结了免疫系统活化及细胞因子对神经胶质细胞功能的调节机制。

（二） 中枢免疫异常的主要表现

许多 CNS 疾病都伴有中枢免疫功能的异常。 疾病前期的病毒感染或炎症反应可以激活脑内的免疫反应，免疫功能调节的异常与神经元的死亡相关。 CNS 炎症和神经退行性病变过程中，免疫异常主要表现为小胶质细胞的过度激活和相应活性分子的过量释放。

1. 小胶质细胞过度激活　作为免疫活性细胞，小胶质细胞在 CNS 的免疫调节中发挥核心作用。 小胶质细胞的形态和功能具有可塑性，受损伤信号刺激后它们快速演变为激活的小胶质细胞和脑巨噬细胞，也有可能分化成脑树突状细胞。 在形态改变的同时，小胶质细胞的功能也发生改变，细胞表面表达的 CR3 补体受体、Fc 受体和 MHC 水平上调，合成与分泌细胞因子的速度加快。 在急性损伤如炎性感染或缺血损伤后，一些炎性分子表达上调，分泌增加，可有效激活小胶质细胞，MHC 和共刺激分子迅速上调，这时的小胶质细胞

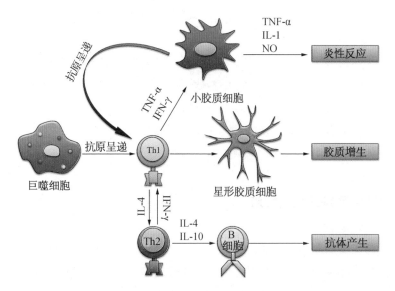

图 18-1　免疫系统活化及细胞因子对神经胶质细胞功能的调节机制

成为专职的抗原呈递细胞，刺激 Th1 细胞增生，促炎因子慢而持续性地升高对神经元是有害的，可引起神经元继发性、不可逆的损伤。值得注意的是，免疫介导的炎症反应可能具有两重性。炎性分子可以在损伤后很短的时间内被诱导，它们的作用可能是引起继发性保护反应，包括神经营养因子的分泌，对创伤修复和组织再生是有利的。

2. 细胞因子水平升高　CNS 免疫反应过程中经常伴有细胞因子水平的升高。细胞因子的来源有两方面：感染或脑创伤发生后，BBB 受到破坏，外周的免疫细胞进入脑内，分泌大量的细胞因子；CNS 中神经元和神经胶质细胞受到损伤因素刺激后也可分泌细胞因子。细胞因子是多功能的。对神经元具有损伤作用的细胞因子主要有 IFN-γ、TNF-α、IL-1 和 IL-6。

（1）IFN-γ：主要由小胶质细胞、星形胶质细胞和侵入的淋巴细胞分泌 IFN-γ。它的主要功能是激活小胶质细胞，诱导表达 MHC-Ⅱ型分子；促进 iNOS 转录，使 NO 生成增多。IFN-γ 也可上调神经元表面 MHC-Ⅰ型分子的表达，使神经元容易被细胞毒性 T 细胞识别和破坏。

（2）TNF-α：主要由小胶质细胞和星形胶质细胞产生。它可诱导神经元 MHC-Ⅰ型分子的表达，使神经元易受细胞毒性 T 细胞攻击。TNF-α 还可以诱导星形胶质细胞释放 NO 和谷氨酸等神经毒性物质，促进小胶质细胞和星形胶质细胞合成集落刺激因子（colony stimulating factors，CSF）。CSF 可以作为白细胞趋化因子招募血液循环中的粒细胞和巨噬细胞到达 CNS 炎症部位，参与和放大炎症反应。

（3）IL-1β：主要由胶质细胞分泌 IL-1β，其对神经元有损伤作用。脑损伤后，小胶质细胞中 IL-1 合成增加，经 caspase-1 作用产生有活性的 IL-1α 和 IL-1β，激活下游信号。IL-1β 作为一种重要的促炎因子，可调控炎症和免疫反应过程中多种细胞的分化及功能。

（4）IL-6：主要由小胶质细胞和星形胶质产生，其受体广泛存在于丘脑、海马、皮质等脑区的神经元上。 皮质、海马等部位发生病理改变时，激活的小胶质细胞分泌 IL-6 的能力增加。 IL-6 具有神经元毒性作用。

3．免疫豁免内环境的改变 在感染或病理情况下，可以观察到小胶质细胞和星形胶质细胞的激活，从而触发抗原特异性或非特异性的免疫反应。 在脊髓炎的动物模型中发现血管周围存在表达 CD11 的树突状细胞，这类细胞有助于 CNS 感染的慢性化。 内皮细胞中 ICAM、E-选择素和 P-选择素的上调，可招募循环白细胞进入 CNS。 此外，Th1 细胞和巨噬细胞的分泌产物，如 IFN-γ、TNF-α 和 NO，能够直接或间接损害少突胶质细胞和神经元。 CNS 内的感染可能导致许多神经系统疾病继发性损伤。

三、中枢神经系统的特殊细胞

（一）内皮细胞

除构成 BBB 功能外，内皮细胞还是一个抗原呈递细胞。 这类细胞一部分可以直接接触循环淋巴细胞和抗原。 细胞因子 IFN-γ 能上调内皮细胞 MHC 和共刺激分子的表达，而人脑内皮细胞可抑制 T 细胞增生，提示脑内皮细胞在感染情况下可能抑制抗原特异性免疫反应。 另一方面，激活的 T 细胞提供可溶性和接触依赖性的信号以调节内皮细胞的功能，包括血管的形成和重建、血流的调节、选择渗透性维持、感染细胞的回流和导致 T 细胞激活的抗原呈递等。

（二）小胶质细胞

小胶质细胞的数量相对较少，占胶质细胞 5%～20%。 脑内的小胶质细胞来源于骨髓单核细胞系，与外周组织中的巨噬细胞类似，小胶质细胞表面有 CR3 补体受体和 Fc 受体，并表达低水平的 CD4 抗原、MHC-Ⅱ型抗原、转铁蛋白受体和 B 细胞共同抗原。 基于细胞形态学和表型分析，小胶质细胞分为两大类： ①分支状的静息态小胶质细胞（ramified resting microglia）和激活的反应性小胶质细胞（activated microglia）。 前者位于脑实质内，缺乏细胞吞噬的功能。 被激活后，它们具有巨噬细胞分化的标志和效应特性，表现出典型的巨噬细胞功能，可以介导 CNS 的感染和免疫反应。

激活的小胶质细胞，根据其表达和释放的炎症因子和在炎症过程中发挥的作用不同，分为经典激活的 M1 型和替代激活的 M2 型。 体外培养的小胶质细胞给予 LPS 或 IFN-γ刺激，促使小胶质细胞的 M1 型激活，M1 型小胶质细胞可以释放大量促炎因子，包括 TNF-α、IL-1β、IL-6 和 MMP-9 等，引起炎症反应；如果给予 IL-4 或 IL-10，小胶质细胞向 M2 表型转化。 M2 型小胶质细胞的特征是表达精氨酸酶 1、CD206 和几丁质酶样蛋白（Ym）等标记物，具有较强的吞噬功能，释放保护性的营养因子，促进神经元轴突的生长和抑制炎症的过度发生（图 18-2）。

在体的小胶质细胞激活状态比离体培养的小胶质细胞复杂很多，可以细分为一系列不同的功能表型，发挥不同的作用。 在经典激活的途径中，小胶质细胞通过模式识别受体

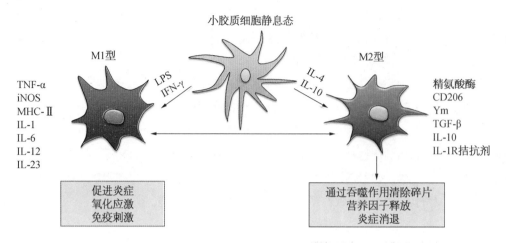

图 18-2 小胶质细胞的表型与功能

（pattern recognition receptors，PRR）能够识别多种细菌和病毒表面的病原体相关分子模式（pathogen-associated molecular patterns，PAMP）。 之后，PRR 介导的信号传递诱导产生一系列活性分子，如抗菌肽、细胞因子、趋化因子、ROS 和 NO。 这些分子在固有免疫（innate immunity）中扮演重要角色。 此外，激活的小胶质细胞能够上调 MHC-Ⅱ 型分子的表达，通过 T 细胞受体（TCR）将抗原呈递给 T 细胞。 小胶质细胞产生的促炎细胞因子（如 IL-12 等）可以促进 CD4 T 细胞转化为 Th1 细胞；其产生的 IL-23、IL-6、IL-1β 和 TGF-β 等则促进 Th17 细胞的分化与激活。 因而，经典激活的小胶质细胞亦有助于获得性免疫（adaptive immunity）。 图 18-3 描述了 M1 型小胶质细胞参与固有免疫和获得性免疫反应。

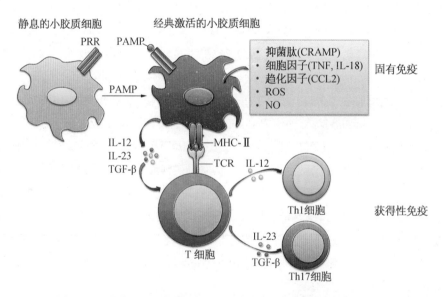

图 18-3 经典激活的小胶质细胞(M1 型)参与固有免疫和获得性免疫反应

小胶质细胞对 CNS 微环境的改变非常敏感。 在 CNS 感染情况下，小胶质细胞被迅速激活，产生广谱免疫调节分子，例如细胞因子、趋化因子、过氧化物等。 在激活的后期，小胶质细胞呈现很强的吞噬功能，成为 CNS 的清除细胞。 研究显示小胶质细胞可能具有细胞毒性和神经保护两重性。

CNS 感染后，小胶质细胞也可分化成树突状样细胞，刺激脑内 Th1 细胞的分化，有助于脑内慢性炎症反应。 另一方面，Th1 细胞也可以刺激小胶质细胞产生大量的 PGE_2，通过负反馈机制控制 Th1 细胞分化而防止炎症进一步恶化。 小胶质细胞还通过表达 Fas-FasL、TNF-TNFR1 或者产生可溶性 NO 介导细胞凋亡，这也是限制 CNS 免疫反应的一种机制。

（三）星形胶质细胞

星形胶质细胞是胶质细胞中体积最大的一种。 CNS 损伤时，星形胶质细胞增生、肥大、形成胶质瘢痕。 除上述功能外，星形胶质细胞还可以作为免疫效应细胞影响 CNS 内的免疫活动，特别是促进 Th2 细胞的分化。 星形胶质细胞上表达 MHC 和共刺激分子，但其水平比小胶质细胞低。 星形胶质细胞可通过诱导 FasL 清除脑内的激活 T 细胞。

（四）少突胶质细胞

少突胶质细胞是 CNS 的髓鞘形成细胞，能产生大量的生长因子，对其自身及神经元起到营养支持作用。 少突胶质细胞对 NO、兴奋性氨基酸递质以及凋亡通路的激活非常敏感，因此，它构成了脱髓鞘疾病的主要靶细胞。 少突胶质细胞是相对惰性的一类细胞，很少主动参与免疫反应。

（五）神经元

神经元参与脑内免疫反应的研究较少。 最近研究发现神经元表达功能性的 IL-12 受体，这提示神经元可能参与脑内的免疫反应。 在炎症情况下，神经元胞体和轴索均有 C1q 补体的激活，这提示存在神经元的补体损害机制。 神经元的电活动可以抑制周围小胶质细胞和星形胶质细胞表达 MHC。 局部活跃的神经元介导的中枢免疫抑制可以预防不必要的免疫反应引起的神经元损害。

第三节 神经系统免疫性疾病与神经免疫相关性疾病

较为常见的神经系统自身免疫性疾病包括多发性硬化（multiple sclerosis，MS）、格林-巴利综合征（Guillain-Barre snydrome，GBS）和重症肌无力（myasthenia gravis，MG）。 多发性硬化发生在 CNS；格林-巴利综合征是一种周围神经自身免疫病；重症肌无力是主要累及神经-肌肉接头的自身免疫病。 神经免疫在神经退行性病和神经损伤中亦具有重要作用。

一、多发性硬化

MS 是一种特定针对 CNS 白质的，以自身反应性 T 细胞和抗体引起的大脑和脊髓炎症以及神经脱髓鞘性斑块形成为主要特征的自身免疫病。 其特点为病灶多发，病程中常见缓解与复发现象，好发于北半球的寒冷和温带地区，在非洲与东方人群中发病率较低。 发病最多的年龄在 20～40 岁，发病高峰年龄为 30 岁，女性居多。

（一）发病机制

其病因仍不十分清楚，可能涉及个体的遗传易感性、环境因素（如食物、气候）、病原感染等。 一般认为发病机制与自身免疫有关。

1. 遗传因素 MS 易感性与 HLA 分型有关。 世界各地有关 MS 患者 HLA 的研究结果不同，美国 MS 患者中以 HLA-A3、B7、DR2 最多；在印度以 B12 为最多；而在中国，HLA-B1、B38、B39、DR2、DRW8 与 DQW1 可能是我国 MS 相关抗原。 患者的一级亲属中 MS 发生率较普通人群高 15～30 倍。 人类 HLA 基因与免疫应答基因均位于第 6 号染色体上，由于 MS 发病与 HLA 分型关系密切，人们推测 MS 易感基因可能是免疫应答基因，可对髓鞘产生特异的免疫应答反应。

2. 环境因素 流行病学显示 MS 高发于温带地区，欧洲与北美北部也是高发病区，再往北或南其发病率下降，我国属低发病区，提示环境中可能存在致病因素。

3. 病毒感染 某些病毒成分可能与中枢神经髓鞘的一些组分相似，导致免疫识别错误而诱发自身免疫机制。 与病毒感染有关的证据包括：MS 患者血清和脑脊液中发现抗麻疹病毒、腮腺炎病毒、风疹病毒、水痘、单纯疱疹、带状疱疹病毒、副流感病毒、EB 病毒等的抗体。 动物病毒，如犬瘟热、致绵羊脱髓性脑白质炎病毒、小鼠脑脊髓炎病毒，均可产生中枢炎性脱髓鞘性病，这类疾病在有些方面与 MS 相似。 但是，迄今尚未在 MS 病变组织中检出病毒。

4. 自身免疫机制 MS 的自身免疫机制包括细胞免疫和体液免疫。 近来，MS 免疫病理学研究包括外周血液的免疫学分析和脑内的胶质细胞研究。

（1）细胞免疫起主导作用：MS 患者血液中 Th1 细胞数量增加，在疾病的缓解期，血液中 Th2 细胞数量也增加。 CNS 髓鞘蛋白包括少突胶质细胞糖蛋白（myelin oligodendrocyte glycoprotein，MOG）、髓鞘相关糖蛋白（myelin-associated glycoprotein，MAG）、脂质蛋白（proteolipid proteins，PLP）或髓鞘碱性蛋白（myelin basic protein，MBP），它们可作为刺激抗原。 实验发现 MS 患者血液中针对这些自身抗原的反应性 T 细胞数量增加。 除 CD4$^+$ T 细胞外，MS 患者的外周血中可能还有 CD8$^+$ T 细胞的激活。由此推断细胞免疫在 MS 发病机制中起主导作用。

（2）体液免疫具有潜在作用：早年发现 MS 患者脑脊液中 IgG、IgM 和 IgE 增加，证实多发性硬化病病人的神经系统存在异常的体液免疫。 MS 患者脑脊液中蛋白质成分增加，其中就有髓鞘蛋白如 MBP、MBP 降解片断等，也有多种抗体，包括抗髓鞘不同成分的抗体，如 MBP 抗体、脑苷脂抗体和神经节苷脂抗体，以及抗某些病毒的抗体等。 MS 患者血清中还发现存在少突胶质细胞抗体、乳糖脑苷脂抗体。 这些抗体在其他神经系统疾病患者的血清中也可发现，因而不具有特异性。

MS 免疫反应链的启动及其过程仍不十分清楚。

（二）病理检查

典型的 MS 散布于 CNS，尤其是皮质白质、脑干、脊髓和视神经。 作为 MS 病理特征的硬化斑块多位于髓鞘和少突胶质细胞丢失的白质区内。 斑块周围常见明显的淋巴细胞、单核细胞和免疫球蛋白沉积。 在 CNS 内存在播散的脱髓鞘斑块，伴随少突胶质细胞的破坏和血管周围的炎症，脊髓的侧柱与后柱（特别在颈段与胸段）、视神经与脑室旁区域是好发部位。 大脑与脊髓的灰质也有可能受到影响，中脑、脑桥与小脑内的传导束也可被累及。 在新发病变中，神经元的胞体与轴索通常完好；而在后期，轴索也可能遭到破坏，特别在长传导束中，继发的纤维性胶质增生使传导束呈现硬化的表现。

（三）实验模型

实验性变态反应性脑脊髓炎（experimental allergic encephalomyelitis，EAE）是 MS 的动物模型。 Freund 以脑或脊髓加弗氏佐剂免疫豚鼠，仅需注射一次就能引起 EAE。 之后，在多种动物上复制成功。 免疫豚鼠半月后，血清中逐渐出现抗脊髓抗体，而且动物陆续出现后肢瘫痪、大小便失禁，甚至死亡。 EAE 模型可以主动诱导，也可被动产生。MBP 68-86 肽可在大鼠中诱导 EAE，疾病的严重程度变异很小，是研究 MS 治疗的理想动物模型。 但是，该模型仅有急性期，缺乏慢性、复发性的临床特征，也没有脱髓鞘的病理学变化，与人类 MS 相距较远。

二、格林-巴利综合征

格林-巴利综合征（GBS）又称急性感染性多发性神经病（acute inflammatory polyneuropathy）或急性炎性脱髓鞘性多发性神经炎（acute inflammatory demyelinating polyneuritis）或急性炎性脱髓鞘性多发性神经根神经炎（acute inflammatory demyelinating polyradiculoneuritis）。 它是一种以损害多数脊神经根和周围神经为主，也常累及脑神经的炎性脱髓鞘性自身免疫病。

（一）发病机制

GBS 发病病因不明。 多数患者发病前数周内有上呼吸道、肠道感染症状，或病毒性感冒等，有些患者中 EB 病毒血清滴度明显升高。 故 GBS 疑为与病毒感染有关，但至今尚未分离出病毒，没有证据证实病毒直接侵犯末梢神经或神经根。 近年来还发现其与空肠弯曲菌（campylobacter jejuni，CJ）有关。

1. 遗传因素 迄今尚未发现人类 GBS 与何种 HLA 相关。

2. 病毒感染 病前的感染因素可能是致病的重要原因。 除空肠弯曲菌感染之外，还有多种病原体感染后出现 GBS 的报道。 感染对致病的确切作用尚无定论。 一般认为病原体感染后主要通过免疫机制，而非病原体本身的直接作用致病。

3．自身免疫机制

（1）细胞免疫起主要作用：GBS 的病理特点是血管周围的单核细胞浸润和节段性髓鞘脱失。 在动物模型中神经根周围可见巨噬细胞浸润髓鞘的基膜。 急性期患者血液和脑脊液中激活的 T 细胞数量增多，血液中可溶性 IL-2 受体水平升高。 用免疫活性细胞作被动转移可在动物中诱导 GBS 模型，所以认为该病主要由细胞免疫介导。 以周围神经髓鞘的不同成分作刺激抗原，实验发现 GBS 患者体内均有针对周围神经成分的细胞免疫异常。 采用髓鞘蛋白 P2 主动免疫可获得实验性自身免疫性神经炎模型。 用 P2 蛋白进行淋巴细胞转化试验，发现刺激指数在 GBS 患者（尤其是在急性期患者）中明显增高。 患者脑脊液中也可检测到 P2 蛋白水平上升，提示 P2 蛋白可能是 GBS 的致病性抗原。

（2）体液免疫起重要作用：GBS 患者血液中可检测到抗周围神经髓鞘、脊髓和神经母细胞的抗体，且与临床症状相关。 患者血清中 C1q 和免疫复合物增多。 另外，把患者血清注入实验动物，可导致动物髓鞘脱失，这些现象都支持体液免疫在 GBS 发病中起重要作用。

（二）病理检查

GBS 病理改变的主要部位是脊神经根（尤以前神经根多见且明显）、神经节和周围神经髓鞘，偶尔累及脊髓。 病理变化为水肿、充血，局部血管周围可见淋巴细胞、单核细胞和巨噬细胞浸润，神经纤维出现节段性脱髓鞘以及轴突变性。 这些改变可以是多灶性的。在恢复期，髓鞘修复，但淋巴细胞浸润可持续存在。

（三）实验模型

最先在家兔中用周围神经组织匀浆液成功诱导实验性自身免疫性周围神经炎（experimental autoimmune neuritis，EAN），随后该模型在多种动物中获得成功。 用纯化周围神经髓磷脂、牛 P2 蛋白、重组人 P2 蛋白或 P2 53-78 肽均可在大鼠中主动诱导 EAN，这是最常用的实验模型。 SJL 小鼠 EAN 中可见中度临床症状和组织学损害，而 Balb/c 小鼠对该模型是相对抵抗的。 另外，用 P0 56-71 肽和 180-199 肽联合毒素在 C57BL/6 小鼠中亦可主动诱导 EAN。

三、重症肌无力

MG 是一种因神经-肌肉接头部位 AChR 减少而出现传递障碍的自身免疫病。 临床主要特征是局部或全身横纹肌在活动时容易疲劳无力，经休息或用抗胆碱酯酶药物后可以缓解。

（一）发病机制

MG 确切的发病机制目前仍不清楚。 已有的研究表明胸腺以及 AChR 抗体与 MG 发病相关。

1. 遗传因素 HLA 可能是 MG 易感基因。 欧美国家的 MG 患者，特别是女性患者中，HLA-B8、DR2 与疾病相关。 少数 MG 患者有家族史，称为家族性重症肌无力。

2．病毒感染 MG 可能与免疫功能低下及胸腺慢病毒感染有关。 MG 的发病可能与人 T 细胞病毒 1（human T-lymphotropic virus 1，HTLV-1）感染有关，但是，病毒感染同 MG 发生的相关性未得到公认。

3．自身免疫机制 20 世纪 60 年代 Simpson 等发现 MG 与其他自身免疫病伴存的概率较高，首次提出 MG 可能也是一种自身免疫病。 10 年后，Patrick 和 Fambrough 分别在 MG 患者血清中检测到 AChR 抗体，并在实验动物中成功诱导实验性肌无力模型。 从此，MG 被认为是一种由 AChR 抗体介导的自身免疫病。

（1）自身抗体起主要作用：有 70%～90% MG 患者血清中有 AChR 抗体，且 AChR 抗体水平与疾病严重程度呈正相关。 有研究发现胸腺切除后 MG 患者的血清中 AChR 抗体仍呈阳性；血浆置换后，患者血清中 AChR 抗体滴度短暂的下降，而临床症状的缓解可持续数周或数月。 值得注意的是，约有 15% MG 患者血清中 AChR 抗体呈阴性。 由此认为血清中 AChR 抗体滴度与临床症状并无直接关系，这可能是因为 AChR 抗体并不与神经–肌肉接头处 AChR 的发生免疫反应。 随后又发现在 MG 患者血清中还存在抗突触前膜抗体，说明 MG 除突触后膜受损外，还存在突触前膜的损害。

在部分 AChR 抗体阴性的 MG 患者中可检测出肌肉特异性激酶（muscle specific kinase，MuSK）抗体。 MuSK 是一种肌肉特异性受体酪氨酸激酶，存在于神经-肌肉接头处肌细胞表面。 MuSK 抗体阳性患者具有面部肌肉受累的显著症状。 对于这些患者，常规治疗方法效果不佳，但血浆置换治疗有效。 患者的血浆或 IgG 可以诱发小鼠的 MG 表型。 目前对于 MuSK 抗体如何影响神经-肌肉接头的信号传递还不明确。 此外，MG 患者血清中还存在多种其他抗体，包括抗横纹肌、抗核、抗甲状腺、抗胃壁、抗精子和抗神经元的抗体，这些抗体与 MG 发病的关系仍不清楚。

（2）补体起辅助作用：当 AChR 抗体结合于突触后膜时，补体通路被激活，继而形成攻击复合物，最终导致突触后膜的局部溶解。 现在了解到补体 C3 和 C9 参与突触后膜的溶解及 AChR 功能损害。 而 CD55、CD59 等阻止补体介导的这种损害作用。

（3）T 细胞参与：T 细胞介导的免疫机制参与 MG 的发病。 在 T 细胞缺乏的小鼠实验模型中观察到明显的保护作用和 AChR 抗体水平的下降。

（4）胸腺因素：慢性、持续性病毒感染，使胸腺内 B 细胞增多，导致产生大量自身抗体，可抗 AChR，引起 MG。 炎性胸腺内可能产生一群细胞毒性 T 细胞（cytotoxic T lymphocyte，CTL），破坏神经-肌肉接头。 另外，也可能产生一群 Th 细胞，刺激外周淋巴细胞分泌 AChR 抗体。 将胸腺切除后，MG 症状得到缓解。 也有一些 MG 患者胸腺切除后无治疗效果，可能的原因：①切除不完全；②神经-肌肉接头处的损害已不可逆；③长期存活的外周 T 细胞仍有活性；④异质性疾病机制，即不同患者个体对胸腺影响的反应不同。

（二）病理检查

最常见的骨骼肌病理改变是神经源性和肌源性损害，可见肌纤维直径大小不一、断裂、增殖和向中央移位、玻璃样变性及结缔组织增生等。免疫组织化学及电子显微镜检查可发现突触前膜很小、皱缩；突触后膜延长、皱褶减少、表面破裂、皱缩，皱褶被破坏成二级甚至三级突触裂隙和皱褶；突触裂隙增宽，突触裂隙内可见基膜样物质的沉积。上述形态学改变部分构成了神经-肌肉传导阻滞的基础，称之为"突触间失神经作用"（intersynaptic denervation）。受损骨骼肌的肌纤维间小血管周围可见淋巴细胞浸润，称为淋巴溢。急性和严重病例中，肌纤维有散在灶性坏死，并有多形核和巨噬细胞浸润与渗出。部分肌纤维萎缩、肌核密集，呈失神经支配性改变。晚期病例中，可见骨骼肌萎缩，细胞内脂肪性变性。MG 患者胸腺病理改变的报道不一，90% 患者胸腺发生异常（胸腺增生占 75%，胸腺瘤占 15%）。然而，有人认为胸腺瘤的发生与其后发生的 MG 属一种巧合。

（三）实验模型

在 20 世纪 70 年代，人们发现利用 AChR 和完全佐剂可以在猴、狗、兔、豚鼠、大鼠和小鼠中诱导实验性自身免疫性肌无力（EAMG）模型。与人类 MG 对比，EAMG 模型具有许多相似的症状，比如肌无力、软瘫等。这些症状可因运动而加重，而使用 AChEI 可以得到缓解。模型动物对箭毒敏感，仅有低振幅的微小终板电位，神经-肌肉接头部位突触后膜的皱褶简化，血清中存在 AChR 抗体。被动转移的实验模型可用多克隆或单克隆的 AChR 抗体诱导，也证明了 EAMG 是一个由抗体介导的自身免疫病。大鼠近交品系对 EAMG 的敏感性依次为 Wistar munich ＞ Fischer ＞ Lewis＞Buffalo ＞Brown Norway ＞ ACI ＞Wistar kyoto ＞Kopenhagen ＞ Wistar Furth 品系。在小鼠中，单倍体型 H-2b 品系对 EAMG 是高度敏感的，H-2q 品系的敏感性居中，而 H-2k 和 H-2p 品系则是相对抵抗。大鼠和小鼠近交品系对 EAMG 的敏感性主要受 MHC-Ⅱ型基因控制。但是，某些非 MHC-Ⅱ型基因，例如抗体、补体 C5 和 TCR 也可能影响对 EAMG 的敏感性。实验表明大鼠 EAMG 模型更相似于人类 MG，优于小鼠模型。

四、神经退行性病

神经炎症和神经免疫反应在神经退行性病的病因和病理机制中具有重要作用。神经退行性病主要包括阿尔兹海默病（AD）、帕金森病（PD）、肌萎缩性侧索硬化（ALS）和多发性硬化等。低水平的、慢性的炎症与衰老关系密切，而多数神经退行性病与衰老有关。在动物模型上的实验表明，疾病相关因素包括人类免疫缺陷病毒（HIV）感染，损伤相关分子模式［如高迁移率族 1 蛋白（high-mobility group box 1 protein，HMGB1）］，神经退行性病特有的蛋白聚集体（如 α 突触核蛋白和 β 淀粉样蛋白聚集体）通过 Toll 样受体（TLR）、糖基化终产物受体（receptor for advanced glycation end-products，RAGE）和嘌呤受体以及 NLRP3 炎症小体激活小胶质细胞。M1 型小胶质细胞产生的促炎介质（IL-

1β、TNF）激活星形胶质细胞，胶质细胞激活后释放的物质具有神经毒性作用。此外，激活的星形胶质细胞产生 CSF1 和 TNF 等细胞因子，进一步诱导小胶质细胞的激活和增殖。小胶质细胞和星形胶质细胞之间的交流放大了最初由小胶质细胞感知的促炎信号，并加剧了神经退行性疾病的病理进程（图 18-4）。

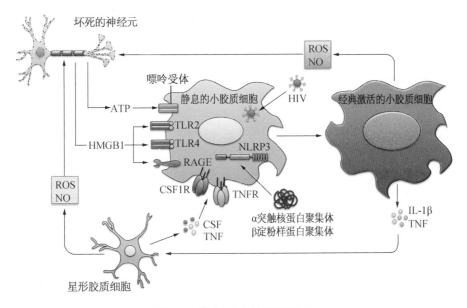

图 18-4　胶质细胞与神经退行性病

（一）阿尔兹海默病

AD 的病理特征主要包括海马、颞叶与额叶皮质中神经元和突触的丢失、细胞外 Aβ 沉积（或称神经斑块、老年斑）和细胞内由过度磷酸化的 Tau 蛋白组成的纤维缠结。AD 病人脑内老年斑周围有活化的小胶质细胞（从分支状静息态到激活的阿米巴样形态转变）和星形胶质细胞的增生。Aβ42 和 Aβ40 是主要的炎性刺激分子。星形胶质细胞和小胶质细胞被这些病理性多肽激活后产生诸多炎性细胞因子，如 IL-1、IL-6、TNF-α 等。这类细胞因子具有促神经元凋亡的作用。此外，老年斑可激活补体途径从而进一步加剧炎症反应。AD 脑的易感区域中组成型环氧合酶-1（COX-1）和诱导型环氧合酶-2（COX-2）mRNA 和蛋白水平均上调。COX 催化花生四烯酸（AA）生成前列腺素（PG），而 PG 是 AD 脑内另一类重要的炎性介质。流行病学调查显示非甾体类抗炎药物（NIAID）的使用可以降低 AD 发病的风险并延迟 AD 的发病。

（二）帕金森病

PD 是继 AD 之后的第二大神经退行性病。PD 的病理特征主要包括：脑内含 α 突触核蛋白的路易小体及中脑黑质 DA 能神经元的丢失。PD 脑内还出现小胶质细胞激活、星形胶质细胞的增生和淋巴细胞的浸润。20 世纪 80 年代，在 PD 患者的黑质内发现激活的小胶质细胞表达 HLA-DR 和 CD11b。胶质细胞分泌的 ROS、NO、TNF-α 和 IL-1β 对于 DA 能神经元的死亡具有促进作用。在神经毒素 MPTP 诱导的 PD 动物模型中，CD4$^+$ T

细胞参与 DA 能神经元的损伤。

（三）肌萎缩性侧索硬化

ALS 以脑干、脊髓和运动皮质的运动神经元丢失为特征。 约有 10％ ALS 病例是家族性的，与超氧化物歧化酶 1（superoxide dismutase1，SOD1）、交互响应 DNA 结合蛋白[transactive response （TAR） DNA-binding protein，TARDBP] 等基因的突变相关。ALS 病理特点是退变的运动神经元具有泛素免疫反应呈阳性的沉积物和炎症反应。 在ALS 患者和表达人突变型 SOD1 的 ALS 模型小鼠中，发病部位均出现大量激活的小胶质细胞与星形胶质细胞的聚集、T 细胞的浸润。 激活的胶质细胞产生炎性介质，如 ROS、NO、COX-2、IL-1β、TNF-α 和 IL-6。 使用抗炎药物可以延长 ALS 模型小鼠存活期，改善运动能力，该过程伴随着炎性分子 TNF-α、IL-1β 的下降。

五、急性脑损伤

常见的引起急性脑损伤的疾病有脑外伤和脑卒中。 已知，免疫炎症反应参与急性脑损伤的病理生理反应过程，包括损伤后神经细胞的死亡和修复过程。 免疫炎症反应是如何参与脑损伤的病理过程及其机制的内容已在脑卒中引起的脑损伤一章中进行了相关介绍。

（黄　芳　张雯婷）

参 考 文 献

1. 韩济生主编. 神经科学. 第三版. 北京：北京大学医学出版社，2009.

2. 鞠躬主编. 神经生物学. 北京：人民卫生出版社，2004.

3. 孙凤艳主编. 医学神经生物学. 上海：上海科学技术出版社，2008.

4. 许绍芬主编. 神经生物学. 第二版. 上海：上海医科大学出版社，1999.

5. 邹冈，张昌绍. 脑室内或脑组织内微量注射吗啡的镇痛效应. 生理学报，1962，25：119-28.

6. Abbracchio MP，Burnstock G，Verkhratsky A，et al. Purinergic signalling in the nervous system：an overview. Trends Neurosci，2009，32：19-29.

7. Ahles A，Engelhardt S. Polymorphic variants of adrenoceptors：pharmacology，physiology，and role in disease. Pharmacol Rev，2014，66：598-637.

8. Almeida TA，Rojo J，Nieto PM，et al. Tachykinins and tachykinin receptors：structure and activity relationships. Curr Med Chem，2004，11：2045-2081.

9. Alvarez-Buylla A，Garcfa-Verdugo JM. Neurogenesis in adult subventricular zone. J Neurosci，2002，22：629-634.

10. Amantea D，Micieli G，Tassorelli C，et al. Rational modulation of the innate immune system for neuroprotection in ischemic stroke. Front Neurosci，2015，9：147.

11. Andäng M，Hjerling-Leffler J，Moliner A，et al. Histone H2AX-dependent GABA(A) receptor regulation of stem cell proliferation. Nature，2008，451：460-464.

12. Beaulieu JM，Gainetdinov RR. The physiology，signaling and pharmacology of dopamine receptors. Pharmacol Rev，2011，63：182-217.

13. Belousov AB，Fontes JD. Neuronal gap junctions：making and breaking connections during development and injury. Trends Neurosci，2013，36：227-236.

14. Bengoa-Vergniory N，Kypta RM. Canonical and noncanonical Wnt signaling in neural stem/progenitor cells. Cell Mol Life Sci，2015，72：415-417.

15. Bernstein AI，Stout KA，Miller GW. The vesicular monoamine transporter 2：an underexplored pharmacological target. Neurochem Int，2014，73：89-97.

16. Bezanilla F. Voltage-gated ion channels. IEEE Trans Nanobioscience，2005，4：34-48.

17. Blum D，Torch S，Lambeng N，et al. Molecular pathways involved in the

neurotoxicity of 6-OHDA，dopamine and MPTP：contribution to the apoptotic theory in Parkinson's disease. Prog Neurobiol，2001，65：135-172.

18. Boss C，Roch C. Recent trends in orexin research—2010 to 2015. Bioorg Med Chem Lett，2015，25：2875-2887.

19. Boulenguez P，Liabeuf S，Bos R，et al. Down-regulation of the potassium-chloride cotransporter KCC2 contributes to spasticity after spinal cord injury. Nat Med，2010，16：302-307.

20. Brown RE，Basheer R，McKenna JT，et al. Control of sleep and wakefulness. Physiol Rev，2012，92：1087-1187.

21. Brown RE，Stevens DR，Haas HL. The physiology of brain histamine. Prog Neurobiol，2001，63：637-672.

22. Burnstock G，Krügel U，Abbracchio MP，et al. Purinergic signalling：from normal behaviour to pathological brain function. Prog Neurobiol，2011，95：229-274.

23. Calabrese V，Mancuso C，Calvani M，et al. Nitric oxide in the central nervous system：neuroprotection versus neurotoxicity. Nat Rev Neurosci，2007，8：766-775.

24. Chamberlain SE，González-González IM，Wilkinson KA，et al. Sumoylation and phosphorylation of GluK2 regulate kainate receptor trafficking and synaptic plasticity. Nat Neurosci，2012，15：845-852.

25. Denac H，Mevissen M，Scholtysik G. Structure，function and pharmacology of voltage-gated sodium channels. Naunyn Schmiedebergs Arch Pharmacol，2000，362：453-479.

26. Dias RB，Rombo DM，Ribeiro JA，et al. Adenosine：setting the stage for plasticity. Trends Neurosci，2013，36：248-257.

27. Dirnagl U，Simon RP，Hallenbeck JM. Ischemic tolerance and endogenous neuroprotection Trends Neurosci，2003，26：248-254.

28. Ferguson SM，Blakely RD. The choline transporter resurfaces：new roles for synaptic vesicles? Mol Interv，2004，4：22-37.

29. Fields RD，Burnstock G. Purinergic signalling in neuron-glia interactions. Nat Rev Neurosci，2006，7：423-436.

30. Finsterwald C，Alberini CM. Stress and glucocorticoid receptor-dependent mechanisms in long-term memory：from adaptive responses to psychopathologies. Neurobiol Learn Mem，2014，112：17-29.

31. Fontainhas AM，Wang M，Liang KJ，et al. Microglial morphology and dynamic behavior is regulated by ionotropic glutamatergic and GABAergic neurotransmission. PLoS One，2011，6：e15973.

32. Francis SH, Busch JL, Corbin JD, et al. cGMP-dependent protein kinases and cGMP phosphodiesterases in nitric oxide and cGMP action. Pharmacol Rev, 2010, 62:525-563.

33. González C, Baez-Nieto D, Valencia I, et al. K$^+$ channels: function-structural overview. Compr Physiol, 2012, 2:2087-2149.

34. González H, Contreras F, Prado C, et al. Dopamine receptor D3 expressed on CD4$^+$ T cells favors neurodegeneration of dopaminergic neurons during Parkinson's disease. J Immunol, 2013, 190:5048-5056.

35. Goris A, van Setten J, Diekstra F, et al. No evidence for shared genetic basis of common variants in multiple sclerosis and amyotrophic lateral sclerosis. Hum Mol Genet, 2014, 23:1916-1922.

36. Gubellini P, Pisani A, Centonze D, et al. Metabotropic glutamate receptors and striatal synaptic plasticity: implications for neurological diseases. Prog Neurobiol, 2004, 74:271-300.

37. Guerau-de-Arellano M, Smith KM, Godlewski J, et al. Micro-RNA dysregulation in multiple sclerosis favours pro-inflammatory T-cell-mediated autoimmunity. Brain, 2011, 134:3578-3589.

38. Guix FX, Uribesalgo I, Coma M, et al. The physiology and pathophysiology of nitric oxide in the brain. Prog Neurobiol, 2005, 76:126-152.

39. Gundersen V, Storm-Mathisen J, Bergersen LH. Neuroglial transmission. Physiol Rev, 2015, 95:695-726.

40. Guo Q, Wang Z, Li H, et al. APP physiological and pathophysiological functions: insights from animal models. Cell Res, 2012, 22:78-89.

41. Hayashi MK, Yasui M. The transmembrane transporter domain of glutamate transporters is a process tip localizer. Sci Rep, 2015, 5:9032.

42. Hodaie M, Neimat JS, Lazano AM. The dopaminergic nigrostriatal system and Parkinson's disease: molecular events in development, disease, and cell death and new therapeutic strategies. Neurosurgery, 2007, 60:17-30.

43. Hökfelt T, Broberger C, Xu ZQ, et al. Neuropeptides—an overview. Neuropharmacology, 2000, 39:1337-1356.

44. Hrabovska A, Krejci E. Reassessment of the role of the central cholinergic system. J Mol Neurosci, 2014, 53:352-358.

45. Huntington's Disease Collaborative Research Group. A novel gene containing a trinucleotide repeats that is expanded and unstable on Huntington's disease chromosomes. Cell, 1993, 72:971-983.

46. Jin LW, Horiuchi M, Wulff H, et al. Dysregulation of glutamine transporter SNAT1 in rett syndrome microglia: amechanism for mitochondrial dysfunction and neurotoxicity. J Neurosci, 2015, 35:2516-2529.

47. Kalogeris T, Baines CP, Krenz M, et al. Cell biology of ischemia/reperfusion injury. Int Rev Cell Mol Biol, 2012, 298:229-317.

48. Kandel ER, Schwartz JH, Jessell TM. Principles of Neural Science. 4th ed. New York: McGraw-Hill Companies Inc, 2000.

49. Káradóttir R, Cavelier P, Bergersen LH, et al. NMDA receptors are expressed in oligodendrocytes and activated in ischaemia. Nature, 2005, 438:1162-1166.

50. Kim JY, Liu CY, Zhang F, et al. Interplay between DISC1 and GABA signaling regulates neurogenesis in mice and risk for schizophrenia. Cell, 2012, 148:1051-1064.

51. Kristensen AS, Andersen J, Jorgensen TN, et al. SLC6 neurotransmitter transporters: structure, function, and regulation. Pharmacol Rev, 2011, 63:585-640.

52. Lammel S, Lim BK, Malenka RC. Reward and aversion in a heterogeneous midbrain dopamine system. Neuropharmacology, 2014, 76:351-359.

53. Lastres-Becker I, Innamorato NG, Jaworski T, et al. Fractalkine activates NRF2/NFE2L2 and heme oxygenase 1 to restrain tauopathy-induced microgliosis. Brain, 2014, 137:78-91.

54. Lee M, Schwab C, McGeer PL. Astrocytes are GABAergic cells that modulate microglial activity. Glia, 2011, 59:152-165.

55. Leggio GM, Salomone S, Bucolo C, et al. Dopamine D(3) receptor as a new pharmacological target for the treatment of depression. Eur J Pharmacol, 2013, 719:25-33.

56. Li L, Chin LS. The molecular machinery of synaptic vesicle exocytosis. Cell Mol Life Sci, 2003, 60:942-960.

57. Louveau A, Smirnov I, Keyes TJ, et al. Structural and functional features of central nervous system lymphatic vessels. Nature, 2015, 523:337-341.

58. LucassenPJ1, Pruessner J, Sousa N, et al. Neuropathology of stress. Acta Neuropathol, 2014, 127:109-135.

59. Luchicchi A, Bloem B, Viaña JN, et al. Illuminating the role of cholinergic signaling in circuits of attention and emotionally salient behaviors. Front Synaptic Neurosci, 2014, 6:24.

60. Machtens JP, Kortzak D, Lansche C, et al. Mechanisms of anion conduction by coupled glutamate transporters. Cell, 2015, 160:542-553.

61. Menegon A, Bonanomi D, Albertinazzi C, et al. Protein kinase A-mediated synapsin I phosphorylation is a central modulator of Ca^{2+}-dependent synaptic activity. J

Neurosci, 2006, 26:11670-11681.

62. Minor DL Jr, Findeisen F. Progress in the structural understanding of voltage-gated calcium channel (CaV) function and modulation. Channels (Austin), 2010, 4:459-474.

63. Mitsuhashi T, Takahashi T. Genetic regulation of proliferation/differentiation characteristics of neural progenitor cells in the developing neocortex. Brain Dev, 2009, 31:553-557.

64. Mucke L, Selkoe DJ. Neurotoxicity of amyloid β-protein: synaptic and network dysfunction. Cold Spring Harb Perspect Med, 2012, 2:a006338.

65. Muthukumar AK, Stork T, Freeman MR. Activity-dependent regulation of astrocyte GAT levels during synaptogenesis. Nat Neurosci, 2014, 17:1340-1350.

66. Naoi M, Maruyama W, Akao Y, et al. Dopamine-derived endogenous N-methyl-(R)-salsolinol its role in Parkinsosn's disease. Neurotoxicol Teratol, 2002, 24:579-591.

67. Nees F. The nicotinic cholinergic system function in the human brain. Neuropharmacology, 2015, 96:289-301.

68. Neha R, Sodhi RK, Jaggi AS, et al. Animal models of dementia and cognitive dysfunction. Life Sci, 2014, 109:73-86.

69. Nestler EJ, Hyman SE, Malenka RC. Molecular Neuropharmacology—A Foundation for Clinical Neuroscience. New York: McGraw-Hill Companies Inc, 2001.

70. Nunes EJ, Randall PA, Hart EE, et al. Effort-related motivational effects of the VMAT-2 inhibitor tetrabenazine: implications for animal models of the motivational symptoms of depression. J Neurosci, 2013, 33:19120-19130.

71. O'Brien J. The ever-changing electrical synapse. Curr Opin Neurobiol, 2014, 29:64-72.

72. Oda A, Tanaka H. Activities of nicotinic acetylcholine receptors modulate neurotransmission and synaptic architecture. Neural Regen Res, 2014, 9:2128-2131.

73. Outhred T, Hawkshead BE, Wager TD, et al. Acute neural effects of selective serotonin reuptake inhibitors versus noradrenaline reuptake inhibitors on emotion processing: implications for differential treatment efficacy. Neurosci Biobehav Rev, 2013, 37:1786-1800.

74. Panula P, Nuutinen S. The histaminergic network in the brain: basic organization and role in disease. Nat Rev Neurosci, 2013, 14:472-487.

75. Parajuli B, Sonobe Y, Horiuchi H, et al. Oligomeric amyloid β induces IL-1β processing via production of ROS: implication in Alzheimer's disease. Cell Death Dis, 2013, 4:e975.

76. Parsons SM, Prior C, Marshall IG. Acetylcholine transport, storage, and release. Int Rev Neurobiol, 1993, 35:279-390.

77. Parsons SM. Transport mechanisms in acetylcholine and monoamine storage. FASEB J, 2000, 14:2423-2434.

78. Perea G, Sur M, Araque A. Neuron-glia networks: integral gear of brain function. Front Cell Neurosci, 2014, 8:378.

79. Perreault ML, Hasbi A, O'Dowd BF, et al. Heteromeric dopamine receptor signaling complexes: emerging neurobiology and disease relevance. Neuropsychopharmacology, 2014, 39:156-168.

80. Pfaff DW. Neuroscience in the 21st Century: From Basic to Clinical. Berlin: Springer-Verlag, 1997.

81. Phillis JW. Acetylcholine release from the central nervous system: a 50-year retrospective. Crit Rev Neurobiol, 2005, 17:161-217.

82. Purves D, Fitzpatrick D, Williams SM, et al. Neuroscience. 3rd ed. Sunderland: Sinauer Associates Inc, 2004.

83. Qiu MH, Yao QL, Vetrivelan R, et al. Nigrostriatal dopamine acting on globus pallidus regulates sleep. Cereb Cortex, 2014, pii: bhu241.

84. Ransohoff RM, Brown MA. Innate immunity in the central nervous system. J Clin Invest, 2012, 122:1164-1171.

85. Rodenas-Ruano A, Chávez AE, Cossio MJ, et al. EST-dependent epigenetic remodeling promotes the developmental switch in synaptic NMDA receptors. Nat Neurosci, 2012, 15:1382-1390.

86. Rubanyi GM, Polokoff MA. Endothelins: molecular biology, biochemistry, pharmacology, physiology, and pathophysiology. Pharmacol Rev, 1994, 46:325-415.

87. Sakurai T, Amemiya A, Ishii M, et al. Orexins and orexin receptors: a family of hypothalamic neuropeptides and G protein-coupled receptors that regulate feeding behavior. Cell, 1998, 92:573-585.

88. Saper CB, Fuller PM, Pedersen NP, et al. Sleep state switching. Neuron, 2010, 68:1023-1042.

89. Saper CB, Scammell TE, Lu J. Hypothalamic regulation of sleep and circadian rhythms. Nature, 2005, 437:1257-1263.

90. Saper CB. The central circadian timing system. Curr Opin Neurobiol, 2013, 23:747-751.

91. Saunders A, Oldenburg IA, Berezovskii VK, et al. A direct GABAergic output from the basal ganglia to frontal cortex. Nature, 2015, 521:85-89.

92. Savtchenko L, Megalogeni M, Rusakov DA, et al. Synaptic GABA release prevents GABA transporter type-1 reversal during excessive network activity. Nat Commun, 2015, 6:6597.

93. Scherzinger E, Sittler A, Schweiger K, et al. Self-assembly of polyglutamine-containing huntingtin fragments into amyloid-like fibrils: implications for Huntington's disease pathology. Proc Natl Acad Sci USA, 1999, 96:4604-4609.

94. Schwabe L, Joëls M, Roozendaal B, et al. Stress effects on memory: an update and integration. Neurosci Biobehav Rev, 2012, 36:1740-1749.

95. Shichita T, Sakaguchi R, Suzuki M, et al. Post-ischemic inflammation in the brain. Front Immunol, 2012, 3:132.

96. Sieradzan KA, Mechan AO, Jones L, et al. Huntington's disease intranuclear inclusions contain truncated, ubiquitinated huntingtin protein. Exp Neurol, 1999, 156: 92-99.

97. Sipilä ST, Spoljaric A, Virtanen MA, et al. Glycine transporter-1 controls nonsynaptic inhibitory actions of glycine receptors in the neonatal rat hippocampus. J Neurosci, 2014, 34:10003-10009.

98. Smart D, Jerman J. The physiology and pharmacology of the orexins. Pharmacol Ther, 2002, 94:51-61.

99. Soyka M. Neurobiology of aggression and violence in Schizophrenia. Schizophr Bull, 2011, 37: 913-920.

100. Spillantini MG, Goedert M. Tau pathology and neurodegeneration. Lancet Neurol, 2013, 12:609-622.

101. Spires-Jones TL, Hyman BT. The intersection of amyloid beta and tau at synapses in Alzheimer's disease. Neuron, 2014, 82:756-771.

102. Squire LR. Encyclopedia of Neuroscience: Neurotransmitters and Receptors. London: Elsevier Inc, 2010.

103. Steinert JR, Chernova T, Forsythe ID. Nitric oxide signaling in brain function, dysfunction, and dementia. Neuroscientist, 2010, 16: 435-452.

104. Südhof TC. Neurotransmitter release: the last millisecond in the life of a synaptic vesicle. Neuron, 2013, 80:675-690.

105. Swartz KJ. Towards a structural view of gating in potassium channels. Nat Rev Neurosci, 2004, 5:905-916.

106. Tan EK, Skipper LM. Pathogenic mutations in Parkinson disease. Hum Mutat, 2007, 28:641-653.

107. Tsujino N, Sakurai T. Role of orexin in modulating arousal, feeding, and

motivation. Front Behav Neurosci, 2013, 7:28.

108. Udenfriend S, Meienhofer J. Opioid peptides: biology, chemistry, and genetics. London: Academic Press, 1984.

109. Urade Y, Hayaishi O. Prostaglandin D2 and sleep/wake regulation. Sleep Med Rev, 2011, 15:411-418.

110. Vaughan RA, Foster JD. Mechanisms of dopamine transporter regulation in normal and disease states. Trends Pharmacol Sci, 2013, 34:489-496.

111. Wang Y, Cella M, Mallinson K, et al. TREM2 lipid sensing sustains the microglial response in an Alzheimer's disease model. Cell, 2015, 160:1061-1071.

112. Webster RA. Neurotransmitters, Drugs and Brain Function. London: John Wiley & Sons Ltd, 2001.

113. Weisman GA, Camden JM, Peterson TS, et al. P2 receptors for extracellular nucleotides in the central nervous system: role of P2X7 and P2Y2 receptor interactions in neuroinflammation. Mol Neurobiol, 2012, 46:96-113.

114. Wellington CL, Ellerby LM, Gutekunst CA, et al. Caspase cleavage of mutant huntingtin precedes neurodegeneration in Huntington's disease. J Neurosci, 2002, 22:7862-7872.

115. Wong PC, Cai H, Borchelt DR, et al. Genetically engineered mouse models of neurodegenerative diseases. Nature Neurosci, 2002, 5:633-639.

116. Yamaoka K, Vogel SM, Seyama I. Na^+ channel pharmacology and molecular mechanisms of gating. Curr Pharm Des, 2006, 12:429-442.

117. Zhang G, Li J, Purkayastha S, et al. Hypothalamic programming of systemic ageing involving IKK-β, NF-κB and GnRH. Nature, 2013, 497:211-216.

118. Zhang S, Qi J, Li X, et al. Dopaminergic and glutamatergic microdomains in a subset of rodent mesoaccumbens axons. Nat Neurosci, 2015, 18:386-392.

119. Zhu E, Wang X, Zheng B, et al. miR-20b suppresses Th17 differentiation and the pathogenesis of experimental autoimmune encephalomyelitis by targeting RORγt and STAT3. J Immunol, 2014, 192:5599-5609.

图书在版编目（CIP）数据

医学神经生物学/孙凤艳主编. —上海：复旦大学出版社，2016.2
（复旦博学·基础医学本科核心课程系列教材）
ISBN 978-7-309-12095-0

Ⅰ. 医…　Ⅱ. 孙…　Ⅲ. 医学-神经生物学-医学院校-教材　Ⅳ. R338

中国版本图书馆 CIP 数据核字（2016）第 020303 号

医学神经生物学
孙凤艳　主编
责任编辑/宫建平

复旦大学出版社有限公司出版发行
上海市国权路 579 号　邮编：200433
网址：fupnet@ fudanpress.com　http://www.fudanpress.com
门市零售：86-21-65642857　团体订购：86-21-65118853
外埠邮购：86-21-65109143
常熟市华顺印刷有限公司

开本 787 × 1092　1/16　印张 20.5　字数 437 千
2016 年 2 月第 1 版第 1 次印刷

ISBN 978-7-309-12095-0/R · 1544
定价：86.00 元

高等学校公共基础课系列教材

University Physics
（Ⅰ）

主　编　王　真　侯兆阳
副主编　沈　浩　令狐佳珺
　　　　王　欢　邹鹏飞
　　　　王学智

西安电子科技大学出版社

内 容 简 介

本书是为适应当前教学改革的需要，根据教育部高等学校非物理类专业物理基础课程教学指导分委员会制定的"非物理类理工学科大学物理课程教学基本要求"，结合编者多年的大学物理双语教学实践和教改经验编写而成的。

全书分为上、下两册，共 14 章。上册包括力学和热学；下册包括电磁学、波动光学和近代物理。本书除了介绍理工科普通物理教学大纲要求的基本内容外，还穿插介绍了物理学理论的发展历史和物理知识点在工程技术中的应用，并选编了将物理知识向当今科学前沿延伸的阅读材料，同时将课程思政元素融入物理知识的学习中。

本书配有一定数量的例题和习题，可作为各类高等院校非物理专业的理工科各专业以及经管类、文科相关专业的大学物理双语教材，也可作为对大学物理感兴趣的读者的自学参考书。

图书在版编目（CIP）数据

大学物理. Ⅰ/Ⅱ ＝ University Physics Ⅰ/Ⅱ：英文 ／ 王真，侯兆阳主编. -- 西安：西安电子科技大学出版社，2024. 12. -- ISBN 978-7-5606-7465-0

Ⅰ. O4

中国国家版本馆 CIP 数据核字第 2024SQ0586 号

策　　划　刘小莉
责任编辑　刘小莉
出版发行　西安电子科技大学出版社（西安市太白南路 2 号）
电　　话　(029) 88202421　88201467　　邮　　编　710071
网　　址　www. xduph. com　　　　　电子邮箱　xdupfxb001@163. com
经　　销　新华书店
印刷单位　咸阳华盛印务有限责任公司
版　　次　2024 年 12 月第 1 版　　　2024 年 12 月第 1 次印刷
开　　本　787 毫米×1092 毫米　1/16　印张　34.75
字　　数　814 千字
定　　价　92.00 元
ISBN 978-7-5606-7465-0

XDUP 7766001-1

＊＊＊如有印装问题可调换＊＊＊